Petra Warschburger/Franz Petermann/
Carmen Fromme/Nancy Wojtalla

Adipositastraining mit Kindern und Jugendlichen

Materialien
für die
klinische Praxis

Herausgegeben von
Martin Hautzinger und Franz Petermann

Petra Warschburger/Franz Petermann/
Carmen Fromme/Nancy Wojtalla

Adipositastraining mit Kindern und Jugendlichen

BELTZ

PsychologieVerlagsUnion

Anschrift der Autoren:
Priv.-Doz. Dr. Petra Warschburger
Prof. Dr. Franz Petermann
Dipl.-Psych. Carmen Fromme
Dipl.-Psych. Nancy Wojtalla

Zentrum für Rehabilitationsforschung
Universität Bremen
Grazer Str. 2 und 6
28359 Bremen
warschb@reha.uni-bremen.de

Lektorat: Karin Ohms

Herausgeber der Reihe „Materialien für die klinische Praxis":

Prof. Dr. Martin Hautzinger
Universität Tübingen
Psychologisches Institut
Abteilung für Klinische und Physiologische Psychologie
Reutlinger Str. 12
72072 Tübingen

Prof. Dr. Franz Petermann
Zentrum für Rehabilitationsforschung
Universität Bremen
Grazer Str. 6
28359 Bremen

Besuchen Sie uns im Internet:
http://www.beltz.de

Umschlaggestaltung: Dieter Vollendorf, München
Gestaltung der Arbeitsmaterialien: Barbara Fien, Höxter
Druck und Bindung: Druckhaus „Thomas Müntzer" GmbH, Bad Langensalza
Printed in Germany
Gedruckt auf säurefreiem Papier

© 1999 Psychologie Verlags Union, Weinheim

ISBN 3-621-27428-6

Inhalt

Verzeichnis der Materialien

Vorwort

Volker Pudel, Universität Göttingen

Das adipöse Kind sitzt mit seinem Übergewicht, seinem Kummer und seiner Ratlosigkeit zwischen allen Stühlen. Schuld daran hat immer der dicke Junge und das dicke Mädchen selbst: Vielfraß, Stubenhocker, Naschsucht, Trägheit, Willensschwäche. Das dicke Kind erlebt ständig die unerschütterliche Überzeugung seiner Umwelt an seine eigene Schuld, der es nicht entrinnen kann.

13% der Schulanfänger drücken mit Übergewicht die Schulbank, ermittelte der Pädiater Prof. Dr. Berthold Koletzko in München. Bei über einer Million deutscher Kinder besteht bereits eine dringende Indikation zur fachkundigen Therapie.

In den letzten Jahren hat die Forschung die immer schon vorgetragene „Entschuldigung" der Adipösen endlich bestätigt: die Disposition zu Übergewicht hat eine deutliche genetische Grundlage. Adoptivkinder und ihre Pflegeeltern, mit denen sie jahrelang gemeinsam gegessen haben, weisen in ihrem Körpergewicht kaum eine Übereinstimmung auf. Sehr deutlich aber besteht eine Beziehung ihres Gewichts zu dem ihrer leiblichen Eltern. Klarer als diese Untersuchung von Professor Albert J. Stunkard aus Philadelphia kann man nicht beschreiben, wie nachhaltig das Gewicht durch die Genetik und weniger durch Umwelt beeinflußt wird.

Dennoch besteht die einzige Chance für das dicke Kind, die Umweltfaktoren Ernährung und Bewegung mit einem gezielten Verhaltensmanagement gegen das biologische Programm in Stellung zu bringen. Dies ist wahrlich ein harter und möglicherweise lebenslanger Kampf, bei dem es nicht nur Sieger gibt.

Die Autorinnen und der Autor dieses Trainingsprogramms haben umfassend, aber reduziert auf wichtige und wirksame Lernschritte sechs Einheiten konzipiert und – was leider bisher sehr selten ist – auch auf ihre Effektivität hin evaluiert. Das Programm trägt deutlich die Handschrift der kognitiven Verhaltenstherapie und der Lernpsychologie. Es versucht das Selbstbewußtsein der dicken Kinder und ihre Selbstakzeptanz zu stärken. Ein bewußtes, selbst reguliertes Eßverhalten ist das Ziel. Die Gewichtsabnahme ist dann eher das Ergebnis dieses psychologischen Trainings.

Stationär, aber auch ambulant anwendbar, fordert das Programm ein kompetentes Therapeutenteam: Psychologe, Arzt, Sporttherapeut und Ernährungsberater. Solides Ernährungswissen auf konkreter Lebensmittelbasis und nicht in abstrakten Maßeinheiten der Kalorie wird den Kindern spielerisch vermittelt. Die Kinder lernen, die Ursachen zu erkennen, die ihr Übergewicht gefördert haben. Belohnungsprogramme fördern Motivation und Durchhaltevermögen. Realistische Ziele werden erarbeitet, um Mißerfolgen durch überhöhte Abnahmewünsche vorzubeugen.

Die Therapeuten finden in dem Programm hervorragend strukturierte Leitfäden für jede Trainingseinheit. Arbeitsblätter mit lustigen Comics und kindgemäßen Texten und Aufgaben werden die Kinder zum Training motivieren. Drei Kilo werden im Trainingszeitraum abgenommen. Das Eßverhalten wird angemessener. Damit haben dicke Kinder, die dieses Training durchlaufen, eine wichtige Selbsterfahrung gemacht: Sie können sich selbst helfen, den Kampf gegen das einstmals geniale Fettspeicherprogramm der Natur zu gewinnen.

Doch dieses 6-Wochenprogramm darf nicht der einzige Schritt bleiben, der diesen Kindern geboten wird. Die Supermärkte im Schlaraffenland werden nicht geschlossen und die Genetik stellt auch ihre Dynamik nicht ein. Es ist ein großes Verdienst der Autorinnen und des Autors, daß sie nach sechs und zwölf Monaten die Trainingseffekte evaluieren werden. Wenn die Waage dann weniger signifikant reagieren sollte, dann ist das kein Mißerfolg des Programms oder gar Non-Compliance der jungen Patienten. Es beweist wieder einmal mehr, wie schwer es ist, unter Überflußbedingungen gegen die Adipositas anzugehen und daß therapeutische Maßnahmen nicht oft genug immer wieder gestartet werden müssen.

Der Anfang zum ersten Start ist mit diesem Trainingsprogramm gemacht. Es wiederholt nicht die Schuldzuweisung, sondern es bietet dicken Kindern etwas, was sie bisher kaum kennen: ernst genommen und akzeptiert zu werden. Es ist eine dicke Chance für etwas mehr Lebensqualität der Kinder, denen Natur, Freunde, Eltern und Supermärkte das Leben schwer machen, weil sie selbst zu schwer sind.

Göttingen, Januar 1999

Vorwort

Johannes Oepen, Viktoriastift

Die Adipositas ist ein Gesundheitsproblem mit vielfältigen Auswirkungen. Dies ist in groben Zügen in unser Allgemeinwissen eingegangen: Übergewichtige sind körperlich weniger leistungsfähig, kommen „schneller aus der Puste", haben häufiger Gelenkbeschwerden, sind gefährdet für Herzinfarkt, anfälliger für Infektionskrankheiten usw. Auch das Ansehen der Übergewichtigen ist negativer, als es in Zeiten des mangelnden Nahrungsangebotes war: Nicht mehr Wohlstand, Gemütlichkeit, Genuß werden assoziiert, sondern eine verminderte Aktivität und Attraktivität oder zu wenig Selbstdisziplin. An Ratschlägen, was sich ändern sollte, mangelt es nicht: Von moralischen Vorwürfen bis hin zu diätetischen Restriktionsvorschlägen (FdH). Aus dem jetzigen Kenntnisstand heraus ist es trotzdem zu erklären, wann Adipositas wirklich als behandlungsbedürftige Krankheit angesehen werden muß oder wann lediglich von einem Risiko ausgegangen wird. Glücklicherweise sind wenigstens die Zeiten vorbei, in denen anorektische Ideale von Mode und Medien unreflektiert angepriesen werden.

Zu Beginn der 90er Jahre war ein Versuch, die Erkenntnisse der Ernährungsmedizin und Klinischen Psychologie in der Rehabilitation umfassender anzuwenden, dadurch erschwert, daß evaluierte Konzepte für Kinder und Jugendliche nicht vorlagen. Die Adipositas bei Kindern und Jugendlichen stellt jedoch gerade in der stationären Rehabilitation eine zunehmende Herausforderung dar.

In Kooperation mit dem Zentrum für Rehabilitationsforschung der Universität Bremen (Direktor: Prof. Dr. Franz Petermann) gelang es, ein Konzept zu entwickeln, mit dem nach heutigem Kenntnisstand verhaltensmedizinische Prinzipien zur Modifikation des Gesundheitsrisikos adipöser Kinder und Jugendlicher in ein praxisorientiertes Programm eingearbeitet werden konnten. Wie innovative Konzepte setzt auch dieses eine umfassende Kooperation voraus. Ein ganz besonderer Dank gilt hier der LVA Rheinprovinz, die nicht nur in der Planungsphase und durch die Bereitstellung von finanzieller Unterstützung, sondern auch in der Kommunikation mit anderen Kostenträgern und niedergelassenen Ärzten die Entwicklung dieses Programmes unterstützten. Unter Leitung von Frau Priv.-Doz. Dr. P. Warschburger und Herrn Prof. Dr. F. Petermann gelang es, ein Team zusammenzustellen, in dem ich hier vor allem den beiden Hauptakteuren Frau Dipl.-Psych. C. Fromme und Frau Dipl.-Psych. N. Wojtalla für ihr Einfühlungsvermögen und Engagement danken möchte. Mein Dank gilt aber auch den Mitarbeitern in unserer Klinik (Frau Dipl.-Psych. A. Göpfert, Frau Dipl.-Psych. K. Sinning, Herrn Dipl.-Psych. H. von Brauck) und der Küchenleitung (Frau C. Martin), die den Wandel unserer Arbeitsweise und den für die Dokumentation erforderlichen Mehraufwand so freundlich mitgetragen haben. Jeder, der eine solche Arbeit zu bewältigen hatte, weiß allerdings, daß sie nur durch tatkräftige Unterstützung auf allen praktischen Ebenen möglich ist; meine Mitarbeiterinnen Frau G. Eckes und Frau A. Luttenberger haben tatkräftig zum Gelingen des Projektes beigetragen. Auch den Stationsmitarbeitern, die den Wechsel von der Kinderkur zum Rehabilitationskonzept mitgetragen haben, gilt an dieser Stelle mein ausdrücklicher Dank, besonders an Frau A. Krefft, die als Pflegedienstleitung lenkend und motivierend half, diese neuen Strukturen zu installieren.

Ich hoffe für viele Anwender, daß sie mit dem vorliegenden Programm erfolgreich arbeiten können. Damit verbindet sich natürlich auch der Wunsch, daß das vorliegende Vorgehen in der weiteren Arbeit mit übergewichtigen Kindern und Jugendlichen genutzt wird und eine ähnliche Entwicklung möglich ist, wie sie sich in der verhaltensmedizinischen Vorgehensweise bei anderen chronischen Erkrankungen bereits bewährt hat (z.B. Diabetes mellitus oder Asthma).

Bad Kreuznach, Januar 1999

Danksagung

Das vorliegende Adipositastraining wurde im Zentrum für Rehabilitationsforschung der Universität Bremen in Zusammenarbeit mit dem „Viktoriastift" in Bad Kreuznach entwickelt und erprobt. Wir freuen uns, dieses Schulungsprogramm mit sämtlichen Arbeitsmaterialien präsentieren zu können. Bei der Gestaltung und praktischen Arbeit wurden wir von zahlreichen Personen unterstützt:

Besonderer Dank gilt dem Chefarzt des „Viktoriastifts" in Bad Kreuznach, Herrn Dr. Johannes Oepen. Er hat die Entwicklung des Trainings angeregt, seine Fachkompetenz und seinen Ideenreichtum in der Entwicklung beigetragen und die Erprobung im klinischen Rahmen ermöglicht. Darüber hinaus danken wir den Sekretärinnen des „Viktoriastifts", Frau Eckes und Frau Luttenberger, die die Koordination der Evaluation übernommen haben, sowie Frau Sun-Ha Ruppert und Frau Jeanine Krüger für ihre Beiträge zu den Organisations- und Schreibarbeiten, die bei der Herausgabe dieses Buches anfielen.

Unser Dank gilt ebenfalls Frau cand. Psych. Katja Witthöft und Frau cand. Psych. Christina Barvå, die fleißig Korrektur gelesen und die zahlreichen Abbildungen erstellt haben sowie Frau cand. Psych. Eva Altenburg, Frau cand. Psych. Claudia Schmidt und Herrn Dipl.-Psych. Thorsten Buchholz, die die Datenerhebungen zur Evaluation durchgeführt haben. Nicht zu vergessen sind die vielen lieben Kollegen[1] der Abteilung Klinische Kinderpsychologie und Kinderrehabilitation des Zentrums für Rehabilitationsforschung, die uns hilfsbereit und tatkräftig jederzeit zur Seite standen.

Unser besonderer Dank gilt Frau Dipl.-Grafikerin Barbara Fien. Sie hat mit viel Begeisterung, Engagement und Professionalität die Gestaltung aller Arbeitsblätter übernommen. Wir danken auch der Deutschen Gesellschaft für Ernährung und Herrn Prof. Dr. Hesse (sowie dem Gustav Fischer Verlag) für die freundliche Überlassung der Abbildungen zum Ernährungskreis und dem Körpermassenindex. Und schließlich danken wir den Mitarbeitern der Psychologie Verlags Union, besonders Herrn Dipl.-Psych. Gerhard Tinger und Frau Dipl.-Psych. Karin Ohms, für ihre geduldige Unterstützung und die rasche Produktion unseres Buches.

Natürlich ist ein solches Programm ohne die Mitarbeit der vielen Kinder und Jugendlichen unmöglich, die unermüdlich unsere Fragen beantwortet, durch ihre kritischen Rückmeldungen aktiv mitgestaltet und das Training mit Leben erfüllt haben.

Wir legen mit diesem Buch ein evaluiertes Training vor, das durch Anregungen sowie Kommentare optimiert werden kann. Wir wünschen allen Lesern eine gewinnbringende Lektüre und gutes Gelingen bei der Umsetzung unseres Programmes in der Praxis.

Die Autoren

---

[1] In allen Äußerungen dieses Buchs wurde zur sprachlichen Vereinfachung auf eine geschlechtsspezifische Ausformulierung verzichtet; es sind stets beide Geschlechter gemeint.

Einleitung

Die Ursachen und Folgen der Adipositas werden in der Gesellschaft immer stärker diskutiert. Aus gesundheitspolitischer Sicht wird dabei auf die enormen Folgekosten hingewiesen, die Adipositas mit sich bringt. Es wird geschätzt, daß die adipositasbedingten jährlichen Kosten in der Bundesrepublik rund 40 Milliarden DM betragen. Daneben sind auch die medizinischen Gesundheitsrisiken der Betroffenen sowie die psychosozialen Folgen der Adipositas zu bedenken. Relativ häufig wird die Behandlung von Adipositas heftig kritisiert. Folgende Argumente werden dabei vor allem vorgebracht (vgl. Fairburn & Cooper, 1996):

▶ Die verhaltenstherapeutische Behandlung der Adipositas ist nicht angezeigt, da die Adipositas (stark) genetisch bedingt ist.
▶ Die verhaltenstherapeutische Behandlung der Adipositas ist nicht angemessen, da Adipöse nicht zuviel essen oder ein falsches Eßverhalten zeigen.
▶ Die verhaltenstherapeutische Behandlung der Adipositas ist schädlich (Jo-Jo-Effekt, Entstehung von Eßstörungen).
▶ Die verhaltenstherapeutische Behandlung der Adipositas bringt nichts.

Jedes dieser Argumente kann entkräftet beziehungsweise erheblich relativiert werden. Die einzelnen Unterpunkte werden in den folgenden theoretischen Ausführungen nochmals genauer diskutiert; global läßt sich diesen „Vorwürfen" folgendes entgegenhalten:

▶ Eine genetische (Mit-)Beeinflussung der Adipositas bedeutet noch nicht, daß diese Faktoren alleine für die phänotypische Ausbildung der Adipositas verantwortlich sind. Genetische Faktoren spielen vor allem bei der Empfänglichkeit für Adipositas eine Rolle.
▶ Die Studien zum Eßverhalten wurden aufgrund methodischer Mängel stark kritisiert. Selbst wenn das Eßverhalten keine Rolle bei der Entstehung der Adipositas spielt, können „Eßtricks" bei der angestrebten Gewichtsabnahme helfen.
▶ Die verhaltenstherapeutische Behandlung ist nicht mit „Crash-Diäten" zur schnellen Gewichtsreduktion gleichzusetzen. Angestrebt wird eine langfristige Umstellung der Ernährung inklusive einer verminderten Kalorienzufuhr. Die Betroffenen sollten dabei nicht angewiesen werden, Kalorien zu zählen, sondern flexibel ihr Eßverhalten zu kontrollieren, damit solche Probleme erst gar nicht aufkommen.
▶ Die kurzfristige Effektivität der Behandlung ist belegt; bei Kindern und Jugendlichen sind auch die langfristigen Erfolge sehr vielversprechend.

Gerade bei Kindern und Jugendlichen wird den Behandlern häufig entgegengehalten, daß

▶ sich die Adipositas mit dem Alter sowieso auswächst,
▶ die Kinder unnötig durch eine Behandlung belastet werden,
▶ die Kinder und Jugendlichen zu sehr auf das Schönheitsideal unserer Gesellschaft „getrimmt" werden,
▶ die Kinder doch nur mit einem Etikett versehen werden oder
▶ die medizinischen Komplikationen erst im Erwachsenenalter auftreten.

Dieser Kritik kann entgegengehalten werden, daß bereits im Kindes- und Jugendalter medizinische (vgl. Kap. 1.2) sowie psychosoziale Belastungen (vgl. Kap. 1.3) zu beobachten sind, zudem weisen Verlaufsstudien auf eine enorme Stabilität der Adipositas hin (vgl. Kap. 1.4). Mit den Programmen wird gerade einer Idealisierung von Schlankheit entgegengewirkt und die Kinder sollen auf ihre eigenen Stärken aufmerksam gemacht werden (vgl. Kap. 6). Gerade bei der Adipositas ist es wichtig, gegen einige weit verbreitete Mythen und Vorurteile anzugehen (Bandini & Dietz, 1992; Pudel, 1997).

Die frühzeitige Behandlung von adipösen Kindern und Jugendlichen ist in unseren Augen zentral, um das Risiko von medizinischen Folgeschäden und die psychosoziale Belastung der Betroffenen zu vermindern. Ziel darf dabei nicht sein, einem überzogenen Schlankheitsideal Genüge zu leisten, sondern langfristig ein reduziertes Körpergewicht zu erzielen und eine höhere Lebensqualität zu gewährleisten.

Das vorliegende Programm ist im stationären Kontext in Zusammenarbeit mit dem „Viktoriastift" in Bad Kreuznach entstanden. Es beschreibt ein in den stationären Alltag eingebettetes Adipositastraining für Kinder und Jugendliche, das ohne weiteres auch auf den ambulanten Kontext übertragen werden kann. Im folgenden werden detailliert die theoretischen Grundlagen der verhaltensmedizinisch orientierten Adipositasbehandlung vorgestellt. Die Behandlung für adipöse Kinder und Jugendliche sollte aufgrund der Komplexität der Störung auch eine kalorienreduzierte Mischkost und ein Sportprogramm umfassen. Daher wird kurz auch auf die Aspekte „gesunde Ernährung" und „körperliche Aktivität" eingegangen.

1 Theoretische Grundlagen der Adipositas im Kindes- und Jugendalter

Im folgenden soll genauer auf die Definition und Epidemiologie der Adipositas, die Genese und Aufrechterhaltung und schließlich die Behandlung eingegangen werden. Die Komplexität des Störungsbildes macht die Diskussion von medizinischen, ernährungsbezogenen und psychologischen Gesichtspunkten erforderlich.

1.1 Definition der Adipositas

In den westlichen Industrieländern gilt Adipositas als das am weitesten verbreitete Ernährungsproblem. Die Symptomatik wird beschrieben als eine generalisierte, übermäßige Vermehrung des Körperfettgewebes (Pschyrembel, 1998).
Die Begriffe Adipositas, Fettsucht, Fettleibigkeit und Übergewicht werden trotz ihrer unterschiedlichen Bedeutung häufig synonym gebraucht. Von Fettsucht und Fettleibigkeit sollte aufgrund des diskriminierenden Charakters nicht gesprochen werden (Wirth, 1997). Übergewicht bedeutet ein oberhalb der Alters- und Geschlechtsnormen liegendes Körpergewicht. Adipositas wird durch einen übermäßigen Anteil der Fettmasse am Körpergewicht mit deutlicher Beeinflussung der Gesundheit definiert. Der Unterschied zwischen Übergewicht und Adipositas zeigt sich deutlich am Beispiel von Bodybuildern, die eine erhöhte Körpermasse, aber nicht übermäßig viel Körperfett aufweisen. Wir sprechen im folgenden ausschließlich von Adipositas, weil das hier vorgestellte Programm bewußt nur auf die Gruppe der adipösen – nicht der übergewichtigen – Kinder und Jugendlichen abzielt. Diese Unterscheidung spielt bei der Indikationsstellung eine wichtige Rolle (vgl. Kap. 5.3.4).
Der Anteil der Fettmasse am Körpergewicht kann mehr oder minder genau geschätzt werden. Für Kliniker liegen zahlreiche Verfahren vor, die Auskunft über die Körperzusammensetzung geben. In Tabelle 1 sind die wichtigsten Verfahren mit Vor- und Nachteilen kurz zusammengestellt (vgl. Goran, 1998).
Generell gilt die Densitometrie immer noch als der „goldene Standard" zur Bestimmung der Körperfettmasse (Ellrott & Pudel, 1998; Wirth, 1997). Die mei-

Tabelle 1: Techniken zur Bestimmung der Körperzusammensetzung bei Kindern (modifiziert nach Goran, 1998, p. 514)

Methode	Vorteile	Grenzen
Densitometrie	▶ Direkte Messung der Gesamtkörperdichte	▶ 2-Kompartimenten-Modell der fetthaltigen und fettfreien Körpermasse ▶ Unterwasserwiegen ist meist unpraktikabel ▶ Teuer
DXA (Duale X-Ray-Absorptionsmetrie)	▶ Schnell und einfach ▶ Daten über die Fettverteilung ▶ Sehr hohe Genauigkeit	▶ Verschiedene Maschinen und Software für verschiedene Personen nötig ▶ Sehr teuer
Hautfaltenbestimmung und anthropometrische Messung	▶ Schnell und einfach ▶ Kostengünstig ▶ Einsetzbar für größere Studien ▶ Informationen über das Fettverteilungsmuster	▶ Verschiedene Gleichungen sind notwendig, um die Daten in Aussagen über die Körperzusammensetzung zu transformieren
Bioelektrische Impedanzanalyse (BIA)	▶ Schnell und einfach ▶ Kostengünstig ▶ Für große Studien einsetzbar ▶ Schätzt den Wasseranteil des Körpers	▶ Schätzt Körperwasser ⇒ Informationen über die Hydrierung der fettfreien Masse nötig
Computertomographie (CT) Kerspintomographie (NMR)	▶ Mißt Gewebe in verschiedenen spezifischen anatomischen Arealen	▶ CT arbeitet mit Röntgenstrahlen ▶ Teuer und begrenzte Verfügbarkeit

sten der genannten Verfahren zur Bestimmung des Fettanteils im Körper sind aufwendig sowie sehr teuer (vgl. auch Nichols & Sheng, 1992) und daher in der klinischen Praxis nur von geringer Bedeutung. Als relativ einfach zu handhabende Methode hat sich der

Body-Mass-Index zur Feststellung des Gewichtsstatus durchgesetzt.

Der Body-Mass-Index (BMI oder Körpermassenindex, KMI) bestimmt sich durch das Körpergewicht in Kilogramm dividiert durch das Quadrat der Körperlänge in Metern (Bray, 1978). Er hat eine gute Übereinstimmung mit der tatsächlichen Fettgewebsmasse bei Erwachsenen (Sittaro, 1994) und Kindern (Rolland-Cachera et al., 1982). Bei Kindern und Jugendlichen muß zudem beachtet werden, daß die Entwicklung des Körperfettes stark alters- und geschlechtsabhängig ist. Nach einer anfänglichen Zunahme des Fettgewebes, kommt es nach dem ersten Lebensjahr zu dessen sukzessiver Verminderung, während ungefähr ab dem sechsten Lebensjahr das Fettgewebe wieder ansteigt. Dieser Anstieg wird auch „adiposity rebound" genannt (vgl. Hauner, Wabitsch & Pfeiffer, 1989; Rolland-Cachera et al., 1987; Wabitsch, 1995). Der Zeitpunkt dieses „rebounds" scheint prognostisch bedeutsam zu sein (Prokopec & Bellisle, 1993; Rolland-Cachera et al., 1984; vgl. auch Kap. 1.4).

Für Kinder und Jugendliche liegen neben speziellen Wachstumskurven (Hartung, 1993; Makosch, Hövels, Bergmann & Dringenberg-Jagar, 1982) mittlerweile auch alters- und geschlechtsspezifische BMI-Normtabellen vor (vgl. Coners et al., 1996; Hammer, Kraemer, Wilson, Ritter & Dornbusch, 1991; Hebebrand, Himmelmann, Heseker, Schäfer & Remschmidt, 1996). Das individuelle Gewicht kann anhand dieser Referenzkurven verglichen und eingeordnet werden. Anhand der Abbildung 1 kann der Körpermassenindex bei Jungen und anhand der Abbildung 2 bei Mädchen abgelesen werden. Ab welchem BMI bzw. welcher Perzentile (Perzentile geben Auskunft über die relative Position einer Person innerhalb einer Gruppenverteilung) von Adipositas gesprochen werden sollte, ist bislang noch nicht eindeutig geklärt (Wabitsch, 1998). Hebebrand, Heseker, Himmelmann, Schäfer und Remschmidt (1994) schlagen einen BMI-Wert jenseits der 85. beziehungsweise 95. Altersperzentile (ausgesprochene Adipositas) vor, da diese hinreichend sensibel und sensitiv für den prozentualen Körperfettanteil bei Kindern und Jugendlichen sind (Lazarus, Bauer, Webb & Blyth, 1996). Andere Autoren schlagen beispielsweise die 90. (Georgi, Schaefer, Wühl & Schärer, 1996) oder sogar die 97. Perzentile vor (Zwiauer & Wabitsch, 1997).

Die Bestimmung von Adipositas bei einem längenbezogenen Gewicht von 120% stellt ein relativ einfaches und handliches Maß dar (WHO Consultation on Obesity, 1998). Solche Angaben über Abweichungen von der Norm lassen sich gut den Somatogrammen entnehmen (vgl. Tab. 2, S. 18–19). Diese sind wiederum in Alters- und Geschlechtsklassen eingeteilt; Werte oberhalb von zwei Standardabweichungen (± 2s) können als auffällig eingestuft werden.

☞ **Memo-Box**

▶ Adipositas ist durch eine übermäßige Vermehrung des Fettgewebes definiert.
▶ Zur Bestimmung eignet sich der Body-Mass-Index.
▶ Werte oberhalb des 85. Perzentils lassen sich als auffällig bezeichnen.
▶ Anhand von Somatogrammen läßt sich Adipositas als längenbezogenes Gewicht von mindestens 120% bestimmen.

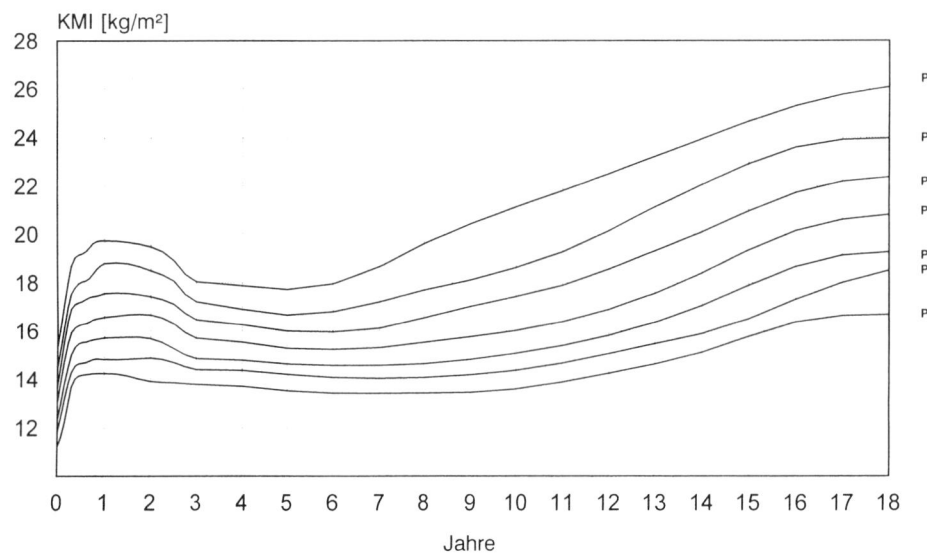

Abbildung 1: Körpermassenindex (KMI) in Abhängigkeit vom Alter von 0–18 Jahren bei Knaben mit Angabe der 97. und 3. Perzentile (nach Hesse, 1997)

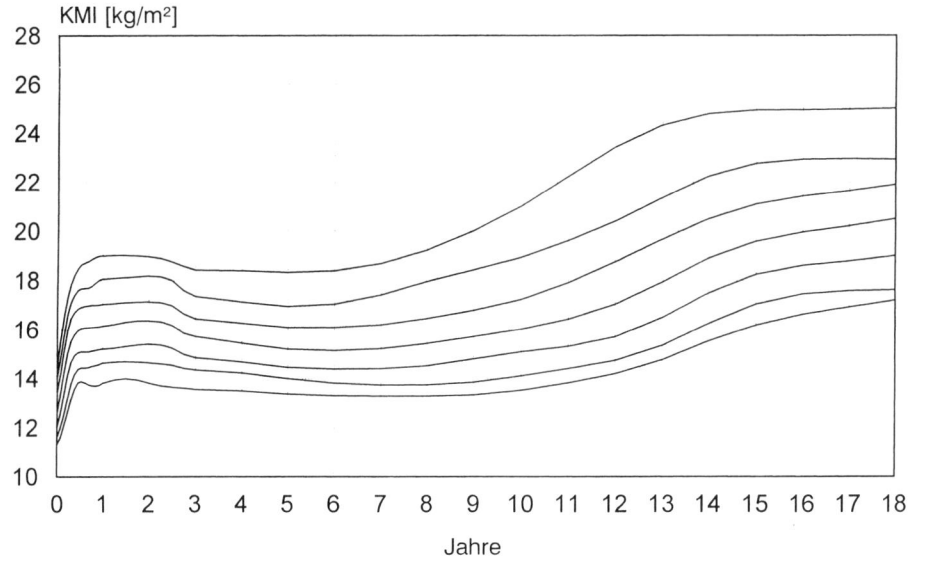

Abbildung 2: Körpermassenindex (KMI) in Abhängigkeit vom Alter von 0–18 Jahren bei Mädchen mit Angabe der 97. und 3. Perzentile (nach Hesse, 1997)

Eine Schweregradeinteilung nach prozentualem Übergewicht wurde von Brownell und Wadden (1991) für Erwachsene vorgestellt (vgl. Kasten 1). Damit verbunden sind entsprechende Interventionsmaßnahmen.

Kasten 1: Schweregrade der Adipositas und Interventionsschritte

▶ Level 1: prozentuales Übergewicht von 5–20%	→ Selbsthilfe oder kommerzielle Programme
▶ Level 2: prozentuales Übergewicht von 20–40%	→ Behaviorale oder kommerzielle Programme
▶ Level 3: prozentuales Übergewicht von 40–100%	→ Diäten und Programme im Krankenhaus
▶ Level 4: prozentuales Übergewicht von über 100%	→ Stationäre Aufnahme und operative Verfahren

1.2 Medizinische Folgebelastungen

Differentialdiagnostisch muß zwischen primärer und sekundärer Adipositas (= Adipositas, die auf eine genetische oder endokrine Grunderkrankung zurückgeht oder iatrogen entstanden ist) unterschieden werden. Als relevante Bilder, die diagnostisch abzugrenzen sind, sind beispielsweise Hypothalamische Störungen, das Prader-Willi-Syndrom oder Pankreastumore zu nennen (vgl. Überblick bei Müller, 1996; Wirth, 1997). Die sekundären Formen machen nur rund 5%

der Adipositasfälle aus. Weiterhin kann unterschieden werden, ob die Adipositas früh aufgetreten ist („childhood–onset obesity") oder erst spät („maturity/adult– onset obesity"). Bei der kindlichen Adipositas lassen sich drei kritische Phasen in der Entwicklung benennen:

▶ erstes Lebensjahr (vgl. Law et al., 1992),
▶ „adiposity rebound" (im Alter zwischen fünf und sieben Jahren; Rolland-Cachera et al., 1984; Prokopec & Bellisle, 1993) sowie
▶ Jugendalter/Pubertät (vgl. Garn, Sullivan & Hawthorne, 1991; Must et al., 1992).

Neben ätiologischen Gesichtspunkten kann auch die Phänomenologie der Adipositas zur Differenzierung beitragen. Aufgrund des spezifischen Fettverteilungsmusters wird zwischen einer weiblichen (gynoiden) Form, die vor allem vermehrtes Fettgewebe an den Hüften und den Oberschenkeln aufweist (sogenannter Birnentyp) und einer eher männlichen (androgenen, zentralen, abdominalen) Form, mit einer Fettkonzentration vor allem in der Bauchregion (sogenannter Apfeltyp) unterschieden. Abbildung 3 veranschaulicht nochmals die beiden Fettverteilungsmuster.
Im Erwachsenenalter steigt das Risiko für medizinische Folgeprobleme mit abdominaler Fettverteilung an (Wolfram, 1990); bei Kindern und Jugendlichen liegen kontroverse Befunde vor (Caprio et al., 1996; Kalker, Hövels & Kolbe-Saborowski, 1993; Sangi et al., 1992). Durch das Verhältnis von Taillen- und Hüftumfang („waist-to-hip ratio") läßt sich das Verteilungsmuster grob einschätzen (vgl. Tab. 3, S. 19).

17 ▶

Tabelle 2: Somatogramm (modifiziert nach Hesse, 1997)

Jungen					Mädchen				
Alter (Jahre)	Größe (cm)	(±2 s)	Gewicht (kg)	(±2 s)	Alter (Jahre)	Größe (cm)	(±2 s)	Gewicht (kg)	(±2 s)
9	136	11	29,6		9	134	12	28,2	8,0
	137		30,0			135		28,3	
	138		31,0			136		28,8	
	139		31,4			137		29,8	
									9,0
9½	140	11	31,9	10,0	9½	138	12	31,0	
						139		31,0	
						140		31,3	
10	141	9	32,9		10	141	14	32,2	10,0
	142		33,2	10,6		142		32,7	
						143		32,9	
10½	143	14	35,1	13,2	10½	144	12	34,0	
	144		35,3			145		34,1	13,0
	145		36,4			146		35,4	
						147		36,2	
									16,6
11	146	15	36,5		11	148	16	37,4	
11½	147	13	37,1		11½	149	16	37,5	
	148		37,4			150		40,0	15,2
	149		38,9			151		40,6	
	150		39,1	14,4		152		41,1	
	151		39,4						
12	152	17	39,9		12	153	12	41,3	
	153		40,7	13,4		154		44,9	
						155		45,0	
						156		45,0	15,8
						157		46,1	18,4
12½	154	13	41,5		12½	158	14	48,0	
	155		42,1						
	156		43,3						
	157		43,6						
				17,4					
13	158	16	45,6		13	159	15	48,4	12,8
	159		46,0			160		50,1	
	160		46,4			161		51,2	
	161		47,4						
	162		49,7	17,2					
13½	163	17	50,0		13½	162	12	51,7	3,4
14	164	16	51,0	18,2	14	163	14	53,5	18,2
	165		51,6						
	166		52,0						
	167		52,8						
	168		53,1	20,2					
	169		53,8	20,2					
				20,0					

Tabelle 2: (Fortsetzung)

Jungen

Alter (Jahre)	Größe (cm)	(±2 s)	Gewicht (kg)	(±2 s)
15	170	16	57,7	
	171		58,2	
	172		59,3	
	173		59,5	
	174		59,5	
	175		59,6	
16	176	16	62,3	
	177		62,5	20,3
	178		62,8	
17	179		65,1	15,2
	180		65,9	
18–20	181	13,2	69,1	15,6
	182		69,5	
	183		69,8	
	184		70,2	
	185		70,6	
	186		71,1	
	187		71,6	
	188		72,1	
	189		72,7	
	190		72,3	
	191		74,0	
	192		74,8	
	193		75,7	
	194		76,6	
	195		77,7	
	196		78,8	
	197		80,1	
	198		81,5	
	199		83,0	
	200		84,7	

Mädchen

Alter (Jahre)	Größe (cm)	(±2 s)	Gewicht (kg)	(±2 s)
15	164	12	53,8	
16–18	165	12	54,5	
	166		55,7	17,0
	167		56,0	
	168		57,9	12,2
	169		58,2	
	170	11,6	58,5	12,8
	171		59,0	
	172		59,5	
	173		60,1	
	174		60,6	14,1
	175		61,1	
	176		61,6	
	177		62,1	
	178		62,6	15,3
	179	11,6	63,2	
	180		63,7	
	181		64,3	
	182		64,9	
	183		65,5	
	184		66,2	
	185		66,9	17,5
	186		67,6	
	187		68,3	
	188		69,1	
	190		70,8	19,0

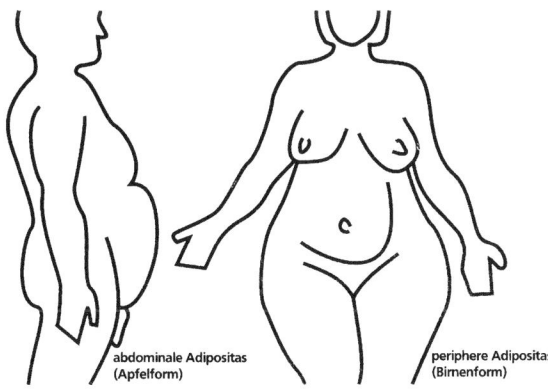

abdominale Adipositas (Apfelform)

periphere Adipositas (Birnenform)

Abbildung 3: Fettverteilungsmuster – abdominale und gynoide Form

Tabelle 3: Einteilung in abdominale und gynoide Adipositas nach dem Taillen- und Hüftumfang

	Frauen	Männer
Abdominal	> 0,85	> 1,0
Gynoid	≤ 0,85	≤ 1,0

Die medizinische Bedeutung der Adipositas ergibt sich daraus, daß Adipositas zu einer Reihe von sekundären Erkrankungen führen kann. Diese treten zumeist erst im Erwachsenenalter auf, sind aber teilweise schon im Kindesalter anzutreffen (Hassink, Sheslow & Wallace, 1993; Mossberg, 1989; Must, 1996; Must, Jacques,

Dallal, Bajema & Dietz, 1992; Wirth, 1997). In Tabelle 4 sind die wichtigsten medizinischen Risikofaktoren kurz zusammengefaßt. Neben der erhöhten Morbidität ist im allgemeinen auch die Lebenserwartung verringert (Must et al., 1992).

Die Risikofaktoren bei Kindern und Jugendlichen sind noch etwas weniger breit gestreut. In Tabelle 5 findet sich ein Überblick zu deren Auftretenshäufigkeit. Kardiovaskuläre Risiken sind demnach bereits im Kindes- und Jugendalter weit verbreitet (vgl. Bao, Srinivasan & Berenson, 1996). Die Stabilität der Adipositas ist abhängig vom Lebensalter der Betroffenen und daher in zwei Kategorien aufgeführt (vgl. ausführlich Kap. 1.4). Nicht aufgelistet wurden die psychosozialen Probleme der Betroffenen, diese werden ausführlich in Kapitel 1.3 diskutiert.

> ☞ **Memo-Box**
>
> ▶ Adipositas ist bereits im Kindes- und Jugendalter mit medizinischen Problemen verbunden.
> ▶ Es können bereits im Kindes- und Jugendalter kritische Phasen für die Entwicklung von Adipositas gefunden werden.

1.3 Psychische Belastungen

Wesentlich häufiger als die medizinischen Komplikationen sind die psychosozialen Belastungen der Betroffenen. Viele männliche und weibliche Jugendliche sind mit ihrem Gewicht und ihrer Figur unzufrieden (Hill, Oliver & Rogers, 1992; Oliver & Thelen, 1996), vor allem Übergewichtige (Moore, 1988, 1990; Paxton et al., 1991; Rolland, Farnill & Griffiths, 1996). Sie greifen zu zahlreichen Gewichtskontrollmaßnahmen (z.B. ständiges Diäthalten oder Laxantienabusus; Moses, Banilivy & Lifshitz, 1989; Story et al., 1991; Wadden, Foster, Stunkard & Linowitz, 1989). Diese Maßnahmen werden noch dadurch verschärft, daß Eltern und Gleichaltrige den Wunsch nach einer schlanken Figur verstärken (Levine, Smolak, Moodey, Shuman & Hessen, 1994).

Im folgenden sollen die psychosozialen Belastungen von adipösen Kindern und Jugendlichen näher ausgeführt werden. Diese beziehen sich auf

▶ emotionale Probleme (wie z.B. negatives Körperbild),
▶ soziale Probleme (wie z.B. gehänselt werden) sowie
▶ Einschränkungen in der Lebensqualität (z.B. durch die mit der Erkrankung einhergehenden funktionellen Beschwerden).

Tabelle 4: Folgeschäden der Adipositas nach Wirth (1997, S. 47)

Betroffenes System	Erkrankungen
Kardiovaskuläres System	▶ Hypertonie ▶ koronare Herzkrankheit ▶ linksventrikuläre Hypertrophie ▶ Herzinsuffizienz ▶ venöse Insuffizienz
Metabolisch-hormonelle Funktion	▶ Diabetes mellitus Typ II ▶ Dyslipidämien ▶ Hyperurikämie
Gerinnung	▶ Hyperfibrinogenämie ▶ erhöhter Plasminogen-Aktivator-Inhibitor
Respiratorisches System	▶ Schlafapnoe ▶ Pickwick-Syndrom
Hepatobiliäres System	▶ Cholezystolithiasis ▶ Fettleber
Bewegungsapparat	▶ Gonarthrose ▶ Sprunggelenkarthrose
Haut	▶ Intertrigo ▶ Hirsutismus ▶ Striae
Neoplasien	▶ erhöhtes Risiko für Endometrium-, Zervix-, Mamma-, Prostata- und Gallenblasenkarzinom
Sexualfunktion	▶ reduzierte Fertilität ▶ Komplikationen bei Geburten
Verschiedenes	▶ erhöhtes Operationsrisiko ▶ erschwerte Untersuchungsbedingungen ▶ reduzierte Beweglichkeit und Ausdauer

Tabelle 5: Folgeschäden bei Kindern und Jugendlichen (nach Dietz, 1995; WHO Consultation on Obesity, 1998)

hohe Wahrscheinlichkeit	mittlere Wahrscheinlichkeit	niedrige Wahrscheinlichkeit
▶ schnelleres Wachstum ▶ Stabilität der Adipositas ▶ Fettstoffwechselstörung ▶ erhöhter Blutdruck	▶ abnormaler Glukosemetabolismus ▶ Leberverfettung ▶ Stabilität der Adipositas	▶ orthopädische Probleme ▶ Schlafapnoe ▶ Hypertonie ▶ Pseudotumor cerebri ▶ polyzystisches Ovarialsyndrom ▶ Gallensteinleiden

Emotionale Probleme. Die psychologische Forschung konzentrierte sich lange Zeit auf die Frage, wie sich die Adipositas auf das Selbstkonzept auswirkt. Grundlegende These war dabei, daß die adipösen Kinder und Jugendlichen unter einem geringeren Selbstwertgefühl leiden. Die umfangreiche Forschungsliteratur kam teilweise zu sehr widersprüchlichen Ergebnissen. So wurden in einigen Studien signifikante Unterschiede zwischen dem Selbstkonzept der adipösen und normalgewichtigen Kinder und Jugendlichen gefunden (z.B. Pierce & Wardle, 1993; Manus & Killeen, 1995), in anderen Arbeiten wiederum nicht (z.B. Kaplan & Wadden, 1986; Wadden, Foster, Brownell & Finlay, 1984). Insgesamt deutet sich an, daß Unterschiede bei klinischen Gruppen übergewichtiger Kinder bestehen, während in groß angelegten Studien an unausgelesenen Stichproben, die einen breiten Bereich von Übergewicht zugrunde legen, keinerlei gewichtsbedingte Unterschiede zu finden sind (vgl. auch French, Story & Perry, 1995). Somit sollte nicht von einer generellen Beeinträchtigung des Selbstkonzepts (z.B. in den Bereichen Angst, Beliebtheit, Zufriedenheit und Glück) gesprochen werden. Als wesentlich sensibler hat sich der Bereich des Körperbildes und der körperbezogene Bereich im Selbstkonzept (wie körperliche Erscheinung oder sportliche Kompetenz) erwiesen. Eine Reihe von Studien zeigten, daß die adipösen Kinder und Jugendlichen sich als eingeschränkt wahrnahmen (z.B. French, Perry, Leon & Fulkerson, 1996; Hill, Draper & Stack, 1994; Mendelson & White, 1982).

Neben der Frage nach dem Selbstkonzept der adipösen Kinder und Jugendlichen beschäftigen sich auch viele Studien mit der Frage, ob adipöse Kinder und Jugendliche depressiver und ängstlicher sind. In zwei Arbeiten wurden ausgeprägte depressive Reaktionen von adipösen Kindern und Jugendlichen gefunden (Sheslow, Hassink, Wallace & DeLancey, 1993; Wallace, Sheslow & Hassink, 1993). Insgesamt wird jedoch darauf verwiesen, daß man bei adipösen Jugendlichen weniger von psychischen Problemen, sondern eher von einer allgemeinen Unzufriedenheit mit dem eigenen Körper sprechen sollte (Wadden, Foster, Letizia & Wille, 1993). Für eine bestimmte Subgruppe der adipösen Kinder und Jugendlichen scheint es zuzutreffen, daß sie emotional sehr stark belastet sind. Der Prozentsatz schwankt sehr stark von circa 5% (Epstein, Klein & Wisniewski, 1994) bis zu rund einem Drittel der Kinder (Epstein, Myers & Anderson, 1996). Insgesamt gilt, daß Kinder, die unter einer klinisch relevanten Adipositas leiden (z.B. Teil-

nehmer eines Gewichtskontrollprogrammes), viel stärker belastet sind als andere adipöse Kinder (z.B. Braet, Mervielde & Vandereycken, 1997).

Soziale und schulische Probleme. Adipöse sind in unserer Gesellschaft häufig sozialen Vorurteilen, Ablehnung und Abstempelung ausgesetzt (Wadden & Stunkard, 1985) und werden zu einem hohen Maß für ihren Zustand verantwortlich gemacht (Brownell, 1991). Die Ablehnung von übergewichtigen und adipösen Menschen beginnt bereits im jungen Alter. So beschreiben vierjährige Kinder die Silhouette eines adipösen Kindes überwiegend negativ, als „dumm", „faul", „häßlich" und „verlogen". Mit dem Alter der Kinder und ihrer sozialen Schichtzugehörigkeit steigt diese Tendenz noch an (Wardle, Volz & Golding, 1995). Mit dieser Einschätzung ist auch ein hoher Grad an sozialer Ablehnung verbunden (Goldfield & Chrisler, 1995; Hill & Silver, 1995; Wardle et al., 1995). Die Konfrontation mit solchen Einstellungen kann zu weitreichenden Problemen führen.

Vor diesem Hintergrund wurde postuliert, daß adipöse Kinder und Jugendliche verstärkte Probleme in der sozialen Interaktion haben. So berichteten die Eltern in den Studien von Epstein et al. (1994, 1996) bei einem nicht unerheblichen Teil der übergewichtigen Mädchen und Jungen über soziale Probleme der Kinder. French et al. (1990) sowie Wadden et al. (1989) fanden keine Hinweise dafür, daß adipöse Kinder weniger sozial akzeptiert werden als normalgewichtige. Eine einzige Arbeit beschäftigte sich direkt mit dem Interaktionsverhalten von Kindern und Jugendlichen. Baum und Forehand (1984) beobachteten die sozialen Interaktionsmuster von Kindern. Dabei zeigte sich, daß stark übergewichtige Kinder häufiger negatives soziales Interaktionsverhalten von sich aus initiierten und gleichzeitig auch häufiger solche Interaktionsmuster empfingen. Dies könnte dafür sprechen, daß sich im Laufe der Entwicklung solche Interaktionsmuster stabilisieren. Wurden die Kinder und Jugendlichen um Beliebtheitsnominierungen befragt, ergab sich kein wesentlicher Einfluß des Gewichts (vgl. auch Cohen, Klesges, Summerville & Meyers, 1989).

In zwei großangelegten amerikanischen Studien zeigte sich, daß adipöse Jugendliche in der Gesellschaft stärker stigmatisiert werden und dies zu Nachteilen im Berufsleben, aber auch bei der Partnerwahl führen kann. Adipöse Frauen waren seltener verheiratet, verdienten weniger und hatten auch eine schlechtere Ausbildung als die normalgewichtigen (Gortmaker, Must, Perrin, Sobol & Dietz, 1993; Sargent & Blanchflower, 1994). Diese Ergebnisse ließen sich nicht einfach darauf zurückführen, daß die adipösen Kinder und Jugendlichen über schlechtere Schulleistungen verfügten oder aus geringeren sozialen Schichten kamen. Schulschwierigkeiten werden als Risikofaktor für die Entwicklung einer Adipositas im Erwachsenenalter diskutiert (z.B. Lissau & Sørensen, 1993). Inwieweit die Ergebnisse jedoch das vorherrschende Bild übergewichtiger Menschen in der Gesellschaft widerspiegeln (vgl. Adipöse sind „dumm" und „faul"), läßt sich mit diesen Ergebnissen nicht klären.

Funktionelle Einschränkung. Das Auftreten von funktionellen Einschränkungen bei adipösen Kindern und Jugendlichen wurde bislang kaum thematisiert. Im Vergleich zu normalgewichtigen Gleichaltrigen bevorzugen adipöse Kinder jedoch eher ruhige Aktivitäten (vgl. Epstein et al., 1991; Waxman & Stunkard, 1980). Der höhere Gewichtsstatus geht bei vielen adipösen Kindern und Jugendlichen mit einer geringeren Beweglichkeit und Ausdauer beim Sport einher. Da die sportlichen Aktivitäten zu den Lieblingsunternehmungen von Kindern und Jugendlichen zählen, wird von den Betroffenen auch häufig über Einschränkungen in diesem Bereich geklagt (vgl. Buchholz, 1998).

Persönlichkeit als prädisponierender Faktor. Sehr verbreitet ist in der Bevölkerung die Ansicht, daß bestimmte Persönlichkeitsmerkmale dazu führen, daß eine Person adipös wird. Dabei wird vor allem angeführt, daß Essen zum Ersatz für andere Dinge wird (vgl. Striegel-Moore & Rodin, 1986). Wie die vorangegangenen Ausführungen gezeigt haben, überwiegen in der Forschung die fehlenden Unterschiede zwischen adipösen und nicht-adipösen Personen (vgl. auch Friedman & Brownell, 1995). Dies schließt nicht aus, daß es emotionsinduziertes Essen unter Adipösen gibt (vgl. auch „Binge eating disorder" nach DSM-IV, Saß, Wittchen & Zaudig, 1996). Es darf jedoch nicht geschlossen werden, daß bestimmte Persönlichkeitsmerkmale eine ätiologische Rolle spielen.

☞ **Memo-Box**

► Adipöse werden in westlichen Gesellschaften häufig negativ wahrgenommen.
► Die sozialen Vorurteile beginnen bereits in der frühesten Kindheit.
► Im Jugend- und Erwachsenenalter können den Betroffenen soziale und ökonomische Nachteile erwachsen.

► Es gibt keine Hinweise auf generelle psychopathologische Auffälligkeiten adipöser Kinder und Jugendlicher, viele Betroffene berichten aber über eine massive Unzufriedenheit mit ihrer Situation.
► Bei Kindern und Jugendlichen, die freiwillig an einem Gewichtskontrollprogramm teilnehmen, sind psychische Probleme wahrscheinlicher als in der Gesamtgruppe der Adipösen und Übergewichtigen.
► Kontrollierte Längsschnittstudien fehlen bislang, so daß Aussagen über eine ätiologisch relevante Persönlichkeitsstruktur („Adipositas-Persönlichkeit") nicht belegt sind.

1.4 Verbreitung und Verlauf der Adipositas

Adipositas ist im Kindes- und Jugendalter sehr weit verbreitet. Für Deutschland liegen aktuelle Daten nur über kleinere, regional begrenzte Stichproben aus Vorsorgeuntersuchungen vor. Für den gesamten nationalen Raum gelten immer noch die Ergebnisse der Deutschen Gesellschaft für Ernährung von 1984 (Deutsche Gesellschaft für Ernährung, 1984). In den Jahren 1982 bis 1983 waren 6% der Kinder und Jugendlichen adipös (mehr als 25%ige Überschreitung des Referenzgewichtes) und 17% übergewichtig (d.h., das empfohlene Gewicht wurde um mehr als 15% überschritten). Unter massiver Adipositas leiden immerhin noch 0,4% der Kinder (Deutsche Gesellschaft für Ernährung, 1992).
Jüngere Daten lassen sich zur Zeit nur für bestimmte Bundesländer finden. So ist in Bremen circa jedes achte bis zehnte Kind bei Schuleintritt adipös (Zimmermann, 1998). Ähnliche Zahlen wurden auch aus dem europäischen Ausland (Figueroa-Colon, Lee, Aldridge & Alexander, 1994; Maffeis, Schutz, Piccoli, Gonfiantini & Pinelli, 1993a; Nuutinen et al., 1991) berichtet. In den Vereinigten Staaten wird die Verbreitung von Adipositas sogar auf 20 bis 27% geschätzt (Schonfeld-Warden & Warden, 1997). Im Zeitraum von fünf Jahren erkrankten ungefähr 8% der Kinder neu (Garn, Sullivan & Hawthrone, 1991). Mit dem Alter der Kinder steigt auch der Prozentsatz der Übergewichtigen und Adipösen an (Figueroa-Colon et al., 1994). Somit stellten die Zahlen bei Schuleintritt eine Unterschätzung der tatsächlichen Größe des Problems dar.

Mit zunehmendem Alter steigt der Anteil der männlichen Übergewichtigen gegenüber den Mädchen, bei denen ein umgekehrter Trend beobachtet werden kann (Deutsche Gesellschaft für Ernährung, 1984; Maffeis et al., 1993a). Während bei Frauen Adipositas gehäuft in der unteren Sozialschicht (Sobal & Stunkard, 1989) vorkommt, liegen für Kinder keine klaren Zusammenhänge vor (Deutschen Gesellschaft für Ernährung, 1984; Garn et al., 1991; Lissau-Lund-Sørensen & Sørensen, 1992; Rolland-Cachera & Bellisle, 1986; Sunnegårdh, Bratteby, Hagman, Samuelson & Sjölin, 1986).

Kinder und Jugendliche sind heute im Durchschnitt größer und schwerer (Georgi et al., 1996; Gidding, Bao, Srinivasan & Berenson, 1995). Tendenziell deutet sich in den USA eine zunehmende Verbreitung von Adipositas an: Dieser Trend wurde bereits zwischen den 60er und 80er Jahren beobachtet (Gortmaker, Dietz, Sobol & Wehler, 1987; Shear et al., 1988) und setzte sich bis in die 90er Jahre fort (Gortmaker et al., 1996; Ogden et al., 1997; Troiano, Flegal, Kuczmarski, Campbell & Johnson, 1995). Ähnliche Beobachtungen wurden auch in Europa gemacht (Sunnegårdh et al., 1986).

Die Prävalenz- und Inzidenzraten der Adipositas im Kindes- und Jugendalter steigen demnach national wie auch international tendenziell an; zudem ist die Adipositas relativ stabil. So konnte ein deutlicher Zusammenhang zwischen dem Geburtsgewicht und der Entwicklung von Adipositas bis ins Jugendalter festgestellt werden (Seidman, Laor, Gale, Stevenson & Danon, 1991). Die Persistenzquoten vom Jugend- bis zum Erwachsenenalter liegen um die 50% (Serdula et al., 1993; Srinivasan, Bao, Wattigney & Berenson, 1996). Längsschnittstudien weisen darauf hin, daß für adipöse Kinder und Jugendliche die Wahrscheinlichkeit hoch ausfällt, auch im Erwachsenenalter adipös zu sein.

Mossberg (1989) befragte in einem Zeitraum von 40 Jahren alle zehn Jahre insgesamt 504 Personen, die zwischen 1921 und 1947 als Kinder in einer Klinik in Stockholm aufgenommen worden waren. Von den Befragten blieben 47%, die in der Kindheit adipös waren, bis ins Erwachsenenalter adipös. Auch die Morbidität und Mortalität war bei ihnen erhöht. Prognostisch wertvolle Faktoren waren „Grad des Übergewichts der Angehörigen" und „Grad des Übergewichts in der Pubertät".

In einer aktuellen britischen Studie (Whitaker, Wright, Pepe, Seidel & Dietz, 1997) wurden die prognostischen Faktoren genauer betrachtet. Die Ergebnisse weisen für Jugendliche allein den Faktor „obesity in childhood" als Risikofaktor für die Stabilität der Adipositas aus. Das Übergewicht der Eltern scheint entscheidend für die Entwicklung von Adipositas bei Kindern unter zehn Jahren zu sein. Die Stabilität ist besonders hoch, wenn die Kinder stark übergewichtig und weitere Familienmitglieder betroffen sind (Mossberg, 1989; Whitaker et al., 1997). Rolland-Cachera und seine Mitarbeiter (1984) wiesen auf den „adiposity rebound" als Vorhersagemöglichkeit für den Verlauf der Erkrankung hin. Der BMI verändert sich im Entwicklungsverlauf: Bis zum ersten Lebensjahr steigt er an, fällt dann bis zum sechsten Lebensjahr kontinuierlich ab und steigt dann wieder an (rebound). Kinder, bei denen dieser rebound ausgesprochen früh erfolgt, sind in der Adoleszenz eher übergewichtig als Kinder mit einem späten rebound nach dem siebten Lebensjahr (vgl. auch Rolland-Cachera et al., 1987; Whitaker, Pepe, Wright, Seidel & Dietz, 1998).

☞ **Memo-Box**

► Adipositas ist im Kindes- und Jugendalter weit verbreitet. Die vorliegenden Daten geben eher eine zu niedrige Schätzung des Problems an.

► Mit zunehmendem Alter der Kinder steigt die Anzahl der Betroffenen an, vor allem unter den Jungen.

► Adipositas ist stabil. Für eine hohe Stabilität sprechen vor allem der Grad des Übergewichts, die Betroffenheit weiterer Familienmitglieder sowie ein früher „adiposity rebound".

2 Ätiologie

Viele Studien konzentrieren sich auf die Frage, wie die Adipositas entsteht. Es wird davon ausgegangen, daß bei Vorliegen bestimmter Faktoren die Wahrscheinlichkeit, adipös zu werden, steigt (= Risikofaktoren). Es gibt nicht den Risikofaktor für die Entwicklung von Adipositas, sondern es wird davon ausgegangen, daß bei der Entstehung viele Faktoren beteiligt sind (Brownell & Wadden, 1991, 1992).

Als relevante Einflußgrößen werden immer wieder genetisch-biologische, verhaltensbezogene und Umweltfaktoren genannt. Wissenschaftliche Erkenntnisse werden nicht selten in der Populärpresse vereinfacht und verkürzt oder sogar verfälscht dargestellt. Viele Einstellungen und Erklärungsmodelle halten sich aufgrund ihres einleuchtenden Charakters sehr lange in der Bevölkerung. Ein solch vereinfachendes Modell, das die Ursache oder „Schuld" nur eindimensional sucht, wird der multifaktoriellen Genese und Heterogenität der Erkrankung nicht gerecht. Neben der Notwendigkeit, gleichzeitig viele verschiedene Fakto-

ren als Ursache und/oder aufrechterhaltende Bedingungen der Adipositas in Betracht zu ziehen, ist es nötig, deren Stellenwert für jeden individuellen Fall zu bestimmen. Es gibt kein universales Erklärungsmodell der Adipositas. Welche Faktoren im konkreten Fall Einfluß nehmen, muß detailliert untersucht werden.

Abbildung 4 verdeutlicht die multifaktorielle Bedingtheit der Adipositas. Dementsprechend sind die biologische Vulnerabilität, zum Beispiel in Form des Energieverbrauchs, das konkrete Eßverhalten und die Energiezufuhr (Qualität und Menge der Nahrung), die körperliche Aktivität, soziale Faktoren (wie Schönheitsideal, Einfluß der sozialen Bezugsgruppe) und emotionale Faktoren (wie Streß) zu beachten. Jeder dieser Faktoren kann an der Entstehung und Aufrechterhaltung der Adipositas beteiligt sein; die Größe des Einflusses kann von Fall zu Fall stark variieren.

Die Auflistung erhebt keinen Anspruch auf Vollständigkeit; sie soll lediglich das Augenmerk auf in der

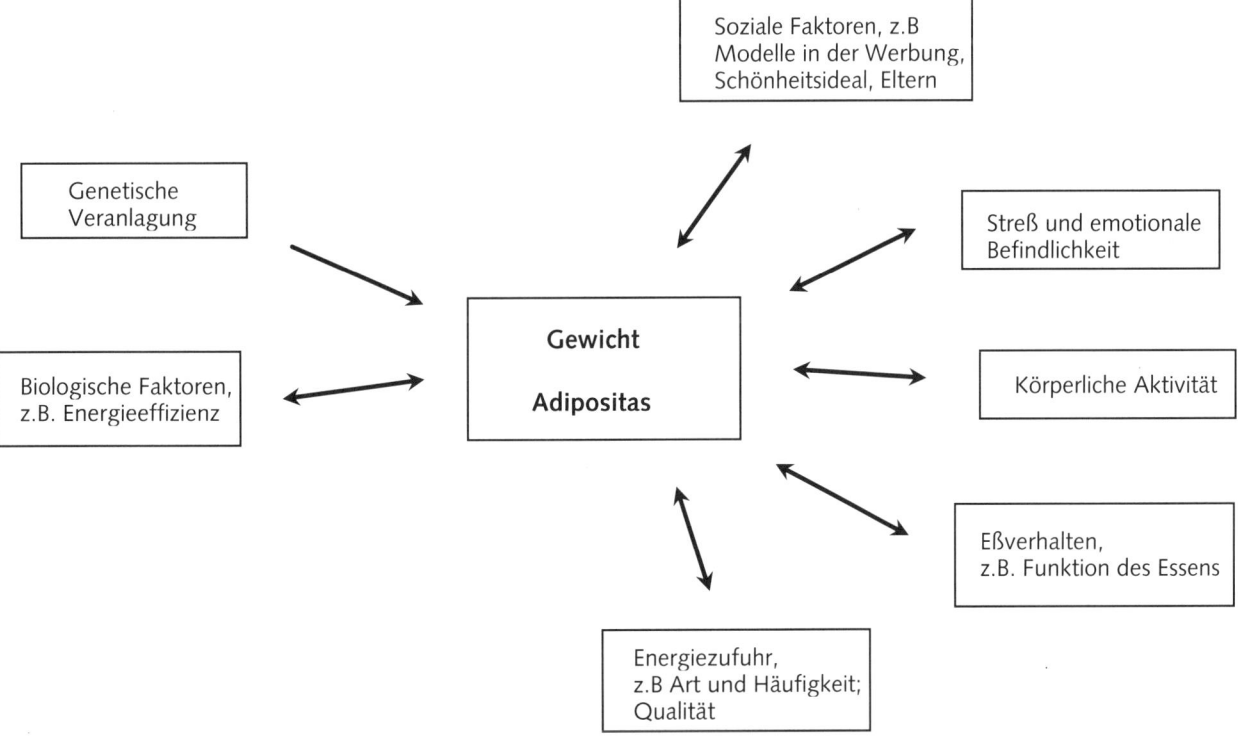

Abbildung 4: Multifaktorielles Genesemodell der Adipositas

empirischen Literatur diskutierte Aspekte lenken. Die Darstellung vereinfacht die Zusammenhänge, da nicht die Wechselwirkungen zwischen den verschiedenen Einflüssen gezeigt werden, sondern nur direkte Wirkungen. Viele solcher Wechselwirkungen sind jedoch denkbar. Zum Beispiel können genetische Faktoren auf die Nahrungszufuhr oder Emotionen auf das Eßverhalten einwirken. Die genannten Faktoren bieten gleichzeitig Anhaltspunkte, welche Aspekte bei der Diagnostik (vgl. Kap. 3) beachtet werden sollten.

Im folgenden werden die an der Entstehung und Aufrechterhaltung der Adipositas beteiligten physiologischen Prozesse näher erläutert. Die These der Energiebilanz stellt eine einfache Beschreibung des Zustandes dar: Übergewicht beruht darauf, daß dem Körper entweder zuviel Energie zugeführt oder zu wenig Energie abgeführt wird. Dadurch entsteht eine positive Energiebilanz.

Der Energiebedarf wird durch drei Größen bestimmt:

► Grundumsatz: macht ca. 55% des Energiebedarfs aus und dient der Erhaltung aller lebenswichtigen Körperfunktionen. Wichtig ist, daß bis zu einem gewissen Grad mit dem Gewicht auch der Grundumsatz steigt.

► Thermogenese: macht ca. 25% des Energiebedarfs aus und bezeichnet den Vorgang der Wärmebildung durch die „Verbrennung" der Nahrung. Kälte und Nahrungsaufnahme steigern die Thermogenese.

► Physische (körperliche) Aktivität: macht je nach Aktivitätsniveau die restlichen rund 20% des Energiebedarfs aus. Körperliche Aktivität bezeichnet alle Körperbewegungen, die von der Skelettmuskulatur produziert werden und zu einer Erhöhung des Grundumsatzes führen. Sie umfaßt damit nicht nur sportliche Freizeitaktivitäten, sondern auch alltägliche Haushaltsaktivitäten sowie Aktivitäten auf der Arbeitsstelle beziehungsweise in der Schule.

Auf der Seite der Energiezufuhr sind die Menge und Qualität der zu sich genommenen Nahrung zu beachten. Abbildung 5 soll diese Zusammenhänge anhand einer Balkenwaage verdeutlichen. Demnach entsteht Übergewicht, wenn:

► zuviel Energie zu sich genommen wird und/oder
► zuwenig Energie verbraucht wird.

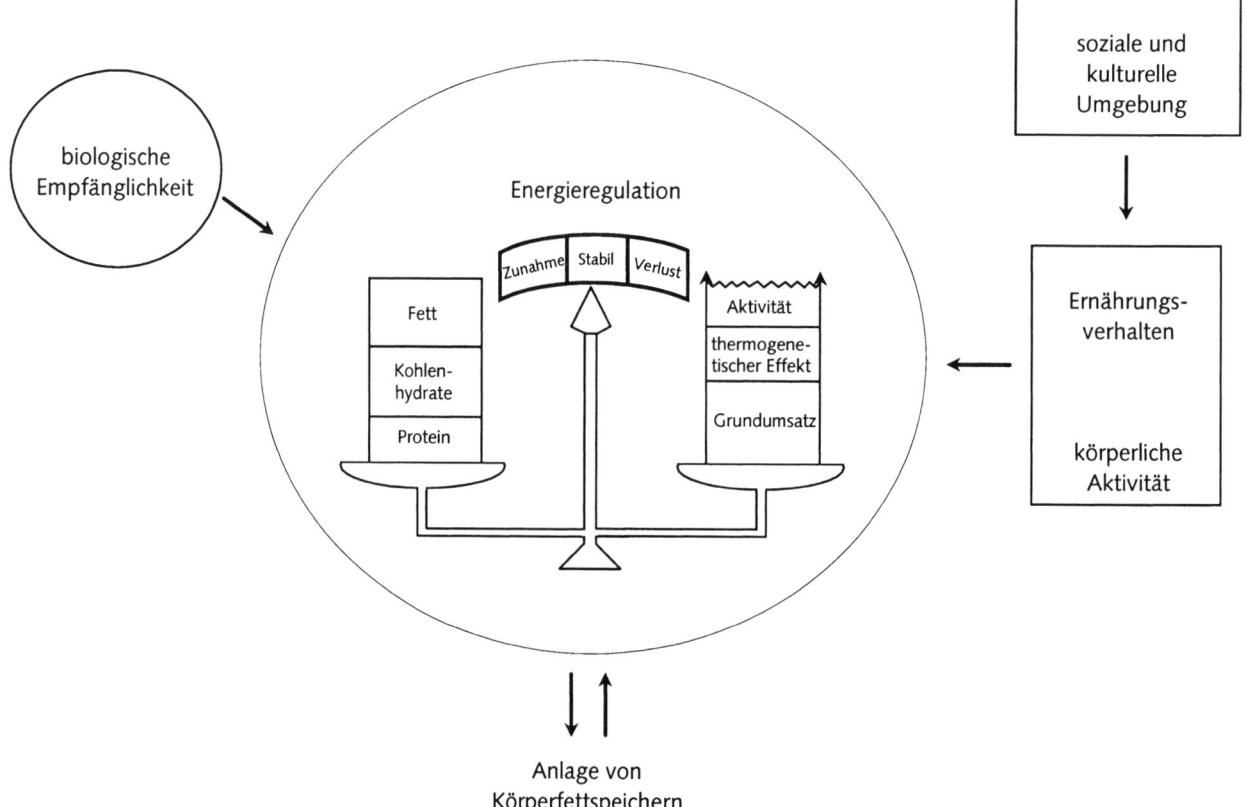

Abbildung 5: Theorie der Energiebilanz (nach WHO Consultation on Obesity, 1998, S. 139)

Die überschüssige Energie wird in Fettdepots gespeichert. Bei Normalgewicht stimmt die Relation zwischen Energiezufuhr und -verbrauch, während bei Untergewicht die Waage genau in die dem Übergewicht entgegengesetzte Richtung ausschlägt: Es wird dem Körper zuwenig Energie im Vergleich zum Energieverbrauch zugeführt.

Nachdem einige Zweifel wegen der Einfachheit dieses Prinzips aufgekommen waren (vgl. Pudel & Westenhöfer, 1991), wird es in jüngerer Zeit wieder aufgegriffen (Björntorp, 1997). Die Oberflächlichkeit des Ansatzes wurde durch neue Erkenntnisse überwunden, die Aussagen zur Steuerung des menschlichen Energiehaushalts machen (Ellrott & Pudel, 1996; Schonfeld-Warden & Warden, 1997). Zu beachten gilt, daß die positive Energiebilanz erklären kann, wie die Adipositas entsteht beziehungsweise wie an Gewicht beziehungsweise Fett zugenommen wird. Dies bedeutet nicht, daß Adipöse keine ausgeglichene Energiebilanz haben können, da sich deren Gewicht auch stabilisiert. Die angesprochene Energiebilanz verschiebt sich bei der Adipositas auf ein höheres (d.h.

über dem Normalgewicht liegendes) Gleichgewicht von Energieaufnahme und -verbrauch. Veränderungen im Gewichtsstatus werden immer durch ein Ungleichgewicht von Energieverbrauch und -aufnahme erzielt. Abbildung 6 verdeutlicht, wie Adipositas über verschiedene Phasen entsteht. Zentraler Punkt ist dabei, daß mit dem neuen Gleichgewicht von Energieverbrauch und -aufnahme der Körper sein Gewicht „verteidigt" und dadurch Gewichtsverluste schwerer zu erzielen sind.

Bislang ist noch nicht eindeutig geklärt, ob sich normalgewichtige von adipösen Kindern in der Energieverwertung, bezogen auf den Grundumsatz (Bandini, Schoeller & Dietz, 1990b), den thermogenetischen Effekt der Nahrung (Bandini et al., 1989; Maffeis, Schutz & Pinelli, 1991; Maffeis, Schutz, Zoccante & Pinelli, 1993c) oder die Aktivität (Maffeis, Schutz, Schena, Zaffanello & Pinelli, 1993b; Zanconato et al., 1989) unterscheiden. Da die Studien sich jedoch mit bereits adipösen Kindern und Jugendlichen befassen, läßt sich keine Aussage zur Entwicklung der Adipositas treffen. In einer Längsschnittstudie konnte ge-

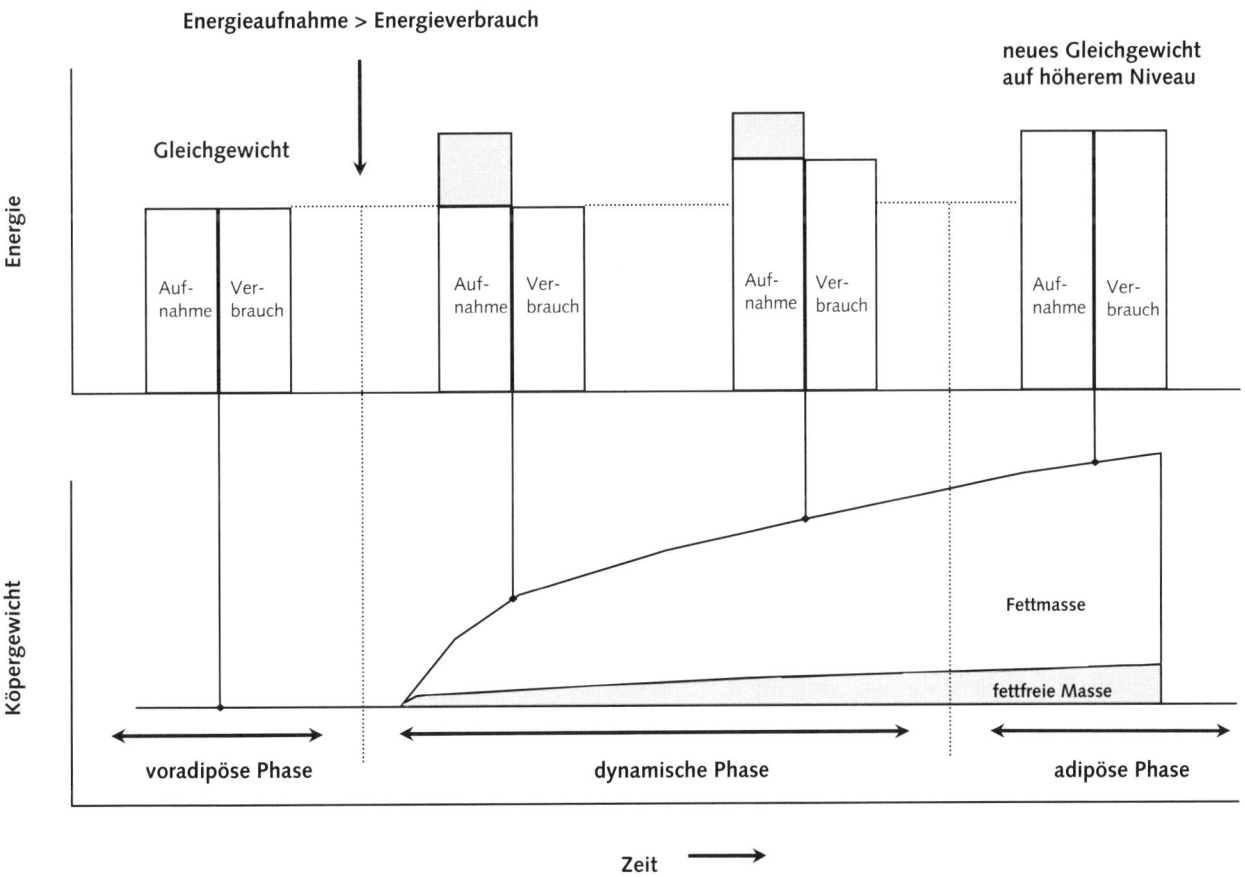

Abbildung 6: Veränderung des Körpergewichts in Relation zur Energiebilanz (modifiziert nach WHO Consultation on Obesity, 1998, S. 113)

zeigt werden, daß Babies mit einem geringeren Energieverbrauch zur Entwicklung von Adipositas neigen (Ravussin et al., 1988; Roberts, Savage, Coward, Chew & Lucas, 1988).

2.1 Individuelle/biologische Faktoren

Genetische und biologische Faktoren, die die Empfänglichkeit einer Person beeinflussen, adipös zu werden, wurden gerade in den letzten Jahren verstärkt untersucht. Unbestritten gilt, daß Adipositas eine familiäre Erkrankung ist (Björntorp, 1997). Übergewichtige Kinder kommen deutlich häufiger aus einem „adipösen" Elternhaus (Caviezel et al., 1992; Garn & Clark, 1976; Guillaume, Lapidus, Beckers, Lambert & Björntorp, 1995; Roberts et al., 1988). Mit einem „adipösen Elternhaus" ist auch verbunden, daß diese Kinder und Jugendlichen ihre Adipositas wahrscheinlich bis ins Erwachsenenalter beibehalten (Whitaker et al., 1997). Aktuelle Studien klären die Rolle von genetischen Faktoren und die Frage nach einer therapeutischen Umsetzung dieser Erkenntnisse ab.

Familienstudien erlauben keine Aussagen über den relativen Anteil von genetischen Variablen, da das gemeinsame Auftreten von Adipositas bei Eltern und Kind auch auf das gleiche Eßverhalten oder die Modellfunktion der Eltern zurückgehen kann. Der Vergleich von mono- und dizygoten Zwillingen wurde genutzt, um eine Aussage über den relativen Anteil von Genen zu machen. Mittlerweile liegen zahlreiche Studien vor, die darauf hinweisen, daß Vererbung eine wichtige Rolle spielt. Der Vergleich zwischen gemeinsam und getrennt aufgewachsenen Zwillingspaaren und adoptierten Kindern (vgl. Stunkard et al., 1990) konnte zeigen, daß die genetische Komponente wesentlich wichtiger als die gemeinsame Umwelt ist. Dies zeigt sich sowohl im Körpergewicht (Stunkard, Harris, Pederson & McClearn, 1990; Price & Gottesman, 1991) als auch im Energieverbrauch (Bogardus et al., 1986; Bouchard et al., 1989). Neben dem Grundumsatz werden auch weitere, bei der Entstehung der Adipositas relevante Faktoren diskutiert, die genetischen Einflüssen unterliegen. Hierzu gehören:

► Lipolyse im Fettgewebe,
► Fettgewebe und LPL-Aktivität,
► Muskelzusammensetzung und Oxidationspotential,
► freie Fettsäuren und Aktivität der β-Rezeptoren im Fettgewebe,
► Fettpräferenz,

► Appetitregulation,
► thermogenetischer Effekt der Nahrung,
► spontane körperliche Aktivität,
► Insulinsensitivität und
► Leptinspiegel (vgl. WHO Consultation on Obesity, 1998).

Diese Auflistung verdeutlicht, wie weitreichend der Einfluß von genetischen Faktoren ist. Auf der anderen Seite stellen aber viele Autoren heraus (vgl. Meyer & Stunkard, 1993), daß daraus nicht gefolgert werden könne, daß die Adipositas nicht beeinflußbar sei. Genetische Einflüsse bestimmen vielmehr, ob eine Person für die Entwicklung einer Adipositas empfänglich ist. Ob sich im Laufe des Lebens wirklich eine Adipositas entwickelt, ist von zahlreichen weiteren Umweltfaktoren abhängig.

☞ **Memo-Box**

► Adipositas tritt familiär gehäuft auf.
► Genetische Faktoren wirken auf zahlreiche physiologische Prozesse, die bei der Entstehung der Adipositas wichtig sind.
► Vererbt wird nicht die Adipositas, sondern die Empfänglichkeit, adipös zu werden.
► Der Einfluß genetischer Faktoren bedeutet nicht, daß die Adipositas nicht zu beeinflussen ist.

2.2 Umweltfaktoren

Zu den Umweltfaktoren werden vor allem das Eßverhalten und die körperliche Aktivität gezählt.

Eßverhalten. Sehr häufig werden Auffälligkeiten im Ernährungsverhalten diskutiert. Dies kann sich sowohl in der Menge als auch in der konkreten Auswahl der Nahrungsmittel (Kaloriengehalt) zeigen. Ausgehend von der These einer positiven Energiebilanz nehmen Adipöse mehr Energie zu sich als sie verbrauchen (zumindest in der dynamischen Phase der Gewichtszunahme). Während sich in Befragungen keine Hinweise auf eine höhere tägliche Nahrungszufuhr fanden (Caviezel et al., 1992; Deutsche Gesellschaft für Ernährung, 1984; Maffeis et al., 1991), erbrachten Beobachtungsstudien gegenteilige Befunde (Waxman & Stunkard, 1980). Im Selbstbericht wird die tägliche Nahrungsmenge generell unterschätzt (Lichtman et al., 1992); mit zunehmendem Gewicht verstärkt sich dieser Fehler noch (Bandini, Schoeller, Cyr & Dietz,

1990a; Klesges, Eck & Ray, 1995). Damit sind die Selbstberichte der Betroffenen über die Menge der zu sich genommenen Nahrung (z.B. in Form von Ernährungstagebüchern) nur bedingt nützlich. Neuere Studien sprechen eher für einen Energieüberschuß. Generell sollte auch beachtet werden, daß in der stabilen Phase, sobald bereits Übergewicht oder sogar Adipositas vorliegt, die Energiebilanz sehr wohl ausgeglichen sein kann – allerdings auf einem höheren Niveau.

Unterschiede zwischen adipösen und normalgewichtigen Kindern zeigten sich in der Verteilung der Nahrungsaufnahme über den Tag (Bellisle, Rolland-Cachera, Deheeger & Guilloud-Bataille, 1988) und in der Wahl der zugeführten Nahrungsmittel (Gazzaniga & Burns, 1993; Kimm, 1995; Rolland-Cachera & Bellisle, 1986). Die Wahl der zugeführten Nahrung ist deshalb so wichtig, weil die einzelnen Nahrungsmittel unterschiedlich zur Sättigung beitragen und eine unterschiedliche Energiedichte besitzen (vgl. ausführlicher in Kap. 4.3). Demnach wurden vor allem energiereiche Nahrungsmittel bevorzugt.

Das konkrete Eßverhalten einer Person ist durch zahlreiche Prozesse bestimmt: Hunger und Sättigung sind dabei ein Komplex unter vielen anderen. Laut Ellrott und Pudel (1998) lassen sich vier Dimensionen des Eßverhaltens beschreiben:

▶ *kognitive Dimension:* sie umfaßt das Wissen beispielsweise über den Fettgehalt oder eine gesunde, ausgewogene Ernährung, Informationen (z.B. über Inhaltsstoffe auf den Verpackungen), Einstellungen gegenüber bestimmten Nahrungsmitteln (z.B. „Kartoffeln machen dick") sowie den soziokulturellen Hintergrund (z.B. Verbot von Schweinefleisch bei den Moslems oder Fünf-Gänge-Menüs in Frankreich),
▶ *biologische Dimension:* wie familiäre Belastung oder individueller Grundumsatz,
▶ *emotionale Dimension:* dies umfaßt zum Beispiel Essen in Streßsituationen, die Wirkung, die von bestimmten Nährstoffen auf die Befindlichkeit ausgehen, sowie
▶ *Lernprozesse:* im Laufe der Entwicklung wird das Eßverhalten durch klassische (z.B. sobald es zwölf Uhr ist, knurrt der Magen) und operante Konditionierungsprozesse (z.B. nach dem Essen fühlt man sich wohl und ausgeglichen) stabilisiert. Eßgewohnheiten bilden sich vor dem Hintergrund soziokultureller Normen aus.

Das individuelle Eßverhalten wird durch die genannten Dimensionen in jeweils unterschiedlichem Maß ge-steuert und läßt sich nicht durch nur eine der Komponenten erklären. Wie Birch und Fisher (1998) herausstellen, besitzen jüngere Kinder ausgeprägte Präferenzen wie

▶ Bevorzugung von süßen und salzigen Geschmacksrichtungen,
▶ Zurückweisung von Bitterem und Saurem,
▶ Ablehnung von unbekannten Nahrungsmitteln.

Im Entwicklungsverlauf gewinnen die äußeren Faktoren wie Wissen und Einstellungen einen immer stärkeren Einfluß auf das Eßverhalten. Eine stringente elterliche Kontrolle, die keine Selbstkontrollmechanismen aufkommen läßt, scheint langfristig kontraproduktiv zu sein (Birch & Fisher, 1998). Abbildung 7 verdeutlicht, wie externe Reize mit zunehmendem Alter immer mehr an Bedeutung gewinnen. Solche Aspekte sind bei der Interventionsplanung zu berücksichtigen.

Es finden sich keine empirischen Belege, die derzeit die These stützen, daß Adipöse in ihrer Nahrungsaufnahme stärker external gesteuert sind als Normalgewichtige (vgl. Ferstl, 1980, und Pudel, 1982, zur kritischen Bestandsaufnahme). Generell wurde in Streßsituationen ein verändertes und ungünstiges Eßverhalten beobachtet (vgl. Allison & Heshka, 1993; Logue, 1995; Pudel, 1982). Damit nehmen zahlreiche Faktoren Einfluß auf das Eßverhalten. Es ist nicht so entscheidend, ob Adipöse nun wirklich verstärkt external oder emotional gesteuert sind, sondern zentral ist, daß das Vorliegen solcher Bedingungen das erforderliche Abnehmen erschwert. Welche Stimuli Eßverhalten auslösen können und zu welchen Folgen das führen kann, verdeutlicht Abbildung 8. Somit können die Folgen des Eßverhaltens selbst wiederum zu Auslösern werden.

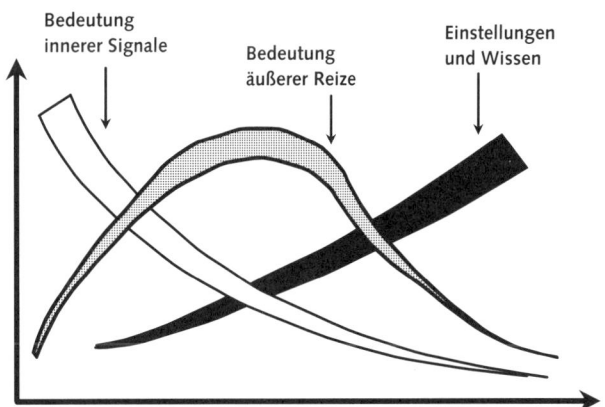

Abbildung 7: Unterschiedliche Bedeutung verschiedener Faktoren für das Eßverhalten im Verlauf der Entwicklung (Pudel & Westenhöfer, 1991, S. 33)

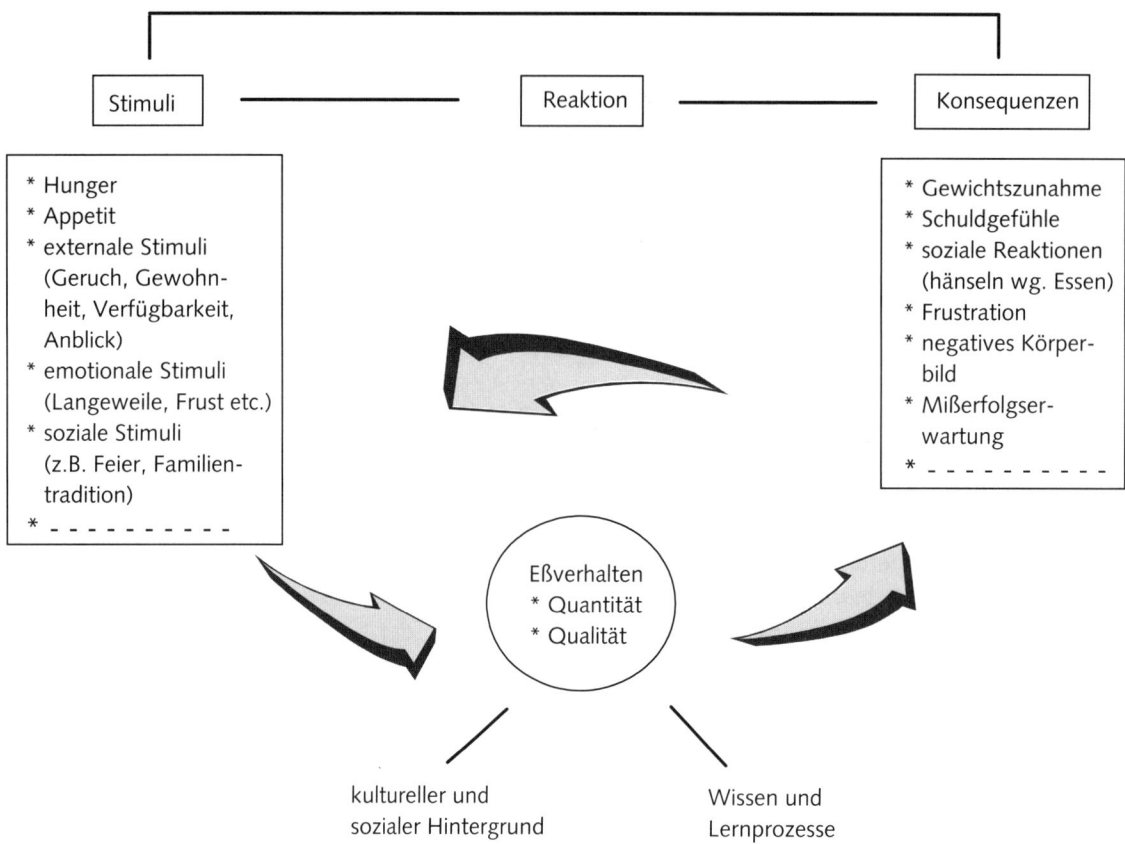

Stimuli — Reaktion — Konsequenzen

Stimuli
* Hunger
* Appetit
* externale Stimuli
  (Geruch, Gewohn-
  heit, Verfügbarkeit,
  Anblick)
* emotionale Stimuli
  (Langeweile, Frust etc.)
* soziale Stimuli
  (z.B. Feier, Familien-
  tradition)
* - - - - - - - - - -

Konsequenzen
* Gewichtszunahme
* Schuldgefühle
* soziale Reaktionen
  (hänseln wg. Essen)
* Frustration
* negatives Körper-
  bild
* Mißerfolgser-
  wartung
* - - - - - - - - - -

Eßverhalten
* Quantität
* Qualität

kultureller und
sozialer Hintergrund

Wissen und
Lernprozesse

Abbildung 8: Einflußfaktoren auf das Eßverhalten

Eine genaue Verhaltensanalyse kann helfen, die konkreten Stimuli für Eßverhalten und die damit verbundenen Konsequenzen herauszufinden. In Abbildung 9 findet sich eine solche Verhaltensgleichung.

Ein relativ neuer Forschungsbereich beschäftigt sich mit dem Konzept der „rigiden vs. flexiblen Kontrolle" (vgl. Pudel & Westenhöfer, 1991, 1998). Rigides Eßverhalten bezeichnet dabei die Strategie von Personen, die ihr Eßverhalten permanent zügeln, um nicht an Gewicht zuzunehmen („restrained eating"). Diese Verhaltenskontrolle kann durchbrochen werden, indem zum Beispiel durch eine zusätzliche Nahrungsaufnahme die selbstgesetzte Grenze überschritten wird (= Gegenregulation). Danach haben sich die gezügelten Esser nicht mehr unter Kontrolle und essen mehr als die ungezügelten Esser (vgl. auch Westenhöfer, 1996). Rigide Verhaltenskontrolle zeichnet sich demnach durch ein starkes „Alles-oder-Nichts-Denken" aus, das leicht störbar ist. Dieses Konzept hat weitreichende Konsequenzen für die Behandlung der Adipositas.

Körperliche Aktivität. Neben einer verstärkten Energiezufuhr kann auch ein verminderter Energieverbrauch zu einer positiven Energiebilanz beitragen. Adipöse Kinder bevorzugen eher ruhige Aktivitäten (Epstein, Smith, Vara & Rodefer, 1991) und bewegen sich weniger (Waxman & Stunkard, 1980). Eine verminderte Aktivität und ein vermehrter Fernsehkonsum gehen langfristig mit einer höheren Adipositasrate einher (Berkowitz, Agras, Korner, Kralmer & Zearah, 1985; Dietz & Gortmaker, 1985; Gortmaker et al., 1996), vermittelt durch den reduzierten Energieverbrauch (Klesges, Shelton & Klesges, 1993). In Kasten 2 sind einige Quellen körperlicher Inaktivität in unserer Gesellschaft aufgeführt.

Kasten 2: Quellen körperlicher Inaktivität in unserer Gesellschaft (in Anlehnung an WHO Consultation on Obesity, 1998)

▶ Die Kinder und Jugendlichen werden zu ihrer Schule, zu Verabredungen etc. gefahren, anstatt mit dem Rad zu fahren oder zu Fuß zu gehen.

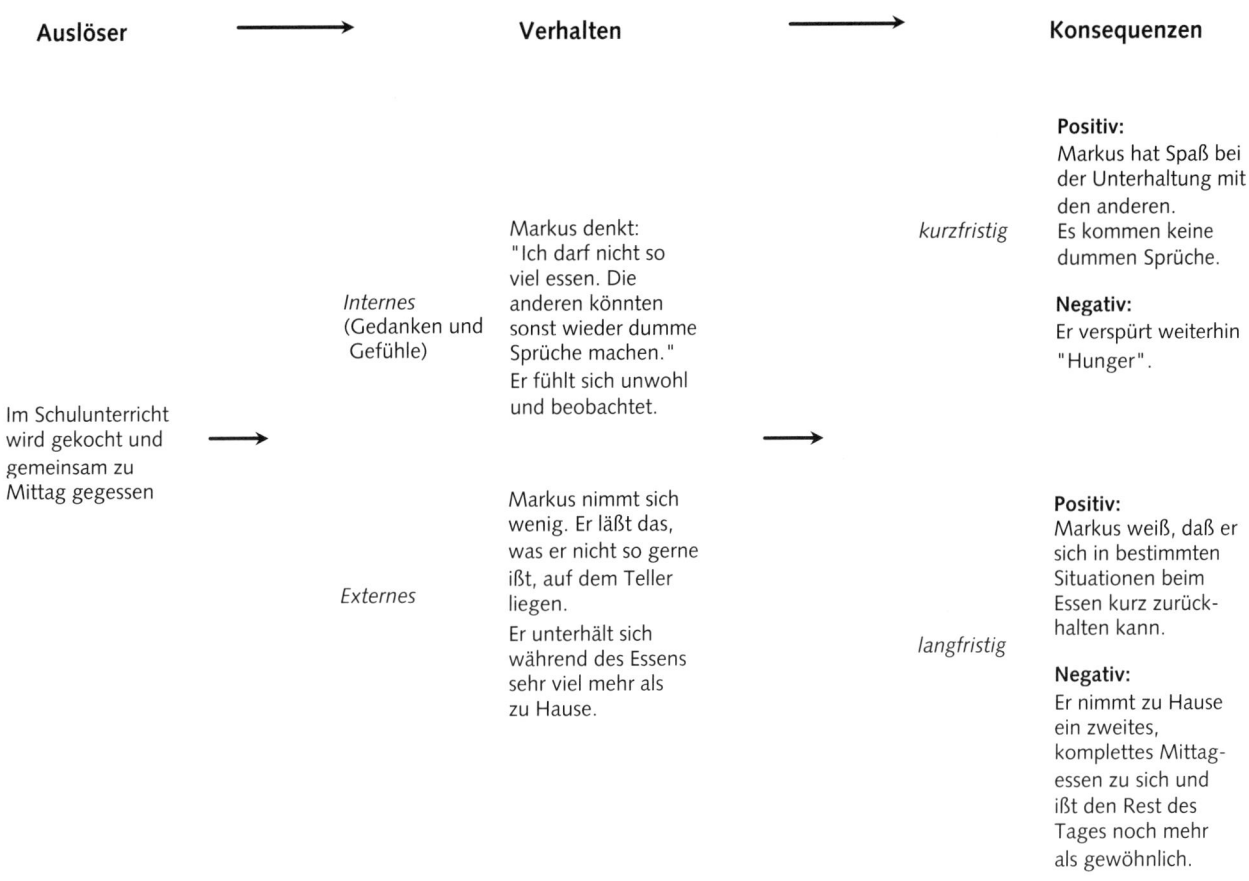

Auslöser		Verhalten		Konsequenzen

Auslöser → Verhalten → Konsequenzen

Im Schulunterricht wird gekocht und gemeinsam zu Mittag gegessen

Internes
(Gedanken und Gefühle)

Markus denkt:
"Ich darf nicht so viel essen. Die anderen könnten sonst wieder dumme Sprüche machen."
Er fühlt sich unwohl und beobachtet.

kurzfristig

Positiv:
Markus hat Spaß bei der Unterhaltung mit den anderen.
Es kommen keine dummen Sprüche.

Negativ:
Er verspürt weiterhin "Hunger".

Externes

Markus nimmt sich wenig. Er läßt das, was er nicht so gerne ißt, auf dem Teller liegen.
Er unterhält sich während des Essens sehr viel mehr als zu Hause.

langfristig

Positiv:
Markus weiß, daß er sich in bestimmten Situationen beim Essen kurz zurückhalten kann.

Negativ:
Er nimmt zu Hause ein zweites, komplettes Mittagessen zu sich und ißt den Rest des Tages noch mehr als gewöhnlich.

Abbildung 9: Verhaltensgleichung für Eßverhalten (zitiert nach Warschburger & Wojtalla, 1997, S. 277)

▸ Anstatt Treppen zu steigen, werden Fahrstühle oder Rolltreppen benutzt.
▸ Fernsehen und/oder Computerspiele gehören zu den Hauptfreizeitbeschäftigungen.
▸ Aktivitäten im Freien werden vor allem in größeren Städten aus Sicherheitsgründen eingeschränkt.

Damit sind auf der einen Seite weniger Möglichkeiten für energieverbrauchende Aktivitäten gegeben, während auf der anderen Seite gerade Fernsehen und Computer zu einer höheren Nahrungszufuhr anregen.

3 Diagnostik

Die Diagnostik sollte differenziert erfolgen und sich auf folgende Ebenen konzentrieren:

- ▸ medizinische Diagnostik,
- ▸ Ernährungs- und Aktivitätsverhalten sowie
- ▸ psychosoziale Belastung.

Viele dieser Daten lassen sich auch zur Erfolgs- und Verlaufskontrolle einsetzen. Zusätzlich können Angaben zur sozialen Situation helfen, sich ein Bild über die familiären Umstände (in bezug auf die Aktivitäten oder die Essensgestaltung) zu verschaffen.

Die wichtigsten Aspekte zur medizinischen Differentialdiagnostik wurden bereits in Kapitel 1.2 ausgeführt. Die Minimaldiagnostik, die aus medizinischer Sicht vorgeschlagen wird, umfaßt

- ▸ Bestimmung von Größe, aktuellem Gewicht und BMI,
- ▸ unter Umständen Bestimmung der Fettverteilung (Taille-Hüft-Quotient, vgl. Kap. 1.2),
- ▸ medizinische Folgeerkrankungen (wie z.B. orthopädische Probleme, Herz-Kreislauf-Erkrankungen),
- ▸ Blutdruckmessung,
- ▸ Bestimmung des Lipidstatus, der Blutglukose und der Harnsäure (im Serum oder Urin),
- ▸ eine ausführliche Gewichts- und
- ▸ Medikamenten- beziehungsweise Diätanamnese (vgl. auch Ellrott & Pudel, 1998; Wirth, 1997).

Die grundlegende Voraussetzung für die Teilnahme am Adipositastraining ist der Gewichtsstatus. Je nach Grad des Übergewichts werden hier unterschiedliche Therapieziele verfolgt und therapeutische Ansätze verwirklicht (vgl Kap. 1.1, Kasten 1). Abbildung 10 stellt eine im amerikanischen Sprachraum stark verbreitete Zuweisungspraxis dar (vgl. WHO Consultation on Obesity, 1998). Demnach sollten Gewichtsreduktionsmaßnahmen ab dem 85. Perzentil in Betracht gezogen werden, wenn diese mit medizinischen Komplikationen gepaart auftreten. Ab der 95. Perzentile wird Gewichtsverlust als wichtigstes Ziel erachtet. In Deutschland wird die 97. Perzentile als cut-off diskutiert (Zwiauer & Wabitsch, 1997).

Ernährungsprotokolle. Der Selbstbericht über die tägliche Nahrungsaufnahme ist natürlich nicht immer sehr

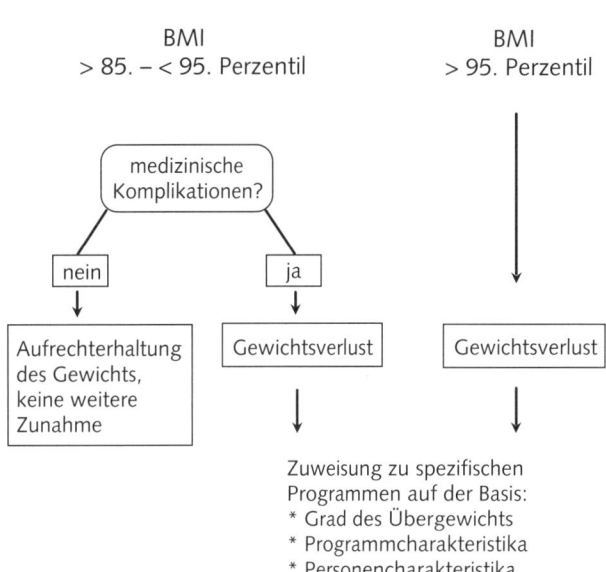

Abbildung 10: Entscheidungsbaum für die Einleitung gewichtsreduzierender Maßnahmen

valide. Mit dem Ausmaß des Übergewichts der Betroffenen steigt die Ungenauigkeit der Angaben – die tägliche Kalorienzufuhr wird unterschätzt (vgl. Kap. 2). Die Selbstbeobachtung kann jedoch dazu genutzt werden, um einen ersten Eindruck vom Eßverhalten des Kindes beziehungsweise Jugendlichen zu gewinnen. Abbildung 11 zeigt ein solches Ernährungsprotokoll, wie es im Rahmen des Adipositastrainings eingesetzt wurde. Entgegen dem oftmals gängigen Vorgehen mit einer Liste wird ein freies Protokollschema gewählt, in dem die Kinder und Jugendlichen kurz notieren, was sie gegessen haben und anschließend die Portionsgröße einschätzen.

Neben den Ernährungsprotokollen können auch Skalen zur Erfassung des konkreten Eßverhaltens nützliche Informationen liefern. Der im Adipositastraining eingesetzte Selbstbeobachtungsbogen läßt sich in modifizierter Form auch als Fragebogen zur Dokumentation des Eßverhaltens einsetzen (vgl. Abb.12). Alternativ hat sich auch ein Instrument zur Erhebung des konkreten Eßverhaltens und der emotionalen und sozialen Einflüsse auf die Nahrungsaufnahme bewährt (die entsprechenden Fragebögen können bei der Erstautorin angefordert werden). Auf diese Weise werden wichtige diagnostische Hinweise gewonnen, die an-

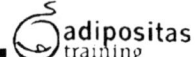

Protokoll

Ich heiße _____   ausgefüllt vom _____ bis _____

Das habe ich heute gegessen und
getrunken (bitte ankreuzen!):

Mahlzeiten	Speisen und Getränke	Wieviel genommen?	Wie sehr gemocht?
		0 = gar nichts 1 = eine Portion 2 = zwei Portionen 3 = mehr als zwei P.	1 2 3 4 5
Frühstück	_____ _____ _____ _____ _____ _____	0 1 2 3 0 1 2 3 0 1 2 3 0 1 2 3 0 1 2 3 0 1 2 3	1 2 3 4 5 1 2 3 4 5 1 2 3 4 5 1 2 3 4 5 1 2 3 4 5 1 2 3 4 5
zwischen-durch	_____ _____ _____	0 1 2 3 0 1 2 3 0 1 2 3	1 2 3 4 5 1 2 3 4 5 1 2 3 4 5
Mittagessen	_____ _____ _____ _____ _____ _____	0 1 2 3 0 1 2 3 0 1 2 3 0 1 2 3 0 1 2 3 0 1 2 3	1 2 3 4 5 1 2 3 4 5 1 2 3 4 5 1 2 3 4 5 1 2 3 4 5 1 2 3 4 5
zwischen-durch	_____ _____ _____	0 1 2 3 0 1 2 3 0 1 2 3	1 2 3 4 5 1 2 3 4 5 1 2 3 4 5
Abendessen	_____ _____ _____ _____ _____ _____	0 1 2 3 0 1 2 3 0 1 2 3 0 1 2 3 0 1 2 3 0 1 2 3	1 2 3 4 5 1 2 3 4 5 1 2 3 4 5 1 2 3 4 5 1 2 3 4 5 1 2 3 4 5
Sonstiges	_____ _____ _____	0 1 2 3 0 1 2 3 0 1 2 3	1 2 3 4 5 1 2 3 4 5 1 2 3 4 5

Abbildung 11: Das Ernährungsprotokoll

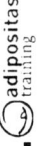

Meine Beobachtungskarte

Ich heiße _____   Ich habe die Karte vom _____ bis _____ ausgefüllt.

	1. Tag	2. Tag	3. Tag	4. Tag	5. Tag	6. Tag	7. Tag
Wie schnell hast Du heute gegessen?	total langsam ① ② ③ ④ ⑤ total schnell	total langsam ① ② ③ ④ ⑤ total schnell	total langsam ① ② ③ ④ ⑤ total schnell	total langsam ① ② ③ ④ ⑤ total schnell	total langsam ① ② ③ ④ ⑤ total schnell	total langsam ① ② ③ ④ ⑤ total schnell	total langsam ① ② ③ ④ ⑤ total schnell
Wie gut hast Du Dein Essen heute gekaut?	total schlecht ① ② ③ ④ ⑤ total gut	total schlecht ① ② ③ ④ ⑤ total gut	total schlecht ① ② ③ ④ ⑤ total gut	total schlecht ① ② ③ ④ ⑤ total gut	total schlecht ① ② ③ ④ ⑤ total gut	total schlecht ① ② ③ ④ ⑤ total gut	total schlecht ① ② ③ ④ ⑤ total gut
Hast Du heute beim Essen Pausen gemacht?	gar keine ① ② ③ ④ ⑤ total viele	gar keine ① ② ③ ④ ⑤ total viele	gar keine ① ② ③ ④ ⑤ total viele	gar keine ① ② ③ ④ ⑤ total viele	gar keine ① ② ③ ④ ⑤ total viele	gar keine ① ② ③ ④ ⑤ total viele	gar keine ① ② ③ ④ ⑤ total viele
Hast Du Dich heute während des Essens mit etwas anderem wie Lesen oder Fernsehen beschäftigt?	gar nicht ① ② ③ ④ ⑤ total viel	gar nicht ① ② ③ ④ ⑤ total viel	gar nicht ① ② ③ ④ ⑤ total viel	gar nicht ① ② ③ ④ ⑤ total viel	gar nicht ① ② ③ ④ ⑤ total viel	gar nicht ① ② ③ ④ ⑤ total viel	gar nicht ① ② ③ ④ ⑤ total viel
Hast Du heute Nachschlag genommen?	gar keinen ① ② ③ ④ ⑤ total viel	gar keinen ① ② ③ ④ ⑤ total viel	gar keinen ① ② ③ ④ ⑤ total viel	gar keinen ① ② ③ ④ ⑤ total viel	gar keinen ① ② ③ ④ ⑤ total viel	gar keinen ① ② ③ ④ ⑤ total viel	gar keinen ① ② ③ ④ ⑤ total viel
Hast Du heute zwischen den üblichen Mahlzeiten gegessen?	gar nicht ① ② ③ ④ ⑤ total oft	gar nicht ① ② ③ ④ ⑤ total oft	gar nicht ① ② ③ ④ ⑤ total oft	gar nicht ① ② ③ ④ ⑤ total oft	gar nicht ① ② ③ ④ ⑤ total oft	gar nicht ① ② ③ ④ ⑤ total oft	gar nicht ① ② ③ ④ ⑤ total oft
Hast Du Deine Mahlzeiten heute an einem festen Ort (z. B. dem Eßtisch) zu Dir genommen?	gar nicht ① ② ③ ④ ⑤ total oft	gar nicht ① ② ③ ④ ⑤ total oft	gar nicht ① ② ③ ④ ⑤ total oft	gar nicht ① ② ③ ④ ⑤ total oft	gar nicht ① ② ③ ④ ⑤ total oft	gar nicht ① ② ③ ④ ⑤ total oft	gar nicht ① ② ③ ④ ⑤ total oft
Wieviel hast Du heute getrunken?	total wenig ① ② ③ ④ ⑤ total viel	total wenig ① ② ③ ④ ⑤ total viel	total wenig ① ② ③ ④ ⑤ total viel	total wenig ① ② ③ ④ ⑤ total viel	total wenig ① ② ③ ④ ⑤ total viel	total wenig ① ② ③ ④ ⑤ total viel	total wenig ① ② ③ ④ ⑤ total viel

Abbildung 12: Der Selbstbeobachtungsbogen

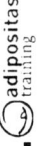
adipositas training

hand von Verhaltensgleichungen (vgl. Kap. 2.2) aufgearbeitet werden können (vgl. auch 3.–5. Trainingssitzung).

Aktivitätsverhalten. Weiterhin ist es wichtig zu erfahren, wieviel Energie mit Hilfe von Aktivitäten verbraucht wird. Die Anamnese des Bewegungsverhaltens sollte folgende Aspekte mit erfassen:

▸ Nimmt das Kind/der Jugendliche regelmäßig am Schulsport teil?
▸ Ist das Kind/der Jugendliche aktives Mitglied in einem Sportverein?
  * Wieviele Stunden Sport werden regelmäßig pro Woche betrieben?
▸ Wie sieht die Freizeitgestaltung des Kindes/Jugendlichen aus?
  * täglicher Fernsehkonsum?
  * Unternehmungen mit Gleichaltrigen (Internet-Café oder Disco)?
  * vorrangige Hobbies: eher aktiv (wie Skaten) oder passiv (wie PC-Spiele)?
▸ Wie sieht das Bewegungsverhalten in der Familie sowie im Freundeskreis aus?
▸ Welche bewegungsbezogenen Gewohnheiten gibt es (z.B. Fahrstuhl statt Treppe nehmen; mit dem Auto zur Schule kommen; vgl. Kap. 2.2)?

Die Anamnese der bewegungsförderlichen und -hinderlichen Umstände gibt einen Einblick, wo Veränderungen ansetzen können und wie die Betroffenen motiviert werden müssen.

Psychosoziale Belastungen. Wie bereits in Kapitel 1.3 erläutert wurde, ist nicht von psychopathologischen Auffälligkeiten der adipösen Kinder und Jugendlichen auszugehen. Auf der anderen Seite berichten viele Kinder und Jugendliche über eine hohe Unzufriedenheit und eine starke psychosoziale Belastung. Die psychosoziale Diagnostik sollte sich demnach vor allem auf den „subjektiven" Leidensdruck konzentrieren (ein entsprechendes Verfahren befindet sich derzeit in der Entwicklung und kann bei der Erstautorin erfragt werden). Der Leidensdruck und die allgemeine gesundheitsbezogene Lebensqualität verdeutlichen nicht nur die erlebten Einschränkungen (z.B. bei sozialen oder körperlichen Aktivitäten), sondern lassen auch Rückschlüsse auf die Motivation der Teilnehmer zu. Weitere psychosoziale Meßinstrumente können der Abklärung dienen, ob massivere Probleme (wie Depression oder Verhaltensauffälligkeiten) bestehen. Eine solche Abklärung gehört jedoch nicht unbedingt zur Standarddiagnostik.

Das hier vorgestellte Adipositastraining bezieht nur Fälle von primärer Adipositas mit ein; Sekundärformen sollten im Vorfeld ausgeschlossen werden. In Abbildung 13 sind nochmals die wichtigsten diagnostischen Aspekte sowie Vorschläge zur Evaluation des Vorgehens kurz zusammengefaßt.

Ablaufschema der Prozeß- und Erfolgskontrolle

Eingangsdiagnostik	Intervention	Abschlußdiagnostik
* soziodemographische Daten * Gewichtsstatus (Eltern, Kind) * Blutdruck * kleines Blutbild (z.B. Triglyceride, Cholesterinwerte) * Eßverhalten * körperliche Aktivität * Ernährungswissen * Behandlungserwartungen * Psychische Faktoren (Selbstwirksamkeit, Lebensqualität)	* Sport * Ernährungsberatung und Diät * Adipositastraining **Prozeßdiagnostik** * Beobachtungskarte * Stundenbeurteilung (Akzeptanz, Atmosphäre, ...)	* Gewichtsstatus (Kind) * Blutdruck * kleines Blutbild * Eßverhalten * körperliche Aktivität * Ernährungswissen * Psychische Faktoren (Selbstwirksamkeit, Lebensqualität)

Abbildung 13: Übersicht zur Diagnostik und Evaluation

1. Wie gut hat Dir die Stunde heute gefallen?

  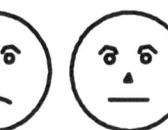   

gar nicht gefallen   wenig gefallen   etwas gefallen   ziemlich gut gefallen   sehr gut gefallen

Heute war die
①. ②. ③. ④. ⑤. ⑥.
Stunde

2. Wie *wichtig* waren für Dich die Dinge, die wir heute besprochen haben?

○ nicht wichtig
○ kaum wichtig
○ etwas wichtig
○ ziemlich wichtig
○ sehr wichtig

3. Wie *neu* waren für Dich die Dinge, die wir heute besprochen haben?

○ gar nichts war neu
○ ein bißchen war neu
○ die Hälfte war neu
○ das meiste war neu
○ alles war neu

4. Wie fühlst Du Dich im Moment?

  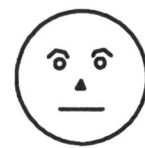  

sehr schlecht   ziemlich schlecht   mittelmäßig   ziemlich gut   sehr gut

Abbildung 14: Evaluationsbogen für die Teilnehmer nach jeder Trainingssitzung

Lieber Trainingsteilnehmer,

damit das Training verbessert werden kann, ist es schön zu erfahren, wie Dir unser Training gefallen hat. Beantworte dazu bitte die folgenden Fragen, indem Du die zutreffende Zahl hinter jeder Frage ankreuzt!

Deine Antworten bleiben natürlich geheim.

Hast Du Dich als Person anerkannt gefühlt?	gar nicht	wenig	mittel- mäßig	stark	total stark
	1	2	3	4	5

Hast Du Dich angesprochen gefühlt?	gar nicht	wenig	mittel- mäßig	stark	total stark
	1	2	3	4	5

Hast Du offen sprechen können?	gar nicht	wenig	mittel- mäßig	viel	total viel
	1	2	3	3	5

Wie gut hat Dir die Gruppe gefallen?	total schlecht	schlecht	mittel- mäßig	gut	total gut
	1	2	3	4	5

Wie wirkte der Trainer auf Dich?	total unfreundlich	un- freundlich	mittel- mäßig	freundlich	total freundlich
	1	2	3	4	5
	total verschlossen	ver- schlossen	mittel- mäßig	offen	total offen
	1	2	3	4	5
	konnte total wenig zum Thema vermitteln	wenig	mittel- mäßig	viel	konnte total viel zum Thema vermitteln
	1	2	3	4	5
	total verständnis- los	verständnis- los	mittel- mäßig	verständnis- voll	total verständnis- voll
	1	2	3	4	5

Abbildung 15: Bogen zur Gesamtbeurteilung des Trainings durch die Teilnehmer

Wie war das Training für Dich?	total un-interessant 1	un-interessant 2	mittel-mäßig 3	interessant 4	total interessant 5
	total langweilig 1	langweilig 2	mittel-mäßig 3	spannend 4	total spannend 5
	total wenig Neues zum Thema erfahren 1	wenig 2	mittel-mäßig 3	viel 4	total viel Neues zum Thema erfahren 5
	total un-verständlich 1	un-verständlich 2	mittel-mäßig 3	verständlich 4	total verständlich 5
Wie hilfreich war das Training für Dich, um fitter zu bleiben oder noch zu werden?	gar nicht 1	wenig 2	mittel-mäßig 3	hilfreich 4	total hilfreich 5
Hättest Du gern mehr erfahren?	total ungern 1	ungern 2	mittel-mäßig 3	gern 4	total gern 5
Waren die Übungen außerhalb des gemeinsamen Trainings leicht durchzuführen?	total schwierig 1	schwierig 2	mittel-mäßig 3	leicht 4	total leicht 5
War das Ausprobieren der Übungen außerhalb des gemeinsamen Trainings spannend?	total langweilig 1	langweilig 2	mittel-mäßig 3	spannend 4	total spannend 5
Hast Du zwischendurch einmal in Deine Mappe geschaut?	gar nicht 1	selten 2	manchmal 3	oft 4	total oft 5

Schau bitte noch einmal nach, of Du jede Frage beantwortet hast!

Herzlichen Dank für Deine Mitarbeit!

Abbildung 15: (Fortsetzung)

Trainingserfolg. Um die eigene Arbeit kontinuierlich zu kontrollieren und dadurch auch zu optimieren, ist eine regelmäßige Rückmeldung erforderlich. Nach jeder Sitzung kann ein Evaluationsbogen ausgeteilt werden, der eine kurze Beurteilung der Stunde liefert (vgl. Abb. 14). Dabei sollte darauf geachtet werden, daß die Bögen von den Teilnehmern geheim ausgefüllt und in eine geschlossene Box (z.B. einen Schuhkarton) eingeworfen werden können.

Für eine Beurteilung des gesamten Trainings wurde ebenfalls ein Evaluationsbogen entwickelt (vgl. Abb. 15). Die Durchführung dieser Gesamtbeurteilung sollte möglichst durch eine unabhängige Person erfolgen, denn die Teilnehmer sollen das Training, die Trainingsgruppe und auch den Trainer beurteilen.

4 Behandlung

Die Behandlung der Adipositas sollte bereits im Kindes- und Jugendalter erfolgen. In Kasten 3 sind die wichtigsten Argumente für eine solch frühzeitige Intervention zusammengefaßt.

Kasten 3: Argumente für eine frühzeitige Intervention

> ► Die Gefahr von medizinischen Folgerisiken steigt mit dem Alter immer weiter an und besteht bereits in frühen Jahren.
> ► Es liegt eine enorme Stabilität der Adipositas bis ins Erwachsenenalter vor.
> ► Die psychosozialen Konsequenzen für die Betroffenen sind beträchtlich.
> ► Die Stabilität des etablierten Eß- und Bewegungsverhaltens bedingt eine zunehmende Änderungsresistenz.

Hat sich die Zahl der Fettzellen erst einmal vermehrt, läßt sich diese Entwicklung nicht mehr rückgängig machen. Gewichtsverluste sind dann wesentlich schwerer zu erzielen. Dies zeigen auch Interventionsstudien im Erwachsenenalter, deren Erfolg insgesamt als sehr enttäuschend bewertet wird (vgl. Glenny, O'Meara, Melville, Sneldon & Wilson, 1997; O'Meara, Glenny, Wilson, Melville & Sheldon, 1997, für einen aktuellen Literaturüberblick). Die überwiegende Zahl der Autoren gelangt dennoch zu dem Schluß, daß die Adipositas behandelt werden sollte (Brownell, 1993; Garrow, 1994): Je früher begonnen wird, desto eher besteht die Chance, auch präventiv tätig zu werden.

Die multifaktorielle Genese der Adipositas macht eine umfassende und möglichst interdisziplinäre Versorgung nötig. Ziel ist dabei nicht, Normalgewicht zu erlangen, sondern langfristig sowohl die Risiken für Folgeerkrankungen zu verringern als auch den Gewichtsstatus auf einem niedrigeren Niveau zu stabilisieren. Dabei werden bereits geringe Veränderungen im Gewichtsstatus als positiv bewertet (Fairburn & Cooper, 1996; Stern et al., 1995). Dies gilt vor allem im Kindes- und Jugendalter, wo von einem sukzessiven Anstieg des Gewichtsstatus auszugehen ist. Abbildung 16 zeigt, wie der spontane

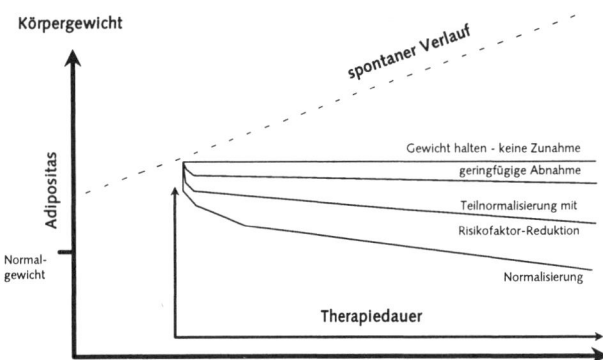

Abbildung 16: Spontaner Verlauf der Adipositas und unterschiedliche Therapieerfolge (nach Ellrott & Pudel, 1998, S.65)

Verlauf der Adipositas ohne eingeleitete Interventionsmaßnahmen gesehen wird.

Als wesentliche Behandlungsformen und -elemente lassen sich Pharmakotherapie, chirurgische Eingriffe, Diäten, Bewegungsprogramme und Verhaltenstrainings nennen. Diese Behandlungsformen sollen kurz beschrieben werden.

4.1 Pharmakotherapie und Chirurgie

Beide Behandlungsformen sollen nur kurz erwähnt werden, da sie im Kindes- und Jugendalter nur eine untergeordnete Rolle spielen. Chirurgische Eingriffe gelten nur bei massiver Adipositas als angezeigt. Eine Pharmakotherapie der Adipositas ist generell umstritten (Bray, 1998). Gerade auf Medikamente greifen jedoch viele Kinder und Jugendliche zurück, ohne sich der Gefahren in ihrer Anwendung bewußt zu sein. Wichtig ist der Hinweis, daß bestimmte Pharmaka eine adipogene Wirkung haben. Hierzu zählen zum Beispiel

► Antidepressiva,
► Neuroleptika,
► Lithium,
► Betablocker und
► bestimmte Hormone (Insulin, Kortisol, Testosteron, Östrogen; vgl. Wirth, 1997).

Um eine spezifische medikamentöse Wirkung zu erzielen, ist eine genaue Kenntnis der pathogenetischen

Wirkmechanismen notwendig. In vielen Bereichen fehlen jedoch noch detaillierte Erkenntnisse. Generell besteht Einigkeit darüber, daß die Pharmakotherapie

▸ nur bei massiver Adipositas indiziert ist,
▸ nur als zusätzliche Maßnahme zu einer grundlegenden Ernährungsumstellung gelten kann sowie
▸ für Kinder und Jugendliche nicht geeignet ist (vgl. Ellrott & Pudel, 1998; Wirth, 1997).

Eine ausführliche Darstellung der Pharmakotherapie bei Adipositas findet sich bei Ellrott und Pudel (1998) sowie bei Wirth (1997). Auch von einer chirurgischen Therapie der Adipositas wird im Kindes- und Jugendalter abgeraten (Kral, 1992, 1995; Wabitsch, 1998).

☞ **Memo-Box**

▸ Die chirurgische Behandlung der Adipositas im Kindes- und Jugendalter gilt als kontraindiziert und bleibt maximal schwersten Fällen vorbehalten.
▸ Von einer rein medikamentösen Behandlung ist abzuraten. Die Medikamente sind einerseits nicht völlig frei von Nebenwirkungen und können andererseits fälschlicherweise den Eindruck erwekken (oder verstärken), daß keine Umstellung im Ernährungs- und Bewegungsverhalten notwendig sei.

4.2 Diäten

Diäten (= Restriktionen der Kalorienzufuhr) werden eingesetzt, um eine negative Energiebilanz bei den Betroffenen zu erzielen. Grob kann zwischen

▸ Nulldiät (wird als obsolet betrachtet),
▸ extrem niedrigkalorischen Diäten (= Kostform mit einem Energiegehalt unter 800 kcal/Tag),
▸ deutlich niedrigkalorischen Diäten (= Kostform mit einem Energiegehalt von 600–1000 kcal/Tag) und
▸ hypokalorischer Mischkost (= Kostform mit einem Energiegehalt von 1000–1800 kcal/Tag mit herkömmlichen Lebensmitteln)

unterschieden werden.

Reine Diätkuren sind zwar kurzfristig erfolgreich, die Gewichtsreduktion kann jedoch meist nicht aufrechterhalten werden (Kalker, Hövels & Kolbe-Saborowski, 1990; vgl. Überblick bei Garner & Wooley, 1991), da es zu metabolischen und endokrinen Adaptationen kommt (Luke & Schoeller, 1992). Zusätzlich wird vor der Gefahr des sogenannten Jo-Jo-Effektes (nach der Diät wird ein höheres Gewicht als die Ausgangslage erreicht), der Sensibilisierung für Eßstörungen (Brownell, 1993; Brownell & Rodin, 1994a, b; Wardle, 1995; Wing, 1992) und kardiovaskulärer Erkrankungen gewarnt (Baron, 1995). Der Nutzen und die Bedeutung diätetischer Behandlungen ist daher sehr umstritten (Garrow, 1994; Wooley & Garner, 1994). Im folgenden soll der Jo-Jo-Effekt dargestellt werden.

„Blitz-" oder „Crash-Diäten" führen zu einem Teufelskreis, dem „**Jo-Jo-Effekt**". In Kapitel 2.1 wurde bereits darauf eingegangen, daß Veränderungen im Gewichtsstatus schwer zu erlangen sind, sobald ein stabiles Gleichgewicht erzielt wurde. Der Jo-Jo-Effekt umschreibt den Tatbestand, daß kurze Zeit nach Beendigung einer Diät ein höheres Gewicht vorhanden ist als vorher.

Mit einer stark kalorienreduzierten Diät kann ein massiver Gewichtsverlust erreicht werden, das Jo-Jo schwingt

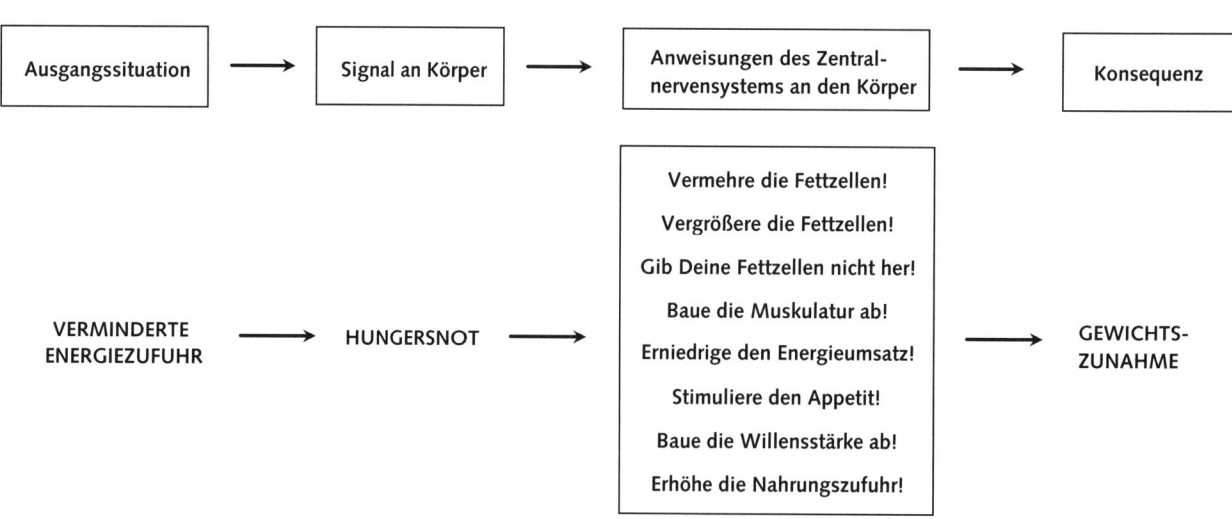

Abbildung 17: Verteidigungsreaktionen des Körpers bei drastischer Rücknahme der Energiezufuhr

herunter. Sobald die übli-chen Ernährungsgewohn-heiten wieder aufgenommen wurden, stellt sich das ursprüngliche Körpergewicht wieder ein, teilweise sogar über dem Ausgangsstatus. Also muß ein neuer Diätversuch gestartet werden. Das Jo-Jo schwingt immer wieder auf und ab. Die Erklärung für dieses Phänomen ist, daß unser Körper nicht zwischen Ab-nehmen und Hungersnot unterscheiden kann. Der Körper schaltet bei Nahrungsentzug auf „Spar-flamme" (d.h., er verbraucht weniger Energie). Abbil-dung 17 verdeutlicht die Verteidigungsreaktionen unseres Körpers.

Nach der Diät läuft dieses Sparprogramm noch einige Zeit weiter, so daß schon die normale Energiezufuhr übermäßig wirkt. Es kommt zu einer vermehrten Ein-lagerung von Fett. Und da während der Diät auch Muskeleiweiß abgebaut wurde, können die Muskeln dieses Fett nicht halten, es erscheint als wabbelige Körpermasse.

Damit ist der körperliche und vor allem auch der psy-chische Zustand der Betroffenen zumeist schlimmer als vor der Blitz-Diät. Die einzige Lösung besteht nun in einer erneuten Abmagerungskur – der Teufelskreis schließt sich. Dies wird nochmals in Abbildung 18 verdeutlicht. Langfristig können gesundheitliche Pro-bleme wie Stoffwechselstörungen auftreten, vor allem aber hat der Körper immer gößere Schwierigkeiten, die Energiezufuhr normal zu verwerten.

Zur Bewertung von Diätprogrammen sollten drei Ge-sichtspunkte beachtet werden:

▶ Stehen wissenschaftliche Erkenntnisse zum Nutzen und zu den gesundheitlichen Folgen des Verfahrens zur Verfügung?
▶ Ist das Verfahren praktikabel?
▶ Wie sehen die langfristigen Erfolge aus?

Allgemein wird eine hypokalorische Mischkost empfoh-len (Wirth, 1997). Studien haben gezeigt, daß die auf 1200 bis 2000 kcal reduzierte Mischkost, die wenig Fett (25–30%), viele komplexe Kohlehydrate (50–55%) und genügend Eiweiß (20–25%) beinhaltet, bei Kindern zu einem langsamen, stetigen Gewichtsverlust von ungefähr 0,5 kg pro Woche führt. Ein solch mo-derater Gewichtsverlust wirkt sich nicht negativ auf die Entwicklung des Kindes aus (Dietz, 1995; Epstein, 1993b; Williams et al., 1997). Diese Kostform kann auch langfristig auf einem höheren Kalorienniveau fortgeführt werden. Außerdem wird durch eine Mischkost die ausgewogene und ausreichende Ver-sorgung mit Nährstoffen gewährleistet, die eine nor-male Entwicklung sichert.

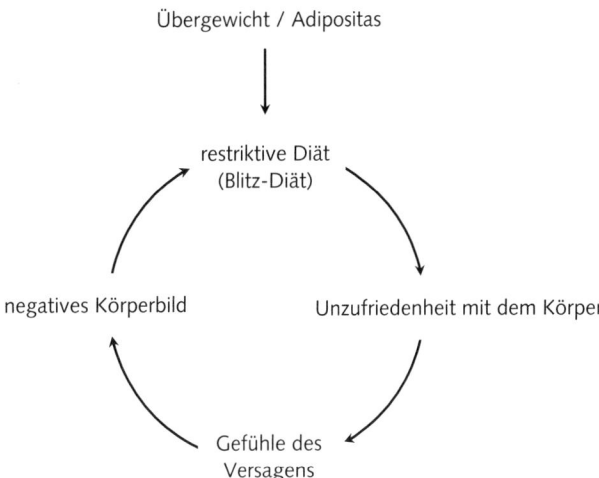

Abbildung 18: Teufelskreis von Diät und anschließender Ge-wichtszunahme

4.3 Langfristige Ernährungsumstellung

Wie bereits in den vorausgegangenen Ausführungen betont wurde, ist eine Blitzdiät aufgrund der damit verbundenen negativen Wirkungen sowie ihrer relati-ven Erfolglosigkeit nicht geeignet, um zu einer langfri-stigen Änderung des Gewichtsstatus beizutragen. In puncto Ernährung ist es ein wesentliches Ziel jeglicher Adipositasbehandlung, langfristig eine gesunde Er-nährung sicherzustellen, die neueste wissenschaftliche Erkenntnisse berücksichtigt. Der im ersten Schritt an-gestrebte Gewichtsverlust sollte möglichst nicht 10% des Ausgangsgewichts überschreiten (Ellrott & Pudel, 1998). Im folgenden sollen die wichtigsten Grundzüge gesunder Ernährung anhand der Empfehlungen der Deutschen Gesellschaft für Ernährung (DGE) erläutert werden.

Unter gesunder Ernährung wird eine Ernährungsform verstanden, mit der wir leistungsfähig sind und uns wohlfühlen. Dazu dient die vollwertige Ernährung, die uns mit allen lebensnotwendigen Nährstoffen ver-sorgt. Das Wissen über eine gesunde Ernährung stellt die Basis für ein angemessenes Ernährungsverhalten dar. Deshalb sollen an dieser Stelle wesentliche und unentbehrliche Grundzüge aufgezeigt werden (vgl. Deutsche Gesellschaft für Ernährung, 1996; Hautzin-ger & Kaul, 1978).

Unsere Nahrung setzt sich aus Eiweißen (Proteinen), Fetten, Kohlehydraten, Vitaminen, Mineralstoffen und Spurenelementen, Wasser, Duft-, Gewürz- und Ge-schmacksstoffen zusammen. Die Energie, die unser Körper zum Funktionieren benötigt, liefern hauptsäch-

lich die Kohlehydrate, aber auch Fette und Eiweiße. Der Energiebedarf richtet sich nach dem Geschlecht, dem Alter, dem Klima und der körperlichen Aktivität.
Der wünschenswerte Anteil der Nährstoffe in der täglichen Nahrungsmenge beträgt:

▶ 25–30% Fett,
▶ 20–25% Eiweiß und
▶ 50–55% Kohlehydrate.

Die wichtigsten Proteinlieferanten sind Milch und Milchprodukte, Eier und Hülsenfrüchte, die wichtigsten Fettlieferanten Butter, Margarine und Öle, die wichtigsten Kohlehydratlieferanten Getreideerzeugnisse, Kartoffeln, Gemüse und Obst. Die anderen Nährstoffe dienen dem Aufbau und der Steuerung des Körperhaushaltes. Die Nahrungsaufnahme sollte sich auf insgesamt fünf Mahlzeiten verteilen, drei größere und zwei Zwischenmahlzeiten. Wer öfter und kleinere Mengen ißt, der fühlt sich wohler und frischer und hat mehr vom Tag, so lautet das Motto der DGE. Günstigerweise sollte die größte Mahlzeit mittags eingenommen werden.
Der Ernährungskreis der DGE (vgl. Abb. 19) stellt in anschaulicher Weise die Grundzüge der gesunden, vollwertigen Ernährung dar. Nicht nur die richtige Menge der täglichen Energiezufuhr über die Nahrung, sondern auch die richtige Auswahl der Nahrungsmittel aus dem reichhaltigen Angebot sind entscheidend für die gesunde Ernährung.

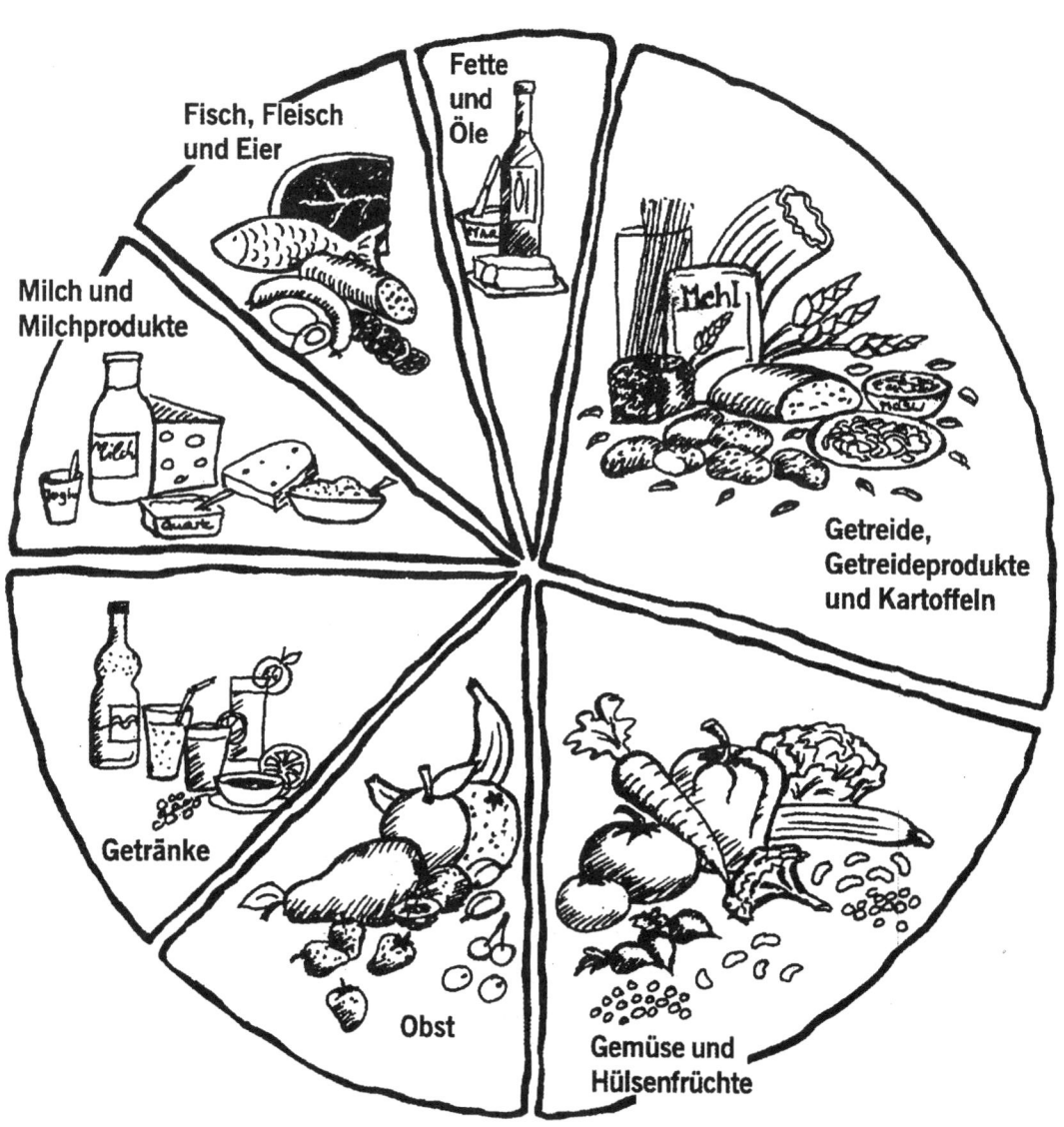

Abbildung 19: Der DGE-Ernährungskreis (modifiziert und abgedruckt mit freundlicher Genehmigung der Deutschen Gesellschaft für Ernährung)

Im Ernährungskreis werden sieben Nahrungsmittelgruppen unterschieden:

▸ Getreide, Getreideprodukte, Kartoffeln (1);
▸ Gemüse und Hülsenfrüchte (2);
▸ Obst (3);
▸ Getränke (4);
▸ Milch und Milchprodukte (5);
▸ Fleisch, Wurst, Fisch und Eier (6);
▸ Fette und Öle (7).

Jede einzelne Gruppe enthält lebenswichtige Nährstoffe in unterschiedlichen Anteilen und sollte in unterschiedlich großer Menge zu sich genommen werden (dies wird durch die verschieden großen Flächen verdeutlicht). Im folgenden werden die einzelnen Bereiche ausführlicher dargestellt.

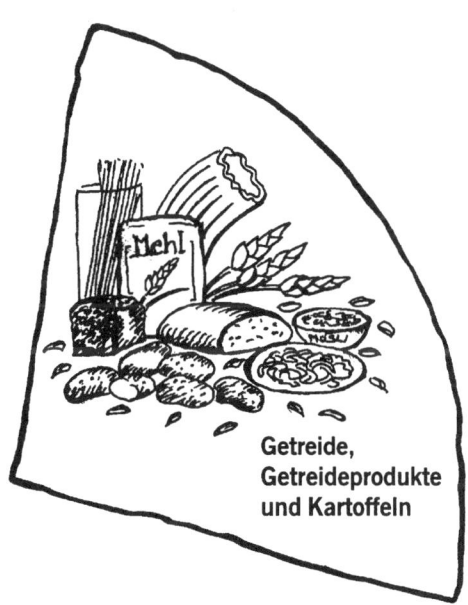

Getreide,
Getreideprodukte
und Kartoffeln

Dieser Bereich enthält Produkte wie Brot, Reis und Nudeln, Getreideflocken und Kartoffeln. Hauptbestandteile dieser Nahrungsmittel sind Kohlehydrate, genauer Stärke, dazu kommt noch ein sehr hoher Anteil an Ballaststoffen. Die Stärke liefert Energie, macht stark und hält lange satt. Die Ballaststoffe sind Bestandteile von Pflanzen; sie regeln die Verdauung und wirken sättigend. Zu bevorzugen sind Getreideprodukte, die alle Bestandteile des Korns und damit auch viele Ballaststoffe enthalten. Dunkles Mehl ist ein guter Hinweis darauf. Manchmal kann aber auch Zuk-

kercouleur für die dunkle Farbe gesorgt haben; hier sollte man vorsichtig sein.

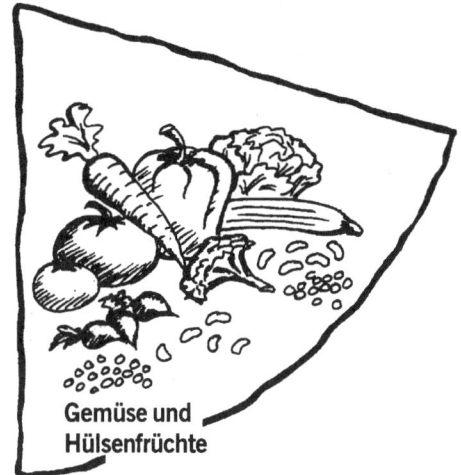

Gemüse und
Hülsenfrüchte

Gemüse enthält viele Vitamine und Mineralstoffe. Vitamine unterstützen den Stoffwechsel und stärken das Immunsystem. Da der Körper Vitamine nur schlecht speichern kann, müssen sie täglich zugeführt werden. Mineralstoffe sind unentbehrliche Bausteine für unsere Knochen und Zähne, unser Blut und auch für die Muskeln und Nerven. Vitamine und Mineralstoffe in Tablettenform sind nur notwendig, wenn Mangelerscheinungen auftreten. Gemüse ist zudem ballaststoffreich, macht also satt, und ist durch den hohen Wasseranteil energiearm. Frisches Gemüse schmeckt nicht nur besser, sondern enthält auch mehr Vitamine als altes oder gar solches aus Konserven. Konservengemüse wird zur Haltbarmachung zumeist gezuckert und mit anderen chemischen Stoffen versetzt. Eine Alternative zu Dosengemüse ist Tiefgefrorenes. Beim Abnehmen sollte man bei zwei Gemüsesorten vorsichtig sein, da sie viel Fett enthalten bzw. sehr fettreich zubereitet werden: Dies sind die Avocado, die zwar sehr gesund, aber auch sehr fetthaltig ist, und die Auberginen, die zumeist sehr fettreich zubereitet werden.
Hülsenfrüchte wie Erbsen, Bohnen und Linsen sind reich an pflanzlichem Eiweiß, Vitaminen, Mineralstoffen, Spurenelementen, Ballaststoffen und Stärke. Letzteres spricht dafür, daß man beim Abnehmen andere Gemüsesorten den Hülsenfrüchten vorziehen sollte. Als Ersatz für Fleisch sind diese aber sehr zu empfehlen.

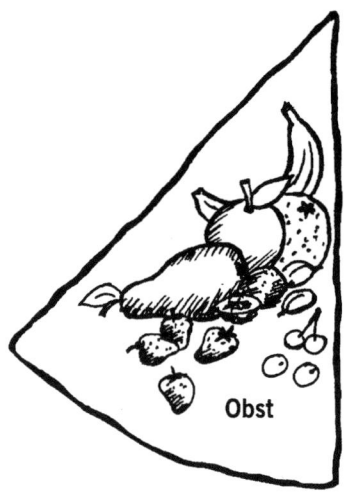

Obst ist wie Gemüse ein unentbehrliches, wertvolles Lebensmittel. Allerdings ist es durch seinen Zuckergehalt, genauer den Fruchtzucker, energiereicher als Gemüse. Beim Abnehmen sollte man berücksichtigen, daß Bananen und Weintrauben besonders viel Zucker enthalten, und davon wenig konsumieren. Ebenfalls vorsichtig sollte man wegen des hohen Fettgehaltes bei Nüssen sein, die auch zu diesem Bereich gezählt werden.

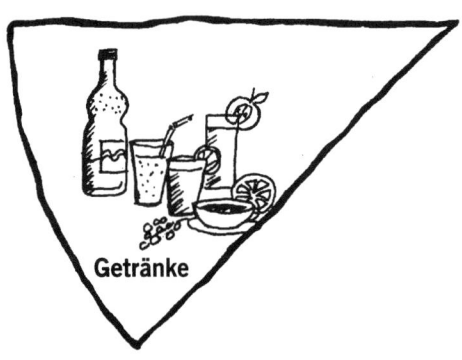

Mindestens 1½ Liter Flüssigkeit braucht der Körper täglich. Wer mehr trinken kann und möchte, unterstützt das Abnehmen. Am sinnvollsten löscht man seinen Durst mit:

► Mineralwasser (eventuell mit einem Spritzer Zitrone),
► ungesüßtem Früchte- oder Kräutertee oder
► einem Wasser-Saft-Gemisch.

Bohnenkaffee und schwarzer Tee sollten nur selten getrunken werden. Teepulver zum Anrühren und Limonaden eignen sich wegen ihres hohen Zuckergehaltes nicht zum Durstlöschen. Eine Dose Cola enthält zum Beispiel elf Stückchen Zucker. Ebenfalls sollte auf

Alkohol möglichst verzichtet werden, da er sehr energiereich ist und den Durst nicht löscht. Außerdem ist Alkohol ein Genußmittel, das süchtig machen kann. Light-Getränkeprodukte enthalten generell Süßstoff, der zwar keine Energie liefert, jedoch mehrere Nachteile hat:

► Süßstoffe werden chemisch erzeugt,
► sind damit unnatürlich,
► schmecken auch unnatürlich, in kleinen Mengen schon extrem süß,
► gaukeln dem Körper Energie vor, die überhaupt nicht vorhanden ist und
► können so Hunger oder Appetit erzeugen.

Umstritten ist die Gesundheitsgefahr, die von einigen Süßstoffen ausgehen soll. Außerdem stecken Süßstoffe oft in wenig „sinnvollen" Lebensmitteln wie eben Limonaden oder auch Bonbons. Darüber hinaus ist der Begriff „Light" oder „Leicht" bei Nahrungsmitteln ein relativer Begriff. Auch leichte Produkte enthalten oft sehr viel Energie und das fehlende Fett oder der fehlende Zucker werden in diesen Produkten zumeist durch chemische Konservierungs-, Füll- und Aromastoffe ersetzt. Auch Milch kann zu den Getränken gezählt werden, enthält jedoch neben Eiweiß und Calcium auch Fett und Kohlehydrate und eignet sich daher nicht zum Durstlöschen.

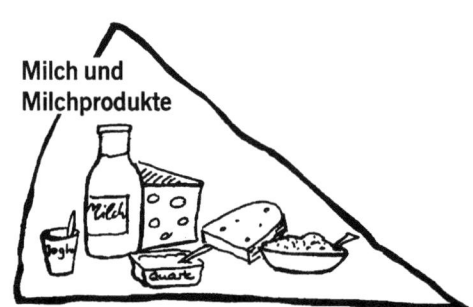

Sie enthalten das wichtige Calcium, das dem Körper zum Aufbau von Knochen und Zähnen dient. Eine Tasse Milch täglich ist in diesem Sinn also empfehlenswert, der Fettgehalt sollte höchstens 1,5% betragen. Beim Käse sollte das Fett in der Trockenmasse nicht über 40% liegen. Fettarme Milchprodukte sind Magerquark, Dickmilch, Kefir, Buttermilch, Joghurt ohne Fruchtzubereitung und Hüttenkäse.

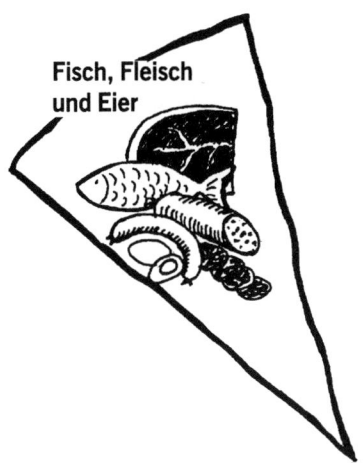

Fisch, Fleisch und Eier

Diese Lebensmittel enthalten Eiweiß, Fett, Mineralstoffe und Vitamine. Zu bevorzugen sind fettarme Fleischsorten wie Rind-, Truthahn-, Puten- oder Hähnchenfleisch und magerer Fisch. Aal, Lachs und Thunfisch enthalten recht viel Fett. Fischstäbchen werden in Öl gebraten und weisen auch durch die Panade aus hellem Mehl viel Energie auf. Fettärmere Zubereitungen können durch das Benutzen einer beschichteten Pfanne, des Backofens, eines Ton- oder Schnellkochtopfs, eines Bratschlauches oder durch Abtropfen auf einem Küchentuch erzielt werden. Eier enthalten zwar viele Nährstoffe, mehr als zwei Eier pro Woche sollten jedoch nicht verzehrt werden (auch wegen des Cholesterins im Eigelb).

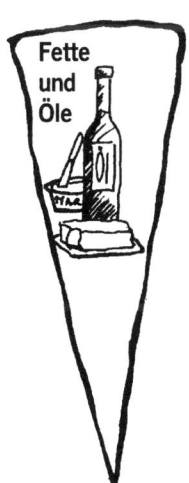

Fette und Öle

Fette wie Butter, Margarine und Sonnenblumenöl sind nicht überflüssig. Insgesamt sollte man sie jedoch sehr sparsam verwenden, da sie eine ausgesprochen hohe Energiedichte aufweisen und in vielen Nahrungsmitteln versteckt sind. Pflanzliche sind den tierischen Fetten vorzuziehen, da sie ungesättigte Fettsäuren enthalten, die wiederum den Körper bei der Auf-

nahme der wichtigen Vitamine und Mineralstoffe unterstützen.

Einige Nahrungsmittel wie Süßigkeiten gehören keinem eigenen Bereich an. Sie beinhalten verschiedene Bestandteile wie Zucker, Fett oder Auszugsmehl und sind nicht wichtig für die tägliche Ernährung. Eher können sie bei häufigem Verzehr der Gesundheit schaden. Auch Salze fehlen im Ernährungskreis. Wie beim Zucker ist auch Salz in vielen Lebensmitteln enthalten, daher muß es dem Körper nicht zusätzlich zugeführt werden. Zum Würzen sollten eher Kräuter verwendet werden. Wenn Salz gebraucht wird, dann sollte es zumindest jod- und fluorhaltig sein, das schützt die Schilddrüse und die Zähne.

Der tägliche Speiseplan ist abwechslungsreich, wenn aus allen sieben Gruppen in der richtigen Menge ausgewählt wird, wie das die Größe der Tortenstücke schon andeutet: aus den Bereichen 1 bis 5 soll reichlich ausgewählt werden, bei den Gruppen 6 und 7 muß man vorsichtig sein, um nicht zuzunehmen bzw. um abzunehmen. Fleisch kann gut gegen Fisch oder Hülsenfrüchte eingetauscht werden. Für eine vollwertige Ernährung sind

▶ frische Lebensmittel,
▶ Vollkornprodukte,
▶ Gemüse- und Obstsorten der Saison und der heimischen Region,
▶ ökologisch angebaute Waren,
▶ schonend gegartes Gemüse und
▶ Rohkost

zu bevorzugen. Die Checkliste für jeden Tag steht unter dem Motto: wenig Fett und Zucker! Diese Form der Ernährung stärkt die Leistungsfähigkeit und erhält die Gesundheit. Darüber hinaus hat die DGE zehn Regeln für eine gesunde Ernährung aufgestellt (vgl. Kasten 4).

Kasten 4: Regeln für eine gesunde Ernährung

1. Vielseitig essen, aber nicht zuviel!
2. Weniger Fett und fettreiche Lebensmittel!
3. Würzig, aber nicht salzig!
4. Wenig Süßes!
5. Mehr Vollkornprodukte!
6. Reichlich Gemüse, Kartoffeln und Obst!
7. Weniger tierisches Eiweiß!
8. Trinken mit Verstand!
9. Öfter kleinere Mahlzeiten!
10. Schmackhaft und nährstoffschonend zubereiten!

Falsche Ernährungsgewohnheiten wie

▸ zu viel,
▸ zu fett,
▸ zu süß,
▸ zu salzig und
▸ zu ballaststoffarm

können zu Übergewicht führen beziehungsweise dieses aufrecht erhalten. Durch ein richtiges Ernährungsverhalten lassen sich diese Gesundheitsgefahren vermeiden oder in ihrem Verlauf günstig beeinflussen. Zur Vertiefung empfehlen wir die entsprechenden Broschüren der DGE:

▸ Richtig Essen. Eine Anleitung zur vollwertigen Ernährung nach den Richtlinien der DGE.
▸ Der Mensch ist, was er ißt. Ein Ernährungswegweiser und Ratgeber bei ernährungsabhängigen Gesundheitsstörungen.

Die Bezugsquelle lautet: Deutsche Gesellschaft für Ernährung, Im Vogelsang 40, 60488 Frankfurt am Main.

4.4 Sport

Sportliche Aktivitäten in der Adipositastherapie dienen der Steigerung des Energieumsatzes. Gleichzeitig werden

▸ der Abbau von Fett- und der Aufbau von Muskelgewebe gefördert,
▸ Ausdauer und Kondition trainiert,
▸ die Leistungsfähigkeit gesteigert,
▸ Erfolgserlebnisse durch körperliche Aktivität vermittelt sowie
▸ das allgemeine Wohlbefinden und die Körperwahrnehmung verbessert.

Physische Aktivität unterstützt den Gewichtsverlust und kann der Aufrechterhaltung der Erfolge dienen. So ist mit einer besseren Fitness der Kinder auch eine längerfristige Aufrechterhaltung der Interventionseffekte (Dubbert, 1992; Epstein, Wing, Koeske & Valoski, 1984; Epstein, Wing, Valoski & DeVos, 1988) und eine Verminderung der Risikofaktoren (vgl. Berg & Korsten-Reck, 1995; Berg, Halle, Bauer, Korsten-Reck & Keul, 1994) verbunden.
Nach neuesten Studien sollte eine sportliche Komponente in der Therapie der Adipositas im Kindes- und Jugendalter vor allem auf eine Verringerung der Inaktivität hinzielen (Dietz, 1995; Epstein, 1995). Kraft-

sportarten und intensive Trainingsprogramme sind dazu sehr viel weniger geeignet als Bewegungsspiele und Tips für den Alltag wie „Treppensteigen anstelle des Fahrstuhls", „mit dem Fahrrad fahren anstelle des Autos" oder „sich draußen aufhalten anstelle vor dem Fernseher" (Ellrott & Pudel, 1996).
Nicht jede Sportart ist für adipöse Kinder und Jugendliche geeignet, da bestimmte Sportarten zu sehr die Gelenke belasten. Generell wird empfohlen, bei niedriger Intensität langandauernd zu trainieren. In Tabelle 6 sind einige Sportarten nach ihrer Eignung zusammengestellt (nach Wirth, 1997).

Tabelle 6: Sportarten und ihre Eignung für adipöse Personen (nach Wirth, 1997; S. 260)

gut geeignet	bedingt geeignet	ungeeignet
▸ Schwimmen	▸ Tennis	▸ Joggen
▸ Radfahren	▸ Badminton	▸ Squash
▸ Skilanglauf	▸ Ski alpin	▸ Fußball
▸ Rudern	▸ Volleyball	▸ Fechten
	▸ Basketball	▸ Boxen
		▸ Gewichtheben

Physische Aktivität alleine erscheint nicht ausreichend (Berg & Korsten-Reck, 1995), auch nicht in Kombination mit einer Ernährungsberatung (Cohen, McMillan & Samuelson, 1991), um das Gewicht erfolgreich zu reduzieren; sie dient der Unterstützung von diätetischen und verhaltenstherapeutischen Maßnahmen.

4.5 Verhaltenstrainings

Seit mehr als zwei Jahrzehnten ist bekannt, daß die verhaltenstherapeutische Behandlung der Adipositas anderen psychologischen Interventionsverfahren überlegen ist (Gromus, Kahlke & Koch, 1985). Auch im Kindes- und Jugendalter wird seit Mitte der siebziger Jahre die Adipositas mit verhaltenstherapeutischen Methoden behandelt (Brezinka, 1999). Gerade im amerikanischen Raum liegen zahlreiche Publikationen und Programme auf dieser Grundlage vor. Besonders hervorzuheben sind die Arbeiten der Arbeitsgruppe um Epstein, die in zahlreichen Untersuchungen die Kombination einer sogenannten Ampeldiät (= Einteilung von Nahrungsmitteln in drei Energiebereiche) mit körperlicher Aktivität untersuchten und auch Langzeitkatamnesen vorlegten (z.B. Epstein, Valoski, Wing & McCurley, 1990, 1994; Epstein, McCurley, Wing & Valoski, 1990). Die Teilnahme der Eltern wirkt sich positiv aus; zwar nicht unbedingt auf den kurzfristigen

Effekt (vgl. Wadden et al., 1990), wohl aber auf die langfristige Aufrechterhaltung (Brownell, Kelman & Stunkard, 1983; Epstein, Wing, Valoski & Gooding 1987). Gerade bei älteren Kindern und Jugendlichen (ab ca. zwölf Jahren) sollten die Eltern- und Kindsitzungen getrennt durchgeführt werden (Brownell et al., 1983). Der durchschnittliche Gewichtsverlust, der mit Hilfe solcher Programme erzielt wird, beträgt kurzfristig bis zu 19% (Brezinka, 1991).

Als zentrale Methoden kommen zum Tragen:

▸ Verhaltensverträge,
▸ Selbstbeobachtung und Verhaltensprotokollierung,
▸ Selbstbewertung,
▸ Selbstverstärkung,
▸ Stimulus-Kontrolltechniken,
▸ Verhaltensformung,
▸ Selbstinstruktion,
▸ kognitive Umstrukturierung,
▸ Streßimpfungs- und Problemlösetrainings,
▸ Verhaltensübungen,
▸ Bekräftigung und Token-Programme (vgl. Grilo, 1996).

Während die Ergebnisse im Erwachsenenbereich eher entmutigen (vgl. Garner & Wooley, 1991; Wilson, 1994 a, 1994 b), sind die Ergebnisse bei Kindern erfolgversprechend (Brezinka, 1991, 1999; Epstein, 1993 a, 1993 b; Epstein, Myers, Raynor & Saelens, 1998; Fichter & Warschburger, 1998). Frühzeitige Behandlung scheint damit sehr wichtig zu sein (Schonfeld-Warden & Warden, 1997; Williams, Campanaro, Squillace & Bollella, 1997).

☞ **Memo-Box**

▸ Verhaltenstherapeutische Verfahren gehören mittlerweile zum Standardrepertoire bei der Behandlung der Adipositas.
▸ Es werden zunehmend Verfahren zum Aufbau und zur Stärkung der Selbstkontrolle eingesetzt.
▸ Begleitende Elternseminare oder gemeinsame Sitzungen von Eltern und Kind können den Interventionserfolg unterstützen.
▸ Verhaltenstherapeutische Interventionen werden meist eingebettet in diätetische und/oder bewegungsorientierte Maßnahmen.

▸ Ziel ist es, den Erfolg der energiereduzierenden Verfahren (wie Sport oder Diät) zu unterstützen und auf eine langfristige Umstellung hinzuarbeiten.

4.6 Multimodale Interventionsprogramme

Allgemein gilt, daß die Therapie der Adipositas auf drei wesentlichen Säulen ruht: der Diät (bzw. langfristiger Ernährungsumstellung), dem Sport und dem Verhaltenstraining (vgl. Abb. 20).

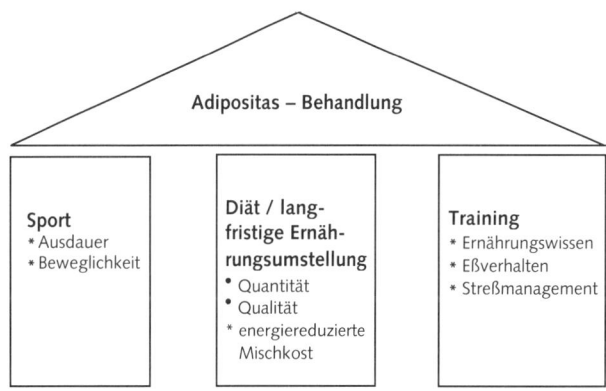

Abbildung 20: Die drei Säulen der Adipositasbehandlung

Die multimodale Behandlung strebt in erster Linie eine langfristige Veränderung möglichst aller aufrechterhaltender Bedingungen bei der Adipositas an. Die größten und stabilsten Therapieerfolge lassen sich mit dieser Kombination aus verhaltenstherapeutischen Strategien zur Veränderung des Eßverhaltens und zum Einüben neuer Verhaltensmuster, einer Ernährungsumstellung und körperlichen Übungen erzielen (Epstein & Wing, 1987; Logue, 1995; Pudel, 1982). Dabei wird vor allem auf eine flexible Kontrolle des Eßverhaltens abgezielt (vgl. Pudel, 1997). Die Interventionseffekte wurden bereits im vorangegangenen Kapitel dargestellt. Vor diesem Hintergrund sollte auch das vorliegende Programm durch eine hypokalorische Mischkost und/oder Maßnahmen zur körperlichen Aktivierung (z.B. zweimal wöchentlich Schwimmen) unterstützt werden.

5 Konzeptueller und organisatorischer Rahmen

Die berichteten Faktoren zur Entstehung und Aufrechterhaltung der Adipositas zeigen, an welchen Punkten verhaltensmedizinische Interventionen ansetzen können. Bevor das Verhaltenstraining im Detail dargestellt wird, sollen kurz die Ziele, die Rahmenbedingungen und der Aufbau verdeutlicht werden.

5.1 Ansatzpunkte für Intervention

Die multifaktorielle Genese und Aufrechterhaltung der Adipositas machen einen multimodalen Behandlungsansatz erforderlich, der mindestens drei verschiedene Therapieelemente beinhaltet (vgl. Kap. 4.6):

▸ langfristige Ernährungsumstellung, mit einer veränderten Nährstoffrelation,
▸ körperliche Aktivität und
▸ Verhaltenstraining.

Ein Adipositastraining soll Wissen über die Entstehung der Adipositas vermitteln, konkrete Verhaltensalternativen im Umgang mit kritischen Eßsituationen einüben und langfristig psychosozialen Belastungen entgegenwirken. Abbildung 21 verdeutlicht die grundlegenden Faktoren, die zur Genese und Aufrechterhaltung der Adipositas beitragen; mögliche Interventionsansatzpunkte sind angegeben.

Das vorliegende Adipositastraining stellt ein Behandlungselement der multimodalen Therapie der Adipositas dar. Neben dem Training sollten die Kinder eine kalorienreduzierte Mischkost erhalten und regelmäßig Sport treiben. Wie gezeigt wurde, ist es nötig, diese drei Elemente zu kombinieren, um langfristig den Gewichtsstatus zu reduzieren (vgl. Kap. 4.6).

5.2 Ziele

Chronische Krankheiten wie die Adipositas erfordern von den Betroffenen und deren Familien, daß sie sich für eine lange Zeit auf die Erkrankung und die damit verbundenen Behandlungsanforderungen einstellen.

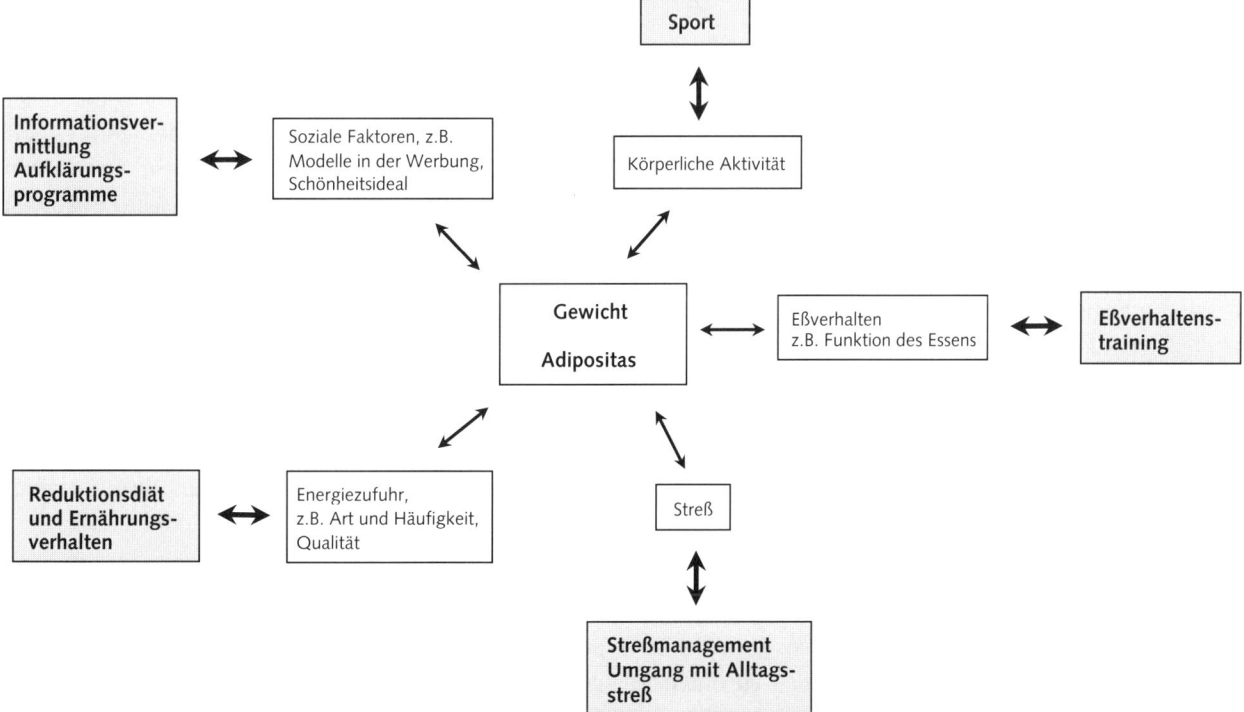

Abbildung 21: Ansatzpunkte für Intervention in einem multifaktoriellen Modell der Adipositas

Übergeordnetes Ziel jeder Schulungsmaßnahme muß es daher sein, die Patienten in die Lage zu versetzen, selbständig und eigenverantwortlich mit der Erkrankung umzugehen. Um dies zu erreichen, müssen Fertigkeiten zum Selbstmanagement vermittelt werden.

Mit der verhaltenstherapeutischen Schulung soll das Eßverhalten modifiziert werden. Es soll keine weitere Gewichtszunahme erfolgen und durch das zu erwartende Körperlängenwachstum kann sich so langfristig der Gewichtsstatus optimieren. Darüber hinaus soll die psychosoziale Befindlichkeit der Betroffenen schrittweise verbessert werden. Die Patienten sollen überdauernd eine stabile Energiebilanz erzielen, ein individuelles „Wohl-Fühl-Gewicht" sowie eine verbesserte Lebensqualität erreichen, die insbesondere auch eine optimierte Leistungsfähigkeit einschließt. Die einzelnen Ziele dieses Trainings lassen sich in kurz- und längerfristige Ziele unterscheiden. Die angestrebten kurzfristigen Ziele beziehen sich auf die folgenden Aspekte:

▶ Erwerb von Ernährungswissen,
▶ Erlernen und Praktizieren von günstigen Eßverhaltensweisen, Selbstkontrolltechniken, alternative Verhaltensweisen in kritischen Situationen,
▶ Erwerb von Streßbewältigungsstrategien,
▶ Erkennen und Nutzen eigener Ressourcen sowie
▶ Förderung der Fähigkeit zum Transfer der Verhaltensänderungen in den Alltag und zur Bewältigung von Rückfällen.

Längerfristig wird angestrebt:

▶ das Gewicht zu reduzieren bzw. keine weitere Gewichtszunahme zu erreichen,
▶ stabile günstige Ernährungs- und Eßgewohnheiten im Sinne einer flexiblen Kontrolle aufzubauen,
▶ ein positives Selbstwertgefühl zu vermitteln,
▶ den eigenen Körper besser akzeptieren zu können,
▶ die körperliche Leistungsfähigkeit zu verbessern,
▶ die psychosozialen und medizinischen Risikofaktoren zu vermindern sowie
▶ die Lebensqualität zu steigern.

Diese Ziele können nur dann erreicht werden, wenn die Betroffenen motiviert sind, ihr Verhalten langfristig zu verändern, und, wenn es ihnen gelingt, realistische Erwartungen zu entwickeln, um sich vor Rückfällen in alte Verhaltensmuster zu schützen. Die Betroffenen werden so in die Lage versetzt, Strategien zu entwickeln, die sie als wirksame Hilfe im Umgang mit der Adipositas erleben.

Um die oben beschriebenen Ziele erreichen zu können, sollten die folgenden Rahmenbedingungen bei der Durchführung des Adipositastrainings erfüllt sein.

5.3 Rahmenbedingungen

Nachfolgend werden alle Grundbedingungen angeführt, die zum Verständnis der Trainingskonzeption und für die Durchführung des Trainings notwendig sind.

5.3.1 Gruppen- oder Einzeltraining
Das Adipositastraining besitzt als Gruppentraining die folgenden Vorteile:

▶ Eine Kindergruppe verfügt über unterschiedliche Erfahrungen und Informationen. Jedes Mitglied kann persönliche Beispiele einbringen.
▶ Eine Gruppensituation bietet den Vorteil, daß sich die adipösen Kinder und Jugendlichen mit ebenso Betroffenen über ihre Erfahrungen austauschen können. Auf diese Weise erhalten sie emotionale Entlastung.
▶ Die unterschiedlichen Erfahrungen bieten die Möglichkeit, voneinander zu lernen. Gruppenmitglieder stellen dabei ein wesentlich überzeugenderes Modell dar als der Trainer.
▶ In der Gruppensituation lassen sich zudem verschiedene Alltagsanforderungen „nachstellen", zum Beispiel das „Gehänselt-werden" von Gleichaltrigen. Fast alle Kinder und Jugendlichen haben solche Erfahrungen gemacht und besitzen – mehr oder minder günstige – Strategien, um solche Streßsituationen zu bewältigen. Diese Erlebnisse können in der Gruppe sehr realitätsnah aufgegriffen sowie die verschiedenen Bewältigungsmöglichkeiten gegenübergestellt und bewertet werden.
▶ Ein weiterer Vorteil besteht darin, daß in der Gruppe häufig unangemessene Maßnahmen zur Gewichtskontrolle angesprochen werden (z.B. Erbrechen nach dem Essen). Solche Aussagen können vom Trainer aufgegriffen und auf ihre Gefahren hingewiesen werden.

Der Nachteil von Gruppentrainings kann darin bestehen, daß individuelle Probleme und Erfahrungen nicht zur Sprache kommen. Dem kann dadurch entgegengewirkt werden, daß die Bedeutung der individuellen Erfahrungen immer wieder betont wird und die Arbeitsblätter Raum für persönliche Strategien und Erfahrungen lassen. Im Vordergrund des Trainings steht nicht so sehr die tiefergehende Bearbeitung von psychischen Problemen, sondern das Vermitteln und Einüben von „neuen" Verhaltensfertigkeiten. Sollten psychische Probleme vorliegen, können diese in Einzelkontakten bearbeitet werden. In Kapitel 5.3.4 sind die Ein- und Ausschlußkriterien für die Durchführung des Adipositastrainings kurz zusammengestellt.

5.3.2 Ambulanter oder stationärer Rahmen

Das Adipositastraining läßt sich prinzipiell sowohl ambulant als auch stationär einsetzen. Sowohl der ambulante als auch der stationäre Rahmen weisen Vorteile auf: Eine ambulante Behandlung der Adipositas bietet die Möglichkeit, die Eltern in die Behandlung miteinzubeziehen, indem sie parallel zu ihren Kindern geschult werden. Im stationären Kontext kann dies nicht ohne weiteres erfolgen, da die Entfernungen zum Heimatort oft sehr groß sind. Hier bieten sich Informationen bei Eingangs- oder Entlassungsgesprächen und in Form von Elternbriefen an (vgl. Kap. 6.7.2 sowie Arbeitsblätter 46–50). Bei einer ambulanten Behandlung sind die Möglichkeiten einer längerfristigen Unterstützung und eines Transfers der neuerworbenen Strategien in den Alltag besser gegeben. Bei einer stationären Heilbehandlung kann man in der Regel über ein multiprofessionelles Team verfügen. Fachkräfte verschiedener Disziplinen wie Psychologen, Ärzte, Ernährungswissenschaftler oder Diätassistenten und Sportlehrer arbeiten in einer Rehabilitationsklinik zusammen. Die von den Kindern und Jugendlichen durchzuführenden Verhaltensübungen können einerseits in einem geschützten Rahmen positiver Lernatmosphäre erprobt und andererseits von pädagogisch geschultem Personal supervidiert werden. Darüber hinaus fördert die soziale Unterstützung durch andere Betroffene sowohl während des Gruppentrainings als auch im Klinikalltag die Selbstsicherheit der Trainingsteilnehmer; auf diese Weise können wirksame Verhaltensstrategien ausgetauscht werden. Weitere Vorteile einer stationären Behandlung bestehen in einer angeleiteten „Aktivierung" in der Freizeit und einer Erholung vom bisherigen Alltag.

Die Kombination einer ambulanten mit einer stationären Rehabilitation verknüpft die Vorteile beider Ansätze ideal miteinander (Petermann, 1999). Prinzipiell bildet das Adipositastraining nur einen Interventionsansatz, der durch eine energiereduzierte Mischkost und ein spezielles Bewegungsprogramm ergänzt

werden muß. Auf die letztgenannten Elemente sollte nicht verzichtet werden, da sie die Gewähr für eine negative Energiebilanz und damit eine Gewichtsreduktion bieten (vgl. Kap. 4).

Auch die ambulante Behandlung sollte von einem multiprofessionellen Team durchgeführt werden, wobei diagnostisch abgeklärt werden muß, ob negative Erfahrungen mit einem solchen Vorgehen vorliegen; ebenso müssen, auf die familiäre Situation bezogen, die angestrebten Interventionsziele umsetzbar sein.

5.3.3 Merkmale therapeutischen Handelns

Im folgenden werden detaillierte Hinweise zum Trainerverhalten und zu den Grundannahmen des Adipositastrainings gegeben.

Basisverhalten des Trainers. Vom Trainer wird erwartet, daß er sich engagiert in das Training einbringt und darum bemüht ist, die Teilnehmer in ihrem Erleben zu verstehen und ihnen dies rückzumelden. Darüber hinaus sollte er sich als Helfer verstehen, indem er das Trainingsmanual als Leitfaden nutzt, um Verhaltensrichtlinien zu vermitteln und damit einen Lernprozeß einzuleiten.

Motivationsaufbau. Der Trainingserfolg hängt wesentlich davon ab, wie in der Anfangsphase Unsicherheiten oder Ablehnung gegenüber dem Training bzw. dem Trainer und den anderen Trainingsteilnehmern ab- und Motivation aufgebaut werden können. Zu Beginn sollten die Erwartungen und Ziele von den Teilnehmern benannt und den Zielen bzw. Inhalten des Trainings gegenübergestellt werden. Die Motivation der Teilnehmer kann sehr unterschiedlich sein; zum Beispiel

▸ mehr Freunde zu besitzen,
▸ schöner zu sein,
▸ dem Wunsch der Eltern zu entsprechen etc.

Die persönlichen Ziele und Erwartungen müssen geklärt, auf ihre Realisierbarkeit überprüft und positive kurzfristige Konsequenzen des neuen Verhaltens betont werden. Vor allem der letzte Aspekt ist entscheidend, da die langfristigen organischen Folgen im Kindes- und Jugendalter noch keine maßgebliche Rolle spielen. Andere Aspekte wie Leistungsfähigkeit, sich wohlfühlen oder gesteigertes Selbstbewußtsein sollten als wichtig betont werden. Die vorgegebenen Ziele müssen

▸ positiv formuliert werden,
▸ klar operationalisiert (z.B. Kleidungsgröße 40 tragen),

- realistisch (z.B. beim Schwimmen acht Bahnen mehr schaffen) und
- kurzfristig erreichbar sein (z.B. nach sechs Wochen drei bis vier Kilo weniger wiegen).

Man kann dabei nicht oft genug betonen, daß Verhalten eingeübt werden muß; das Training soll langsam, aber stetig zum Erfolg führen. Auf diese Weise können bereits im Vorfeld Frustrationen vermieden werden. Der Trainer sollte motivieren, indem er schon kleine Lernerfolge mit Lob bekräftigt, Mut zum Ausprobieren und zum Fortführen macht. Die Motivierung der Teilnehmer ist gelungen, wenn

- das Interesse an den Inhalten geweckt wurde und
- die Teilnehmer aktiv an der Gestaltung beteiligt werden.

Viele dieser Aspekte können bereits im Vorfeld durch eine umfassende Diagnostik (s. Anamnese der familiären, psychosozialen und diätbezogenen Situation) abgeklärt werden. Hilfreich ist, wenn die Trainingsumgebung wenig an „Schule" erinnert und auf die individuellen Bedürfnisse der Teilnehmer eingegangen wird. Das Token-Programm fördert die Motivation der Teilnehmer (vgl. Kap. 5.4.3 und 6.1). Mit Hilfe eines Fragebogens zur Lebensqualität kann der Leidensdruck der Kinder und Jugendlichen bestimmt werden, um Rückschlüsse auf die Motivation zu ziehen; dieser Fragebogen ist bei der Erstautorin dieses Buches zu beziehen.

Vertrauensaufbau. Vertrauen läßt sich durch strukturiertes und für die Kinder und Jugendlichen transparentes Trainerverhalten aufbauen. Hierzu zählen beispielsweise die Vorstellung der Ziele und Trainingsinhalte ebenso wie die explizite Formulierung der Erwartungen. Die Vereinbarung von gemeinsamen Verhaltensregeln trägt wesentlich zur Transparenz des Vorgehens für die Teilnehmer bei. Dabei ist auch zentral, daß die vereinbarten Regeln für alle, also auch den Trainer, gelten. Die Zuverlässigkeit des Trainers ist ein zentrales Element im Aufbau von Vertrauen. Psychosoziale Aspekte der Adipositas lassen sich nur in einer vertrauensvollen Atmosphäre besprechen. Hierzu bietet es sich an, mit den Teilnehmern zu vereinbaren, daß sie persönliche Informationen, die sie während des Trainings erhalten haben, nicht an Außenstehende weitergeben. Als „Schweigeregel" kann sie auch, je nach Bedarf, vom Trainer vorgegeben werden. Die Teilnehmer sollten weiterhin darauf hingewiesen werden, daß niemand dazu gezwungen wird, persönliche Informationen preiszugeben, sondern jeder für sich selbst entscheiden kann, was und wieviel er erzählen möchte. Diese Informationen sind für die Kinder und Jugendlichen wichtig, um Sicherheit zu erhalten und eventuell bestehende Ängste oder Unsicherheiten zu reduzieren.

In Kasten 5 sind nochmals die wichtigsten Aspekte einer vertrauensförderlichen sowie -hemmenden Atmosphäre zusammengefaßt.

Kasten 5: Vertrauensfördernde und -hemmende Bedingungen (nach Petermann, 1996)

Vertrauensfördernde Bedingungen

- Verbale positive Rückmeldungen
- Nonverbale positive Reaktionen
- Vertrauensvolles Verhalten auf seiten des Trainers
  - Selbstexplorative Äußerungen
  - Positive Äußerungen über die aktuelle Interaktion
  - Bitten um Feedback
  - Bitten um Hilfe
- Vertrauensvolles Verhalten des Kindes *gefolgt* von positiver Reaktion des Trainers
- Vertrauensvolles Verhalten des Kindes gefolgt von vertrauensvollem Verhalten des Trainers

Vertrauenshemmende Bedingungen

- Negative verbale Rückmeldungen
- Nonverbale negative Reaktionen
- Vertrauensvolles Verhalten des Kindes *gefolgt* von negativer Reaktion des Trainers

Verantwortungsübertragung. Motivations- und Vertrauensaufbau schaffen die Möglichkeit, Verantwortung auf die Teilnehmer zu übertragen: sie sollen wissen, daß ihr persönlicher Beitrag wesentlich für das Gelingen der Behandlung ist. Das bedeutet nicht, daß die Betroffenen auf sich allein gestellt sind, sondern die Trainingsteilnehmer und der Trainer jedes einzelne Mitglied unterstützen. In einem eigens zu diesem Zweck konzipierten Trainingsvertrag (Arbeitsblatt 2) wurden die Rechte und Pflichten jedes Teilnehmers und auch des Trainers zusammengestellt. Dieser sollte mit den Teilnehmern besprochen werden, so daß er bei Zustimmung durch die Unterschriften beider „Vertragspartner" Gültigkeit über die gesamte Trainingsdauer erhält. Die formelle Unterschrift unterstreicht nochmals die Bedeutung des Vertrages. Bei Gelegenheit kann dann vom Trainer auf die getroffene Vereinbarung hingewiesen werden.

5.3.4 Vorbereitungen für das Gruppentraining

Das Gruppentraining erfordert im Vorfeld einige organisatorische Vorbereitungen und diagnostische Abklärungen.

Diagnostik. Auf die psychologische und medizinische Diagnostik wurde schon im einleitenden Teil dieses Buches eingegangen. Im Vorfeld des Gruppentrainings bietet es sich an, eine Einzelsitzung mit jedem Teilnehmer durchzuführen. Dieser persönliche Erstkontakt verfolgt verschiedene Ziele:

▶ Erstes Kennenlernen von Trainer und Teilnehmern. Dies erscheint vor allem im Rahmen der ambulanten Schulung wichtig, wo unter Umständen völlig fremde Personen aufeinandertreffen. Der Trainer kann diesen Schritt durch ein Einstiegsritual erleichtern.

▶ Gewinnen von diagnostischen Informationen. Während der Gruppensitzungen bleibt häufig wenig Zeit, um diagnostisch wertvolle Informationen (z.B. hinsichtlich des Eßverhaltens, der Lebensqualität oder der Einstellung gegenüber dem Taining) zu gewinnen. Nach der ersten Trainingssitzung können zudem auch keine „Baselinedaten" mehr gewonnen werden. Mit den so gewonnenen diagnostischen Angaben kann die Behandlungseffektivität beurteilt werden (vgl. Kap. 3 und 8).

▶ Erläutern zentraler Methoden des Trainings: Hierzu zählen die Kontrolle des Gewichts (Gewichtskurve; vgl. erste Trainingssitzung und Arbeitsblätter 19–20), die Selbstbeobachtung (Beobachtungskarte; vgl. erste Trainingssitzung und Arbeitsblätter 17–18) und die Selbstbelohnung (Belohnungskarte; vgl. erste Trainingssitzung und Arbeitsblatt 21). Sinn und Zweck dieser Maßnahmen sollten den Teilnehmern detailliert erklärt werden, damit beim Protokollieren keine Fehler auftreten und die Möglichkeiten, die solche Verfahren bieten, auch optimal genutzt werden. Das Erstgespräch hat zudem den Vorteil, daß in der ersten Trainingsstunde schneller auf die inhaltlichen Aspekte eingegangen werden kann.

Psychologische Einzelgespräche. Nach einer umfassenden Diagnosestellung kann sich herausstellen, daß psychologische Einzelgespräche für das adipöse Kind oder den adipösen Jugendlichen dringend erforderlich sind. Zu klären ist, ob diese parallel zum Adipositastraining oder anstelle eines Trainings erfolgen sollten; dies hängt von der Schwere der psychischen Beeinträchtigung ab. Erfahrungsgemäß „schadet" das Adipositastraining keinem Patienten. Die Wirksamkeit könnte herabgesetzt sein, wenn die Teilnehmer sich stärker durch ihre „seelischen Nöte" als durch ihr Übergewicht eingeschränkt fühlen und der Trainer zu dem Schluß kommt, daß dadurch die Gruppenfähigkeit nicht gegeben ist.

Gruppenzusammensetzung. Dieses Training wurde explizit für adipöse Kinder und Jugendliche entwickelt, das heißt, es bezieht sich auf Teilnehmer, die ein längenbezogenes Übergewicht von mindestens 20% aufweisen. Diese Grundvoraussetzung sollte erfüllt sein; übergewichtige Kinder und Jugendliche sollten nicht in das Programm aufgenommen werden. Weitere Voraussetzungen sind

▶ Gruppenfähigkeit,
▶ eine ausreichende Sicherheit in der deutschen Sprache und
▶ ein Alter von mindestens neun Jahren.

Der Altersbereich wurde so gewählt, daß die Kinder und Jugendlichen in der Lage sind, die durch ein Schulungsprogramm vermittelte Eigenverantwortlichkeit und Selbstkontrolle übernehmen zu können (Dietz, 1995). Zudem sollten sie jung genug sein, um präventives Verhalten erfolgreich zu erlernen. Da nicht jedes adipöse Kind ein adipöser Erwachsener wird, erscheint das späte Kindes- bzw. das Jugendalter ein sinnvoll gewählter Interventionszeitpunkt (Whitaker et al., 1997). Außerdem steigt gerade in der Pubertät die Behandlungseinsicht und der Leidensdruck aufgrund psychischer Belastungsfaktoren an (Williams et al., 1997). Der Wunsch abzunehmen sollte bei den Teilnehmern zumindest ansatzweise vorhanden sein.

Für eine Reihe von Bedingungen ist das vorliegende Training eher nicht geeignet:

▶ Kinder und Jugendliche, die Appetitzügler einnehmen,
▶ sekundäre Entstehungsformen der Adipositas,
▶ geistig behinderte Kinder und Jugendliche oder
▶ solche, die eine Sonderschule besuchen oder
▶ ein unterdurchschnittliches intellektuelles Niveau besitzen (z.B. im CFT unter 85).

In Tabelle 7 sind die Ein- und Ausschlußkriterien für das Training sowie Hinweise zur Gruppenzusammensetzung aufgelistet.

Das Training selbst umfaßt sechs Sitzungen von je eineinhalb Stunden Dauer und sollte möglichst wö-

Tabelle 7: Kriterien für die Teilnahme am Adipositastraining und Hinweise zur Gruppenzusammenstellung

Einschlußkriterien
▶ Längenbezogenes Übergewicht (mindestens 20%)
▶ ab dem zehnten Lebensjahr
▶ Gruppenfähigkeit
▶ ausreichende Sicherheit in der deutschen Sprache
Ausschlußkriterien
▶ sekundäre Entstehungsformen der Adipositas
▶ Einnahme von Appetitzüglern
▶ geistige Behinderung
▶ Besuch der Sonderschule
▶ unterdurchschnittliches intellektuelles Niveau
Gruppenzusammensetzung
▶ vier bis acht Teilnehmer pro Gruppe
▶ geschlechtshomogen
▶ möglichst altershomogen

chentlich durchgeführt werden. Es empfiehlt sich, die Sitzungstermine über einen mehrwöchigen Zeitraum zu verteilen, um im Trainingsverlauf neue Inhalte einüben zu können. Die Gruppen sollten überwiegend geschlechtshomogen und altersnah zusammengesetzt werden; als optimale Gruppengröße bieten sich vier bis acht Teilnehmer an. Diese Gruppengröße ist einerseits geeignet, um die Vielfalt von persönlichen Erfahrungen zu verdeutlichen, und andererseits ist der Trainer noch in der Lage, auf die individuellen Bedürfnisse der Teilnehmer einzugehen.

Gestaltung des Trainingsraums. Im Trainingsraum sollten die zentralen Materialien gut sichtbar angebracht werden. Hierzu zählen der DGE Ernährungskreis, der Trainingsplan und die in der Gruppe ausgehandelten Regeln (vgl. Kap. 6.1). Die Bestuhlung sollte so gewählt werden, daß sie bequem ist (d.h. keine schmalen Stühle) und nicht allzu sehr an Schule erinnert. Da die Kinder und Jugendlichen mit ihren Trainingsmappen arbeiten, sollten auch Tische zur Verfügung stehen. Von adipösen Kindern und Jugendlichen wird in der Regel das „Auf-dem-Boden-sitzen" als unbequem und schmerzhaft empfunden.

5.4 Aufbau und Inhalte

Im folgenden werden kurz die dem Training zugrundeliegenden verhaltenstherapeutischen Techniken und Inhalte erläutert. In jeder Sitzung wird ein inhaltliches Thema schwerpunktmäßig bearbeitet. Die Inhalte lassen sich in sechs Leitthemen gliedern. Tabelle 8 zeigt die Leitthemen und die inhaltlichen Schwerpunkte der einzelnen Sitzungen.

Mit den vorgestellten Inhalten werden die wesentlichen Aspekte der Behandlung berücksichtigt. Viele Gesichtspunkte werden in verschiedenen Trainingssitzungen immer wieder angesprochen, so daß die Gliederung nach Leitthemen nur einen ungefähren Überblick liefert. Der genaue Aufbau wird nachfolgend detailliert beschrieben.

Tabelle 8: Überblick über das Adipositastraining

Sitzungs-termin	Leitthemen	Schwerpunkte
1	Was Du essen und trinken kannst, um fit zu sein.	▶ Gruppen- und Motivationsaufbau ▶ Ernährungswissen
2	Warum Du dick geworden bist und wie Du es ändern kannst.	▶ Ätiologiewissen ▶ Behandlungswissen
3	Warum Du Dich bisher ungünstig ernährt hast und wie Du es besser machen kannst.	▶ Eßverhalten ▶ positive und negative Konsequenzen
4	Wie Du es schaffen kannst, nur bei wirklichem Hunger zu essen.	▶ günstige Eßverhaltensweisen ▶ emotionsinduzierte und soziale Auslöser
5	Wie Du Deine Stärken nutzen kannst, um Dich wohler zu fühlen.	▶ Stärken ▶ Selbst- und Fremdbild ▶ sozial kompetentes Verhalten
6	Wie es für Dich nach diesem Training weitergehen kann.	▶ Transfer ▶ Rückfallprophylaxe ▶ Wissensfestigung

Eine Reihe von verhaltenstherapeutischen Techniken wurde im Adipositastraining umgesetzt. Die Auswahl konzentrierte sich dabei auf die verhaltenstherapeutischen Prinzipien, die sich für die Adipositasbehandlung als besonders effektiv zeigten (vgl. Grilo, 1996) und sich in der Kinderverhaltenstherapie bewährt haben (vgl. Petermann, 1997). Die folgende Übersicht in Tabelle 9 verdeutlicht anhand von Beispielen die grundsätzlichen Prinzipien des Vorgehens.

Tabelle 9: Übersicht der verhaltenstherapeutischen Verfahren des Adipositastrainings mit Beispielen

Verhaltenstherapeutisches Verfahren	Erläuterung	Beispiele für die Umsetzung im Adipositastraining
Selbstbeobachtung	Der Betroffene protokolliert regelmäßig zum Beispiel seine Nahrungsaufnahme, seine körperliche Aktivität oder sein Gewicht. Zusätzlich wird dokumentiert, von welchen Gedanken und Gefühlen die einzelnen Verhaltensweisen begleitet werden. Um diese Zustände einfacher protokollieren zu können, werden Tagebücher eingesetzt.	► Gewichtskurve ► Beobachtungskarte ► Protokollbogen
Stimuluskontrolle	Durch Kontrolle von Auslösern soll übermäßiges Eßverhalten vermieden werden.	► „Fit-Tricks" (z.B. feste Essensplätze, feste Essenszeiten) ► Im Rahmen einer systematischen Verhaltensanalyse werden mit den Teilnehmern detailliert Auslösebedingungen des Eßverhaltens besprochen, um das Bewußtsein für besonders kritische Situationen zu stärken.
Modifikation des Problemverhaltens (Eßverhalten)	Einüben konkreter alternativer Verhaltensweisen im Umgang mit dem Essen.	► „Fit-Tricks" (z.B. Besteck zwischendurch niederlegen, gründlich kauen, Pausen einlegen).
Verstärkung	Verstärkung wird in Form von Selbst- und Fremdverstärkung eingesetzt. Dabei wird vor allem auf positive Verstärkung (= Belohnung) Wert gelegt. Bereits kleine Zwischenschritte sollen belohnt werden.	► Gewichtskurve zur Selbstverstärkung ► Selbstbelohnungskarte ► Token-Programm ► soziale Unterstützung durch Eltern und Personal
Ernährungsinformationen und Ätiologiewissen	Wissensvermittlung über günstige und ungünstige Nahrungsmittel sowie die Grundlagen der Entstehung und Aufrechterhaltung der Adipositas.	► Ampelwahl ► Erstellen einer systematischen Verhaltensanalyse zu den individuell bedeutsamen auslösenden und aufrechterhaltenden Bedingungen des Eßverhaltens.
Kontraktmanagement	Explizite Abmachung zwischen Therapeut und Patient über die vereinbarten Therapieziele und die von Therapeut und Patient einzuhaltenden Verhaltensschritte.	► Trainingsvertrag
kognitive Therapiemethoden	Hier sollen ungünstige, negative Gedanken und Gefühle im Zusammenhang mit der Ernährung sowie dem zu verändernden Eßverhalten thematisiert und durch realistische und günstige ersetzt werden.	► Gedankenstopp ► gedankliches Vorwegnehmen problematischer Situationen ► systematische Verhaltensanalyse zur Betrachtung von auslösenden Situationen und Folgen des Eßverhaltens ► Setzen realistischer Therapieziele („Gewichtskurve")
Selbstbehauptungstraining	Aufbau von sozialen Kompetenzen im Umgang mit kritischen Situationen, die dem von dem Klienten erlernten eigenbestimmten Eßverhalten widersprechen sowie Umgang mit negativen Interaktionssituationen.	► „Nein-sagen" ► Umgang mit Hänseleien

5.4.1 Sitzungsaufbau

Jede Trainingssitzung weist den gleichen Aufbau auf:

▶ Begrüßung und kurze Wiederholung der Sitzungsinhalte des letzten Treffens,

▶ Besprechen der Selbstbeobachtungsaufgaben mit anschließender Selbstbelohnung,

▶ Besprechen der Gewichtskurve,

▶ Vorstellen des Leitthemas der Sitzung nach kurzem Verweis auf den Trainingsplan,

▶ Bearbeiten der Sitzungsinhalte,

▶ Zusammenfassen der erarbeiteten Inhalte mit Gelegenheit zu Rückfragen und

▶ Besprechen der bis zum nächsten Termin zu erledigenden Übungen und Selbstbeobachtungsaufgabe.

Diese einzelnen Aspekte werden in jeder Sitzung abgehandelt. Logischerweise bilden die erste und letzte Sitzung eine Ausnahme. In der ersten Sitzung wird verstärkt auf den Aufbau einer förderlichen Gruppenatmosphäre geachtet und organisatorische Details erledigt, in der letzten Sitzung steht die Loslösung von der Gruppe und die Schaffung von Perspektiven für die weitere Zukunft im Vordergrund.

Dieses immer gleichbleibende Vorgehen gewinnt Ritualcharakter, an den sich die Teilnehmer sehr schnell gewöhnen und dadurch Sicherheit gewinnen. Auf diese Art und Weise lassen sich Ängste reduzieren und die Transparenz des Vorgehens wird erhöht. Ein strukturiertes Vorgehen bietet dabei den Vorteil, daß sowohl für den Trainer als auch die Teilnehmer ein bewährter Handlungsleitfaden vorliegt, der den Rahmen für eigene Ideen und Interessen bildet und damit Sicherheit vermittelt.

Während die Anfangsphase der ersten Sitzung zum Kennenlernen genutzt wird, sollte *zu Beginn jeder weiteren Trainingssitzung* an die vorhergehende angeknüpft werden, indem die Inhalte noch einmal angesprochen und Fragen geklärt werden. Auf diese Weise soll das Wissen der Kinder und Jugendlichen gefestigt werden. Besonders die erste Trainingssitzung konfrontiert die Teilnehmer mit vielen Informationen und Aufträgen, so daß sich der Trainer die Zeit nehmen sollte, auf Fragen und Verständnisschwierigkeiten einzugehen.

Bevor neue Inhalte angesprochen werden, steht die Besprechung der Übungen im Alltag und eine Auswertung des Selbstbeobachtungsprotokolls an. Der Trainer sollte genau erfragen,

▶ ob und wie Neuerlerntes im Alltag ausprobiert wurde und

▶ ob es Probleme dabei gab.

Die Erfahrungen sollten im einzelnen besprochen und zum Weitermachen ermutigt werden. Nur so kann sichergestellt werden, daß die Teilnehmer den Stellenwert der Beobachtung erkennen; zusätzlich erhalten sie kontinuierlich Feedback zu den erfolgten Lernfortschritten. Das Hauptinteresse bei der Beobachtungskarte liegt auf den konkreten Eßverhaltensweisen (den sogenannten Fit-Tricks). Die individuelle Besprechung der Protokolle ist besonders zu Beginn sehr wichtig, um die Teilnehmer für ihre Bemühungen zu verstärken und deren Bedeutung für das Training hervorzuheben. Es verdeutlicht darüber hinaus noch einmal, daß es nicht *die* Strategie im Umgang mit der Adipositas gibt, sondern jeder – mit der Unterstützung des Trainers – seinen eigenen Weg gehen muß.

Daran anschließend erfolgt die Selbstbelohnung in der Gruppe zusammen mit dem Trainer (vgl. unten). Dies unterstreicht nochmals, wie wichtig eine angemessene Selbstbeobachtung ist. Die Beobachtungskarte beinhaltet eine Reihe von „Fit-Tricks", die sukzessive von den Teilnehmern ausprobiert werden sollen. Diese werden als jeweiliges Ziel der Woche von den Kindern angekreuzt und *nur* diese Aufgabe auch protokolliert. Dieses Vorgehen bietet den Vorteil, daß alle Strategien einmal ausprobiert werden können und die Teilnehmer gleichzeitig nicht überfordert werden.

Die Besprechung der Gewichtskurve sollte ebenfalls zu Beginn jeder Stunde erfolgen. Eine ausführliche Einführung sollte möglichst im Vorfeld des Gruppentrainings erfolgen (vgl. Kap. 5.3.4); das praktische Vorgehen wird in Kapitel 6.1 erläutert.

Zuletzt sollte der Trainer die Verbindung zu den Inhalten der neuen Sitzung herstellen, indem er einen Überblick anhand des Trainingsplans und damit des entsprechenden Leitthemas gibt. Dies kann zum Beispiel so formuliert werden: „Unsere heutige Stunde beschäftigt sich mit dem Thema ‚Warum Du dick geworden bist und wie Du es ändern kannst'. Nachdem wir uns mit gesunder Ernährung beschäftigt haben, wird es heute um die Gründe für Übergewicht und die Folgen von Diäten gehen. Dazu stelle ich euch eine einfache Methode vor, wie ihr euer Gewicht ins Lot bringen könnt." Auf diese Weise werden die Sitzungen übersichtlich und für alle Beteiligten vorhersehbar.

Zum Abschluß jeder Trainingssitzung faßt der Trainer die Inhalte der Sitzung noch einmal zusammen. Alternativ hat es sich auch an, einen der Teilnehmer zu bitten, kurz die wichtigsten Aspekte zu resümieren. Das hat den Vorteil, daß aufgetretene Mißverständnisse sofort aus dem Weg geräumt werden können.

Die anderen Teilnehmer erhalten die Aufgabe, für sie wesentliche Gesichtspunkte zu ergänzen.

Im Anschluß daran soll die Übungsaufgabe („Ziel/Fit-Trick der Woche") benannt und gleichzeitig von den Teilnehmern auf ihrem Bogen angekreuzt werden. Hier bietet sich ein Hinweis auf die Besprechung in der nächsten Stunde an. „Merkzettel" (vgl. Arbeitsblätter 22, 26, 31, 36, 40) erleichtern für die Teilnehmer den Überblick darüber, welche Aufgaben bis zur nächsten Sitzung anstehen.

Die Durchführung der ersten Trainingsstunde bedarf ohne einen Erstkontakt (vgl. Kap. 5.3.4) mehr Zeit als die generell vorgesehenen eineinhalb Stunden, da alle Materialien genau eingeführt werden müssen. Dies sollte der Trainer einplanen.

Grundsätzlich empfiehlt es sich bei der Durchführung des Trainings, nach etwa der Hälfte der Zeit eine kleine Auflockerungsübung einzustreuen. Diese sollte aktiv gestaltet sein und die Aufmerksamkeitskapazität der Teilnehmer erhöhen. Aktive Spiele haben zudem den Vorteil, daß die Kinder und Jugendlichen neue Bewegungsspiele für den Alltag kennenlernen. Je nach den Gegebenheiten bieten sich „Wattepusten", „stille Post", eine Riechprobe oder Teekochen an. Sollte eine Entspannung erforderlich werden, können Ruhebilder eingesetzt werden. In jedem Fall ist eine Ablenkung vom Thema erforderlich, um die Aufmerksamkeit und Leistungsfähigkeit der Teilnehmer zu erhalten.

Vor allem im stationären Kontext ist ein Training häufig eine der wenigen Gelegenheiten, bei denen die Teilnehmer in einer festen Gruppe über spezifische Probleme (z.B. im Klinikalltag) reden können. Um strukturiert die Trainingsinhalte bearbeiten zu können, bietet es sich an, eine etwa zehnminütige „Aktuelle Runde" an das Programm anzuhängen, die ein offenes Gesprächsangebot darstellt.

5.4.2 Inhalte

Die Trainingssitzungen sind eng aufeinander bezogen und sollten in der vorgegebenen Abfolge durchgeführt werden. Einzelne Übungen und Inhalte sind jedoch austauschbar oder können ausgelassen werden. Liegt beispielsweise ein gutes Ernährungswissen der Trainingsteilnehmer vor, reicht es aus, die wesentlichen Aspekte kurz zu referieren. Entscheidend ist die Anpassung der Inhalte an die Bedürfnisse der Gruppe. Vor allem sollten angesprochene Themen der Teilnehmer und aktuelle Vorkommnisse vom Trainer aufgegriffen und berücksichtigt werden.

Der inhaltliche Aufbau der Sitzungen orientiert sich daran, daß erst Wissen vermittelt und die Wahrnehmung geschult werden müssen, bevor weitere Bereiche wie der Aufbau sozialer Kompetenz bearbeitet werden können. Wissen und Wahrnehmung bilden die zentrale Interventionsbasis. Abbildung 22 verdeutlicht dies. Dies bedeutet nicht, daß sämtliche Wissensaspekte in den ersten beiden Sitzungen abgehandelt werden, sondern jede Sitzung beinhaltet Wissenselemente. Im Fortschreiten des Trainings wird jedoch dieser Anteil immer geringer und Fragen der Übertragung des Gelernten auf den Alltag sowie des Umgangs mit psychosozialen Problemen gewinnen zunehmend an Bedeutung. Auf diese Weise soll gewährleistet werden, daß die Teilnehmer den nötigen Wissenshintergrund besitzen, um den Sinn und Zweck alternativer Verhaltensweisen nachvollziehen und persönliche Themen (wie zum Beispiel Umgang mit Hänseleien) bearbeiten zu können. Zum Abschluß des Trainings muß folgendes gemeinsam besprochen werden:

▶ Welche persönlichen Ziele sollen weiter verfolgt werden?
▶ Wie kann man mit Rückschlägen und Mißerfolgen umgehen?

Die inhaltlichen Schwerpunkte der einzelnen Sitzungen sind somit zu Beginn stärker durch Wissensaspekte geprägt, wobei durch diese *Wissensvermittlung* das Training zunächst wenig bedrohlich wirkt. Durch diesen Aufbau soll die Bereitschaft zur Selbstöffnung vergrößert werden, so daß die folgenden, eher persönlichen Trainingsinhalte effektiver bearbeitet werden können. Darüber hinaus gelten die Vermittlung von Krankheits- und Behandlungswissen als Eckpfeiler, auf deren Grundlage eine Verhaltensmodifikation erst möglich wird. Bei der Wissensvermittlung im Rahmen eines verhaltenstherapeutischen Trainings

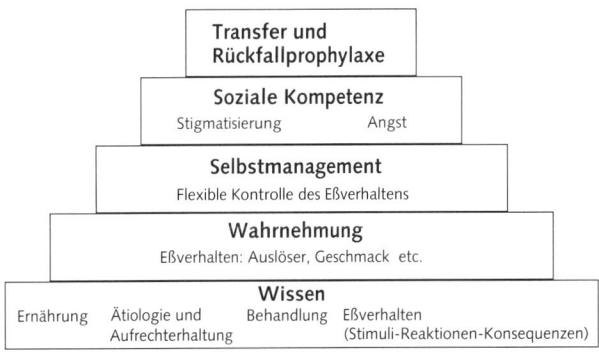

Abbildung 22: Grobstruktur des Trainingsaufbaus

stehen krankheitsbezogene und verhaltensrelevante Inhalte im Vordergrund, die

▸ altersangemessen,
▸ übersichtlich und
▸ attraktiv gestaltet sein müssen.

Für das Adipositastraining erscheint die Vermittlung von Ernährungswissen dringend notwendig. Häufig haben die Teilnehmer im Schulunterricht keine Ernährungskunde, sie verwechseln Informationen über verschiedene Nahrungsmittel, erhalten über die Medien sehr viele divergierende Empfehlungen und sind durch die Werbung auf die Betrachtung nur eines Bestandteiles einer Speise fixiert (z.B. nur auf die Vitamine in einem Bonbon, ohne über den Zuckeranteil informiert zu sein). Das Wissen über eine gesunde Ernährung wird als Basis für ein angemessenes Eßverhalten erachtet. Da jedoch die ersten beiden Sitzungen viel neues Wissen beinhalten und daher das Training verschult wirken kann, sollte der Trainer dies ansprechen und die Teilnehmer explizit dazu auffordern, Fragen zu stellen und sich aktiv zu beteiligen. So kann ein Vortragsstil verhindert werden.

Nach den beiden ersten, hauptsächlich durch Wissensvermittlung geprägten Trainingssitzungen wird in der dritten ein neuer inhaltlicher Abschnitt eingeleitet: die *Veränderung des Eßverhaltens*. Zu diesem Zweck kommt eine grundlegende Vorgehensweise verhaltenstherapeutischen Arbeitens zum Tragen: die Erstellung einer Verhaltensgleichung. Eine Veränderung des Eßverhaltens setzt die Kenntnis der zugehörigen Verhaltensgleichung voraus. Das SORKC-Schema nach Kanfer (Stimulus-Organismusvariable-Reaktion-Kontingenz-Konsequenz; vgl. Kanfer, Reinecker & Schmelzer, 1996) stellt die klassische Form der Verhaltensgleichung dar. Daran angelehnt soll in diesem Training eine einfache Verhaltensgleichung mit den Bestandteilen Stimuli-Reaktionen-Konsequenzen verwendet werden (vgl. Kap. 6.3).

Bezogen auf das Thema Adipositas stellt die Verhaltensgleichung demnach folgende Bestandteile in den Vordergrund:

▸ Welche Situationen lösen bei uns Eßverhalten aus (= Stimuli)? Hierunter fallen beispielsweise Hunger und Appetit, aber auch Streß oder Langeweile.
▸ Wie sieht unser Eß- und Trinkverhalten aus (= Reaktion)? Essen wir schnell oder langsam, legen wir Pausen ein, wo essen wir, um nur einige Beispiele zu nennen.
▸ Wie wirkt sich das Eßverhalten auf uns aus (= Konsequenz)? Hier sind sowohl positive (z.B. Sättigung oder Zufriedenheit), aber auch negative Konsequenzen (z.B. Gewichtszunahme oder Schamgefühl) zu bedenken. Zusätzlich können Konsequenzen danach unterschieden werden, ob sie unmittelbar oder zeitverzögert folgen.

Mit den Kindern und Jugendlichen soll eine allgemeine Verhaltensgleichung erarbeitet und für jeden Teilnehmer eine individuelle Formel für eine ausgewählte Situation abgeleitet werden. Nachfolgend wird ein erster Bestandteil der Verhaltensgleichung, die „Folgen", näher betrachtet. In der darauffolgenden Trainingsstunde werden die übrigen Gleichungsbestandteile („Stimuli" und „Reaktion") im einzelnen besprochen und damit Veränderungsmöglichkeiten aufgezeigt. Ziel ist es, die Kinder und Jugendlichen für die oftmals automatischen Abläufe zu sensibilisieren und negative Konsequenzen von unangemessenen Verhaltensweisen zu verdeutlichen. Gleichzeitig werden Alternativen vermittelt, die langfristig zu positiven Folgen (stabiler Gewichtsverlust, Zufriedenheit mit dem eigenen Körper) führen.

Es ist zentral für das Schulungskonzept, Zusammenhänge zwischen Auslösern, Reaktionen und Folgen aufzuzeigen, und damit den Kindern und Jugendlichen zu ermöglichen, sich weniger hilflos zu fühlen und anhand erlernter Techniken aktiv ihr Verhalten zu steuern; dies ist entscheidend für das angestrebte Selbstmanagement. Die Eßverhaltensformel ist auch auf das Trinkverhalten anwendbar; zudem ergeben sich ähnliche Gleichungsinhalte für den Nikotin- oder Alkoholkonsum.

Das fünfte und damit vorletzte Treffen der Trainingsgruppe hat einen ganz besonderen Stellenwert in diesem Training. Da der Vertrauensaufbau zwischen Therapeut und Gruppe zu diesem Zeitpunkt weit fortgeschritten sein wird, können die Themen *Selbstakzeptanz und Selbstsicherheit* behandelt werden. Diese Themen sprechen die Teilnehmer außerordentlich an, denn die psychosozialen Folgen werden – im Vergleich zu den medizinischen Risiken – häufiger und stärker empfunden. Dies trifft vor allem auf adipöse Kinder und Jugendliche zu, die freiwillig an der Maßnahme teilnehmen. Die Besprechung dieser Inhalte ist zentral, denn Studien an adipösen Kindern und Jugendlichen haben gezeigt, daß fast alle Betroffenen negative soziale Erfahrungen machen (vgl. Buchholz, 1998; Warschburger, 1998a). Zudem besteht die Gefahr, daß durch psychosoziale Belastungen unangemessenes Eßverhalten verstärkt wird und die Kinder und Jugendlichen in einen Teufelskreis aus Essen und Frustationen geraten.

Zentrale Trainingsziele beziehen sich auf die Aktivierung vorhandener Ressourcen, die Stärkung des Selbstwertgefühls sowie die Einübung selbstsicheren Verhaltens. Wenn auch die Bearbeitung der Ziele für die Teilnehmer zunächst bedrohlich und unangenehm erscheint, so fühlen sie sich erfahrungsgemäß doch angesprochen und können sich nach kurzer Zeit auf die Thematik einlassen. Abgerundet wird das Training mit dem Thema „Transfer und Rückfallprophylaxe". Diese Aspekte werden mit den Teilnehmern ausführlich in der letzten Sitzung bearbeitet, damit die erzielten Verhaltensänderungen auch nach dem Training stabil bleiben.

5.4.3 Selbstmanagement

Wie bereits ausgeführt (vgl. Kap. 5.2) ist der Aufbau von *Selbstmanagementfertigkeiten* ein zentrales Ziel der Schulung. Daher sollen kurz die wichtigsten Aspekte dieses Ansatzes verdeutlicht werden. Abbildung 23 stellt das 7-Phasen-Modell des diagnostisch-therapeutischen Prozesses dar. Daran wird ersichtlich, daß die hier vorgeschlagene Struktur des Trainings sich in den Phasen 1 bis 7 des Phasenmodells wieder findet. Auf die Phase 6 „Evaluation therapeutischer Fortschritte" wurde in Kapitel 3 näher eingegangen.
Die Phase 5 bezieht dabei vor allem Selbstmanagementfertigkeiten mit ein. Das Selbstmanagement setzt sich aus drei Teilschritten (vgl. Abb. 24) zusammen:

▶ Selbstbeobachtung,
▶ Selbstbewertung und
▶ Selbstverstärkung.

Diese Schritte werden einzeln mit den Teilnehmern eingeübt, damit sie später eigenständig in der Lage sind, ihr Verhalten den jeweiligen Gegebenheiten anzupassen.
Die *Selbstbeobachtung* dient der genauen Erfassung und Analyse der reaktionskontingenten Bedingungen. Damit wird erreicht, daß dem Beobachter die Auslöser seines Verhaltens und das Verhalten selbst direkt bewußt werden. Dies ist zentral, da viele Prozesse automatisch ablaufen und die Abläufe erst genau beobachtet werden müssen, um im nächsten Schritt die Konsequenzen zu bewerten sowie die Abläufe zu verändern. Zudem wird gleichzeitig durch die Protokollierung das zu verändernde Verhalten positiv beeinflußt. Die Selbstbeobachtung des Eßverhaltens wird an den Anfang des Trainings gestellt, da sie die Voraussetzung für die weiteren Trainingsschritte darstellt: den Teilnehmern sollen ihre Eßgewohnheiten bewußt

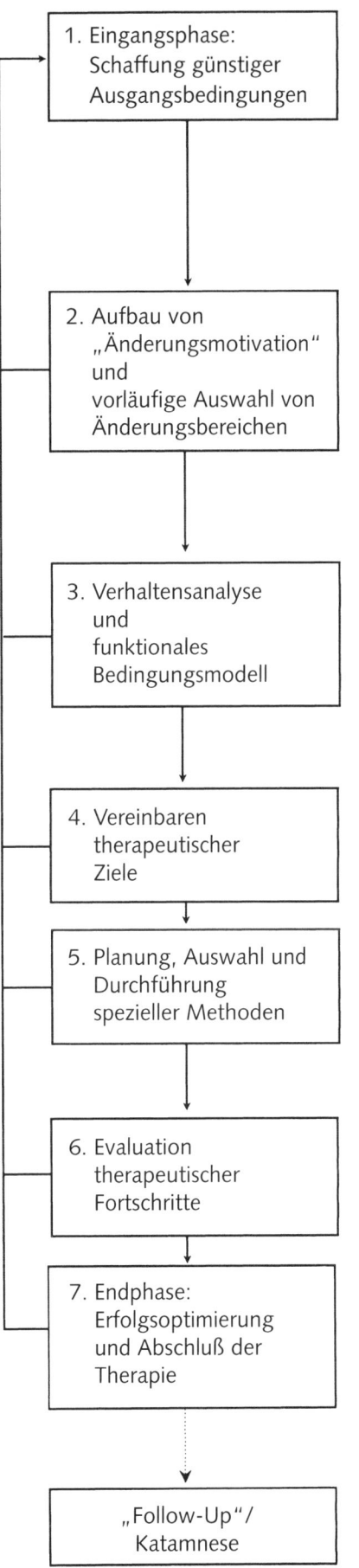

Abbildung 23:
Das 7-Phasen-Modell des diagnostisch-therapeutischen Prozesses (modifiziert nach Kanfer et al., 1996; S. 139)

werden, um daraufhin das Wann und Wie des Eßverhaltens verändern zu können. In diesem Sinn leitet das Arbeitsblatt „Meine Beobachtungskarte" die Teilnehmer zur Selbstbeobachtung an. Das Arbeitsblatt wurde als Tagebuch konzipiert, das die Kinder und Jugendlichen täglich ausfüllen sollen. Tagebücher haben sich in der psychologischen Forschung zur Selbstbeobachtungsschulung bewährt und werden in vielen Bereichen eingesetzt (vgl. Seiffge-Krenke, Scherbaum & Aengenheister, 1997; Warschburger, 1998b). Die genaue Einführung für die Teilnehmer ist in der ersten Trainingssitzung beschrieben. Der Trainer sollte darüber hinaus nach jedem Training die Selbstbeobachtungskarten der letzten Woche einsammeln, durchsehen und später für die Trainingsmappe wieder austeilen, um die Wichtigkeit dieser Übung zu betonen. In jeder Woche müssen neue Arbeitsblätter an die Kinder und Jugendlichen verteilt werden.

Mit Hilfe dieser Tagebücher lernen die Teilnehmer im Laufe des Trainings auch, sich *selbst zu bewerten*. Hierzu dienen auch die zusätzlichen Fragen nach dem Appetit und den dann initiierten Verhaltensweisen. Die Tagebücher werden jede Woche besprochen, so daß die Kinder und Jugendlichen kontingent Rückmeldung erhalten. Zusätzlich bietet das Training wichtige Hinweise auf günstiges und ungünstiges Verhalten (z.B. anhand systematischer Verhaltensanalysen), so daß die Teilnehmer zunehmend lernen, ihr eigenes Verhalten selbständig zu bewerten.

Als letzter Schritt folgt die *Selbstverstärkung*, die mit der Hilfe eines Tokenprogramms umgesetzt wird. Der Einsatz solcher Eintausch-Verstärker (Token-Economies) wird gerade auch im Bereich der verhaltenstherapeutischen Arbeit mit Kindern und Jugendlichen eingesetzt, um die Motivation zu steigern (vgl.

Petermann, 1997). Ein Token ist ein Tauschobjekt im Sinne eines generalisierten konditionierten Verstärkers. Die Kinder und Jugendlichen sammeln diese Tokens, um sie anschließend gegen eine vorher vereinbarte Belohnung einzutauschen. Dabei ist wichtig, daß

▸ vorher klar definiert wird, wie die Zielverhaltensweise aussieht (z.B. verzichten auf Nachtisch),
▸ wie viele Tokens dafür erworben werden (z.B. ein Token),
▸ wie viele Tokens nötig sind, die gegen die vorher vereinbarte Belohnung eingetauscht werden können.

Als Tokens werden im Training die Smilies der Belohnungskarte verwandt (vgl. Arbeitsblatt 21).

Die Kinder dürfen sich selbst:
▸ für das Führen der Beobachtungskarte einen Smilie,
▸ für das zusätzliche Ausprobieren des Verhaltenstricks einen weiteren Smilie auf der „Smiliekarte" markieren.

Zudem können
▸ ein Smilie für gute Mitarbeit, das heißt Aufmerksamkeit und Ansprechbarkeit, während der Trainingssitzung oder
▸ zwei Smilies für die sehr gute, aktive Mitarbeit „verdient" werden.
Wie gut die Mitarbeit war, wird mit den Kindern und Jugendlichen gemeinsam bewertet.

Die Smilies können ab einer vorher festgelegten Anzahl gegen einen primären Verstärker (z.B. einen Kinobesuch oder eine Nachtwanderung) „eingetauscht" werden; das heißt, daß die Smiliekarte dem Trainer vorgelegt wird. Die Anzahl der erforderlichen Smilies für die Belohnung ist individuell festzulegen. Im stationären Rahmen wurde beispielsweise ein Kinobesuch mit dem Trainer gewählt; der verlängerte Ausgang fand nach der fünften Sitzung statt und es waren mindestens zwölf Tokens erforderlich. Als Verstärker soll eine tatsächliche Belohnung für die Kinder und Jugendlichen ausgeteilt werden, die von den gegebenen Bedingungen abhängen kann. Entsprechende Verstärkerlisten liegen bereits vor (vgl. Petermann & Petermann, 1997). Der Trainer sollte mit den Teilnehmern überlegen, welche Belohnungen möglich und attraktiv sind. Die Verstärker können auch individuell gewählt und zum Beispiel die Eltern miteinbezo-

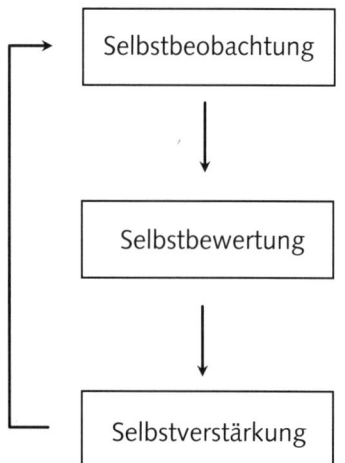

Abbildung 24: Komponenten des Selbstmanagements

gen werden; soziale Verstärker sind dabei materiellen vorzuziehen.

Eine weitere soziale Verstärkung kann darin bestehen, daß mit den Teilnehmern als Belohnung für ihre Trainingsmitarbeit ein gemeinsames Essen (inkl. der Zubereitung) in Aussicht gestellt wird. Darüber hinaus kann generell ein gemeinsames Kochen und Essen die Wirksamkeit des Trainings unterstützen, da die entsprechenden Verhaltensweisen „in vivo" geübt werden.

5.4.4 Einübung im Alltag

Im stationären Rahmen bietet sich eine „Freie-Essenswahl-Woche" an, damit den Kindern und Jugendlichen stärkere Eigenverantwortung für ihre Ernährung übertragen wird. Eine solche Wahlwoche muß vor- und nachbesprochen werden. Bei der Vorbesprechung muß

▸ angekündigt werden, von wann bis wann die Wahlwoche stattfinden wird und
▸ der Sinn einer freien Wahl verdeutlicht werden.

Dabei ist es zentral herauszustellen, daß die „Wahl-Woche" eine Art Bewährungsprobe darstellt und man zeigen kann, was man gelernt hat. Der Druck, alles perfekt zu machen, kann dadurch gelindert werden, daß nochmals darauf hingewiesen wird, daß jedes Verhalten schrittweise eingeübt werden muß. Als Anreiz kann den „erfolgreichen Teilnehmern" zum Beispiel eine weitere freie Essenswahl-Woche in Aussicht gestellt werden. Als Erfolg gilt, wenn die Kinder und Jugendlichen auch weiterhin abnehmen. Während der Wahlwoche ist es sinnvoll, die Speisen und Getränke wahrheitsgemäß zu notieren (vgl. Arbeitsblatt 43). Nur auf diese Weise kann jeder selbst nachvollziehen, warum die freie Nahrungswahl funktioniert hat oder nicht. Eine Besprechung der Wahlwoche sollte folgende Aspekte beachten:

▸ „Habt ihr an das Ausfüllen der Bögen zur Wahlwoche gedacht?"
▸ „Gab es Schwierigkeiten, sich günstig zu verhalten?"

Wenn Probleme auftraten, sollten die Teilnehmer um Rat gefragt werden, die keine Schwierigkeiten hatten.

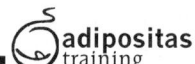

Protokoll

Ich heiße _____ ausgefüllt vom _____ bis _____

Das habe ich heute gegessen und
getrunken (bitte ankreuzen!):

Mahlzeiten	Speisen und Getränke	Wieviel genommen?	Wie sehr gemocht?	Gehört zu welchem Ampelbereich?
		0 = gar nichts 1 = eine Portion 2 = zwei Portionen 3 = mehr als zwei P.	☺ ☺ ☺ ☺ ☺ 1 2 3 4 5	1 = rot 2 = gelb 3 = grün
Frühstück	_____	0 1 2 3	1 2 3 4 5	1 2 3
	_____	0 1 2 3	1 2 3 4 5	1 2 3
	_____	0 1 2 3	1 2 3 4 5	1 2 3
	_____	0 1 2 3	1 2 3 4 5	1 2 3
	_____	0 1 2 3	1 2 3 4 5	1 2 3
	_____	0 1 2 3	1 2 3 4 5	1 2 3
zwischen-durch	_____	0 1 2 3	1 2 3 4 5	1 2 3
	_____	0 1 2 3	1 2 3 4 5	1 2 3
	_____	0 1 2 3	1 2 3 4 5	1 2 3
Mittagessen	_____	0 1 2 3	1 2 3 4 5	1 2 3
	_____	0 1 2 3	1 2 3 4 5	1 2 3
	_____	0 1 2 3	1 2 3 4 5	1 2 3
	_____	0 1 2 3	1 2 3 4 5	1 2 3
	_____	0 1 2 3	1 2 3 4 5	1 2 3
	_____	0 1 2 3	1 2 3 4 5	1 2 3
zwischen-durch	_____	0 1 2 3	1 2 3 4 5	1 2 3
	_____	0 1 2 3	1 2 3 4 5	1 2 3
	_____	0 1 2 3	1 2 3 4 5	1 2 3
Abendessen	_____	0 1 2 3	1 2 3 4 5	1 2 3
	_____	0 1 2 3	1 2 3 4 5	1 2 3
	_____	0 1 2 3	1 2 3 4 5	1 2 3
	_____	0 1 2 3	1 2 3 4 5	1 2 3
	_____	0 1 2 3	1 2 3 4 5	1 2 3
	_____	0 1 2 3	1 2 3 4 5	1 2 3
Sonstiges	_____	0 1 2 3	1 2 3 4 5	1 2 3
	_____	0 1 2 3	1 2 3 4 5	1 2 3
	_____	0 1 2 3	1 2 3 4 5	1 2 3

6 Das Trainingsmanual

In den nun folgenden Kapiteln werden die sechs Trainingssitzungen vorgestellt, indem zuerst für jede Sitzung ein Überblick zu den Zielen, den Inhalten und den Materialien präsentiert und nachfolgend das praktische Vorgehen beschrieben wird. Die nach jedem Sitzungsblock abgedruckten Arbeitsblätter runden die Darstellung der jeweiligen Sitzung ab. Soweit sinnvoll, wurden die Instruktionen wörtlich abgedruckt. Diese Formulierungen sollen eine Orientierung für das praktische Vorgehen bieten. Die genaue Wortwahl muß immer der jeweiligen Gruppe angepaßt und natürlich auf den persönlichen Stil des Trainers abgestimmt werden. Die von uns vorgeschlagenen Formulierungen waren für die Teilnehmer gut verständlich und wurden hervorragend akzeptiert (vgl. Kap. 8.5).

Die Teilnehmer sollten für jede Sitzung das Arbeitsmaterial auf einmal ausgehändigt bekommen und in einer Trainingsmappe sammeln. Diese Trainingsmappe kann in einem handelsüblichen Schnellhefter aufbewahrt werden; so sind die Materialien geschützt, da die Mappe über das Training hinaus genutzt werden soll.

6.1 Erste Trainingssitzung

Die erste Sitzung dient in erster Linie dem gegenseitigen Kennenlernen und dem Aufbau realistischer Erwartungen an das Programm. Es soll ein Vertrag zwischen dem Trainer und jedem Teilnehmer geschlossen werden, um die aktive Mitarbeit zu gewährleisten; Selbstbeobachtungskarten unterstützen diesen Prozeß. Inhaltlich konzentriert sich die Sitzung auf den Ernährungskreis und dessen Bedeutung für die tägliche Ernährung sowie die Einführung der „Ampelbereiche", die eine neue Einteilung der Nahrungsmittel hinsichtlich ihres Energiegehalts darstellen.

Tabelle 10 gibt eine Übersicht über das Vorgehen in der ersten Trainingssitzung. Bei der Beschreibung des Vorgehens werden globale Ziele, konkrete Inhalte und Materialien unterschieden. Jede Trainingssitzung ist nach diesem Muster aufgebaut und dient dem Leser zur groben Orientierung .

Sich Kennenlernen

Praktisches Vorgehen

Zu Beginn eines Gruppentrainings ist es erforderlich, daß sich die Teilnehmer kennenlernen. Nachdem der Trainer sich selbst kurz vorgestellt hat (Beruf, Erfahrungen mit der Behandlung Übergewichtiger), erfragt er den Namen, das Alter, den Wohnort und die Freizeitinteressen jedes Teilnehmers. Darüber hinaus sind die bisherigen Erfahrungen der Kinder und Jugendlichen mit dem Abnehmen und die Erwartungen an das Training für die weitere Arbeit wichtig. Die Kinder und Jugendlichen sollen nach ihren Erwartungen befragt werden, um bereits im Vorfeld unrealistische Vorstellungen abzubauen. Daher sollte der Trainer Papier und Stift bereithalten, um die genannten Erwartungen zu notieren. Beim Besprechen des Trainingsplans soll dann auf diese eingegangen werden.

Tips zum praktischen Vorgehen

Es ist hilfreich, wenn der Trainer sich einen kleinen Merkzettel mit den Punkten erstellt, die erfragt werden sollten. Wenn ein Teilnehmer einige Aspekte beim Vorstellen ausläßt, dann erinnert der Trainer ihn daran.

Die Vorstellungsrunde sollte sich an den Bedürfnissen der Teilnehmer orientieren. So kann es für diese langweilig werden, wenn die Teilnehmer sich im stationären Rahmen schon näher kennen und die Informationen, die vom Trainer erfragt werden, schon bekannt sind. Der Trainer sollte diesen Aspekt beachten und gegebenenfalls die Vorstellungsrunde verkürzen.

Bei jüngeren Kindern kann das Kennenlernen durch einen Ball, der weitergegeben oder zugeworfen wird, aufgelockert werden. Bei älteren Teilnehmern bietet es sich an, die Vorstellungsrunde in Form von „Interviews" durchzuführen, indem immer ein Teilnehmer einen anderen zu den vorgegebenen Aspekten (Name, Alter, Wohnort, Hobbies) befragt und der Rest der Gruppe zuhört. Der Trainer fragt dann zum Abschluß des jeweiligen Interviews noch nach den Erfahrungen mit Diäten und nach den Erwartungen an das Training. Dies lockert die Vorstellungsrunde auf und macht den Jugendlichen meist viel Spaß.

Tabelle 10: Vorgehen in der ersten Trainingssitzung

Ziele	Inhalte	Materialien
innerhalb der Sitzung		
Vertrauensaufbau und Struktur-gebung	► Sich Kennenlernen ► Verhaltensregeln	► Selbsterstellter Merkzettel ► Wandtafel (Flip Chart)
Stärken der Motivation und Aufbau realistischer Erwartungen	► Trainingsplan und Trainings-vertrag	► Trainingsmappe und Deckblatt ► „Trainingsplan" (Arbeitsblatt 1) ► „Trainingsvertrag" (Arbeitsblatt 2)
Vermitteln von Ernährungs-wissen	► Ernährungskreis ► Ampelbereiche	► „Der Ernährungskreis" (Arbeitsblatt 3) ► Grüner, gelber, roter Tonkarton als Unterlage und als Kärtchen ► Nahrungskärtchen (Arbeitsblätter 4–5) ► „Ampelbereiche" (Arbeitsblätter 6–11) ► „Dein Tagesmenue" (Arbeitsblatt 12) ► „Deine täglichen Portionen" (Arbeitsblatt 13) ► „Ampelwahl" (Arbeitsblätter 14–16)

Einführen in die Rolle der Selbst-wahrnehmung und in die Fertig-keiten zum Selbstmanagement	► Abschluß mit
	  ► Selbstbeobachtung
	  ► Gewichtskurve
	  ► Selbstbelohnung
	    (vgl. Kap. 5.4.1)
		► „Meine Beobachtungskarte" (Arbeitsblät-ter 17–18)
		► „Meine Gewichtskurve" (Arbeitsblätter 19–20)
		► „Belohnungskarte" (Arbeitsblatt 21)
		► „Merkzettel" (Arbeitsblatt 22)

außerhalb der Sitzung		
Aufbau von Fertigkeiten zum Selbstmanagement	► Selbstbeobachtung (vgl. oben) ► Gewichtskurve (vgl. oben)	► „Meine Beobachtungskarte" ► „Meine Gewichtskurve"

Verhaltensregeln

Praktisches Vorgehen

Für das gemeinsame Arbeiten ist es wichtig, daß sich die Teilnehmer an gewisse Regeln halten. In diesem Training sollen drei verbindliche Regeln für die gemeinsame Arbeit in der Gruppe festgelegt werden, die für die Dauer des Trainings für jeden Teilnehmer gelten. An einer Wandtafel kann der Trainer Vorschläge von den Teilnehmern sammeln und diese um eigene Vorschläge ergänzen.

Beispiele für zentrale Gruppenregeln:

► Es spricht immer nur einer!
► Handzeichen geben, wenn man etwas sagen will!
► Wir bleiben beim Thema!
► Wir sind freundlich zueinander!
► Wir helfen einander!
► Wir lachen niemanden aus!

Die Vorschläge werden ohne Wertung gesammelt und in der Gruppe abgestimmt. Jeder Teilnehmer besitzt drei Punkte, die er auf eine oder mehrere Regeln verteilen kann. Es werden die drei Regeln ausgewählt, die

die meisten Punkte erhalten haben. Diese gelten ab sofort für die Gruppe. Zur Erinnerung werden sie im Trainingsraum gut sichtbar aufgehängt, so daß bei Bedarf vom Trainer oder auch von den Teilnehmern darauf hingewiesen werden kann.

Tips zum praktischen Vorgehen

Im Gruppentraining sollten alle für die Einhaltung der Regeln verantwortlich sein. Zum einen, indem sie Vorbild sind, zum anderen, indem sie bei Mißachtung darauf hinweisen. Der Trainer sollte besonders am Anfang des Gruppentrainings lobend auf die Beachtung der Regeln eingehen, um sie zu etablieren.

Trainingsplan und Trainingsvertrag

Praktisches Vorgehen

Nachdem die Teilnehmer in der Vorstellungsrunde ihre Erwartungen an das Training dargelegt haben, müssen diese durch die Präsentation der tatsächlichen Trainingsinhalte bestätigt und gegebenenfalls korrigiert werden. Die Trainingsinhalte können von verschiedenen Teilnehmern vorgelesen und vom Trainer kurz erläutert werden. Auf diese Weise kann das weitere Vorgehen für die Teilnehmer strukturiert werden. Im Anschluß daran sollte ein Trainingsvertrag abgeschlossen werden, um das Arbeitsbündnis für das Training zu festigen. Ein solcher Vertrag ist schriftlich zu fixieren, um die Verbindlichkeit zu erhöhen und die Motivation zu stärken.

„Bevor wir nun richtig anfangen, sollte jeder von euch noch einen Vertrag unterzeichnen. In diesem Vertrag versichert ihr, daß ihr dieses Training mit den ausgehandelten Regeln mitmacht, und der Trainer unterschreibt im Gegenzug ebenfalls. Lest euch den Vertrag bitte einmal durch! ... Wenn ihr dem zustimmen könnt, dann unterschreibt den Vertrag. Ich werde ihn gegenzeichnen, so daß er dann ab sofort für uns gültig ist."

Tips zum praktischen Vorgehen
Am besten werden zwei Formulare ausgegeben: ein Formular für den Teilnehmer und eins für den Trainer, um die Verbindlichkeit der Abmachung zu steigern.

Ernährungskreis

Praktisches Vorgehen
Im Mittelpunkt steht das „Was" der Ernährung. Die Teilnehmer sollen nicht mit Wissen überfrachtet werden, sondern die notwendigen Informationen hinsichtlich einer gesunden Ernährung erhalten. Dabei reichen die Grundzüge aus, die in dem Ernährungskreis der Deutschen Gesellschaft für Ernährung (DGE) angegeben sind. Die tägliche Auswahl der Nahrungsmittel sollte sich an dieser Checkliste orientieren. Die Teilnehmer erhalten so einen groben Ernährungs-Fahrplan für den Alltag, der unter dem Motto steht: „abwechslungsreich, wenig Fett und wenig Zucker". Dieser Schritt kann wie folgt eingeleitet werden:

„In unserem Training wird es anfangs hauptsächlich darum gehen, *was* und *wie* wir essen und trinken. Zuerst einmal betrachten wir das *Was*. Dabei hilft uns der Ernährungskreis. Wer kennt den schon? ... Was soll er uns sagen? ... Der Ernährungskreis ist die Checkliste für jeden Tag: Aus jedem der hier dargestellten Bereiche soll unterschiedlich viel gegessen werden. Wir besprechen diesen Kreis jetzt genauer. Ihr solltet euch das, was euch wichtig erscheint, auf eurem Bogen notieren, damit ihr es nicht vergeßt."

Der Trainer sollte alle sieben Bereiche, beginnend mit den Getreideprodukten, im Uhrzeigersinn einzeln durchgehen und mit den Teilnehmern die Nahrungsmittel des Ernährungskreises, ihre Bestandteile und

deren Funktionen anhand der folgenden Fragen erarbeiten:

▸ Welche Nahrungsmittelgruppe stellt dieses Stück des Ernährungskreises dar?
▸ Welche Lebensmittel gehören zum Beispiel dort hinein?
▸ Welches sind die Bestandteile, die diese Nahrungsmittelgruppe auszeichnen?
▸ Warum sind diese Bestandteile für unseren Körper wichtig?

Die wichtigsten Hintergrundinformationen zum Ernährungswissen befinden sich im Exkurs zur gesunden Ernährung in Kapitel 4.3. Die Teilnehmer sollen anschließend mit eigenen Worten die wichtigsten Informationen zusammenfassen. Fazit sollte sein:

„Unser täglicher Speiseplan ist abwechslungsreich, wenn wir aus allen sieben Gruppen in der richtigen Menge auswählen, wie das die Größe der Stücke schon andeutet: Aus den Bereichen 1 bis 5 soll reichlich ausgewählt werden, mit den Gruppen 6 und 7 muß man vorsichtig sein, da diese unserem Körper sehr viel Energie liefern. Fleisch kann gut gegen Fisch oder Hülsenfrüchte eingetauscht werden. Frische Lebensmittel sind generell zu bevorzugen.
Wenn ihr also in Gedanken die Nahrungsmittel, die ihr innerhalb eines Tages zu euch genommen habt, auf ein rundes Tablett legt, dann sollte das ähnlich wie im Ernährungskreis aussehen. Die Hälfte aller Nahrungsmittel, die wir täglich zu uns nehmen, sollte aus den drei Bereichen Gemüse, Obst und Getränke stammen. Wenn wir dies beachten, dann stärken wir unsere Leistungsfähigkeit, erhalten unsere Gesundheit und sorgen für eine ausgewogene Ernährung. Generell kann euch dabei auch das folgende Motto helfen: wenig Fett und Zucker!"

Somit wird den Teilnehmern Wissen über eine gesunde Mischkost vermittelt.

Tips zum praktischen Vorgehen
Der Trainer sollte die Teilnehmer möglichst viel eigenes Wissen ausführen lassen, um die Aufmerksamkeit zu erhöhen, Frontalunterricht zu vermeiden und vor allem einen Eindruck über deren Ernährungsweisen und Gepflogenheiten zu erhalten. Falsche oder unklare Aussagen können vom Trainer dann direkt richtiggestellt werden. Auch solche Aussagen sollten gelobt werden im Sinne von „Gut, daß du das sagst. Die Zeitschriften vermitteln häufig Falsches, dies gehört dazu. Das ist sehr wichtig." Erfahrungsgemäß

bringen die Teilnehmer sehr viel Wissen und Halbwissen mit, so daß darüber diskutiert werden sollte, um Verwirrungen aufzuklären.

Ampelbereiche

Praktisches Vorgehen

Neben dem Wissen darüber, was man bei einer gesunden Ernährung essen und trinken sollte, kommt es darauf an, *wieviel* man jeweils auswählt. Im Ernährungskreis wurde bereits die Relation der Nahrungsmittelgruppen zueinander angesprochen. Nun soll es um den Energiegehalt der einzelnen Nahrungsmittel gehen. Da das Merken der jeweiligen Kalorienmenge einer Speise sowie ein Kalorienzählen über den Tag meistens als mühsam empfunden werden und für eine flexible Verhaltenskontrolle als kontraindiziert gelten (vgl. Kap. 4.6), halten wir die grobe Einteilung aller Nahrungsmittel in drei Energiestufen für ausreichend. So bietet die Einteilung in wenig, mittel und viel Energiegehalt eine praktikable Methode, um den Fett- und Zuckeranteil zu reduzieren.

Zur Einteilung der Nahrungsmittel in drei Energiestufen wird das Symbol der Verkehrsampel genutzt. Die Ampel gilt als wichtiges Signal bei der Nahrungsmittelauswahl, wobei die drei Farben folgende Botschaften vermitteln:

▶ die Farbe Rot bedeutet „Viel Energie: Stop! Selten auswählen!",

▶ die Farbe Gelb steht für „Mittelmäßig viel Energie: Vorsicht! Nur ab und zu bzw. in Maßen verzehren!" und

▶ die Farbe Grün ist gleichbedeutend mit „Wenig Energie: Prima! Oft!".

Übung Ampeljury

Zur Einübung dieses neuen Vorgehens wird ein Ernährungsspiel verwendet. Bei diesem soll in spielerischer Weise der Energiegehalt von Nahrungsmitteln beurteilt werden. Dafür sollte der Trainer eine grüne, eine gelbe und eine rote DIN-A-2 große Pappe bereit halten, auf die er Nahrungsmittel, die auf kleinen Kärtchen dargestellt sind, anbringen kann. Jeder Teilnehmer erhält drei kleine Kärtchen in den Ampelfarben und einen Hinweis darauf, was die Farben bedeuten.

„Den Begriff „Kalorien" kennt ihr wahrscheinlich alle. Man weiß heute, daß der Umgang damit schwerfällt, deshalb habe ich mir für euch etwas anderes überlegt. Anstelle einer genauen Kalorienzahl reicht es aus, wenn ihr Nahrungsmittel drei Bereichen zuordnen könnt, die

drei Energiebereiche darstellen: niedrig, mittel und hoch. Damit ihr euch das besser merken könnt, vergeben wir für jeden Bereich eine Farbe: grün für niedrig, gelb für mittelmäßig und rot für viel Energie. Wie bei der Ampel sind damit Anweisungen verbunden:

▶ der rote Bereich, der für viel Energie in der Nahrung steht, bedeutet „Stop! Selten auswählen!",

▶ der gelbe Bereich steht für mittelmäßig viel Energie und sagt euch „Vorsicht! Nur ab und zu bzw. in Maßen verzehren!" und

▶ der dritte, grüne Bereich beinhaltet alle Nahrungsmittel, die dem Körper wenig Energie liefern, und deshalb heißt es: „Prima! Oft!".

Wenn ihr euch also gesund ernähren wollt und auf euer Körpergewicht achten müßt, dann hilft die Einteilung der Nahrungsmittel in die drei Bereiche. Am günstigsten ist der grüne Bereich, in dem sich viele gesunde und schmackhafte Nahrungsmittel befinden. Wenn ihr keine Fragen mehr dazu habt, dann probieren wir eine kleine Übung aus."

Der Trainer wählt einige Karten, auf denen Nahrungsmittel und Gerichte aus verschiedenen Ampelbereichen abgebildet sind, zeigt diese einzeln der Teilnehmerrunde und läßt sie jeweils von den Teilnehmern, die nun die Jury sind, einstufen. Dazu halten die Teilnehmer die entsprechende Farbkarte hoch. Der Trainer stellt fest, wofür sich die Mehrheit entschieden hat und fragt nach dem Warum. Er sollte direktes Feedback geben, indem er lobt oder Einschätzungen richtigstellt. Die jeweilige Nahrungsmittelkarte wird auf den grünen, roten oder gelben Tonkarton geheftet, so daß sie gut sichtbar ist.

Die Nahrungsmittel der Nahrungskärtchen werden folgendermaßen zugeordnet:

Roter Ampelbereich: Butter, Weizenbrot und -brötchen, Chips, Ketchup und Majo, Pommes, Bratwurst, Pizza, Fleisch, Leberwurst, Salami, Nüsse, Cola & Co, Bonbons, Schokoladenriegel, Torte

Gelber Ampelbereich: Kartoffeln, Saft, Joghurt (3,5% Fett, auf Frucht), Geflügelwurst, Obstkuchen, Banane, Ei, Müsli & Cornflakes, Vollkornbrot, Milch, Käse (30–40% Fett)

Grüner Ampelbereich: Apfel, Zitrusfrüchte, Erdbeeren, Tomate, Gurke, Paprika, Salat, Radieschen, Gemüse, Knäckebrot, Fisch, Naturjoghurt und Magerquark, Kräuter- und Früchtetee, Saft & Wasser gemischt

Bei dieser Übung ist es möglich, das Vorgehen zu variieren. So können zum Beispiel je nach Gruppenzusammensetzung auch ausländische Gerichte oder derzeit in der Werbung häufig gezeigte Produkte herangezogen werden, wenn die Teilnehmer im Alltag solche Gerichte oder Snacks zu sich nehmen. Je besser es dem Trainer gelingt, auf den Erfahrungshorizont der Teilnehmer Bezug zu nehmen und den Alltag der Kinder bei der Empfehlung bislang vernachlässigter, aber wichtiger Lebensmittel miteinzubeziehen, desto einfacher lassen sich die Inhalte umsetzen.

Übung Ampelwahl
Nach diesem Spiel soll jeder Teilnehmer auf den „Ampelwahl"-Bögen die Nahrungsmittel umkreisen, die er häufig ißt, und sie hinsichtlich ihres Energiegehalts einstufen.

„In eurer Trainingsmappe sind einige Seiten, auf denen Nahrungsmittel abgebildet sind. Umkreist bitte die, die ihr häufig eßt! Danach versucht bitte, jede Seite einem Ampelbereich zuzuordnen, und malt dann bei der Ampel rechts oben in der Ecke die richtige Ampelfarbe an! Zuletzt überprüft bitte, aus welchen Ampelbereichen ihr bislang am meisten ausgewählt habt! Am Ende des Trainings werden wir uns noch einmal diese Bögen vornehmen und nachsehen, was ihr dann häufig eßt und ob sich schon etwas verändert hat."

Das Wissen zum Energiegehalt der Nahrungsmittel kann mit den Informationen, die die Teilnehmer anhand des Ernährungskreises erhalten haben, wie folgt verknüpft werden:

„Während des Trainings und natürlich auch danach solltet ihr möglichst fit sein. Deshalb eßt bei Hunger aus den verschiedenen Bereichen des Ernährungskreises das, was ihr gerne mögt. Denkt aber daran; aus allen Bereichen des Ernährungkreises entsprechend auszuwählen. Wählt, wenn es möglich ist, überwiegend aus dem grünen Bereich, in Maßen aus dem gelben und gar nicht oder selten aus dem roten!"

Tips zum praktischen Vorgehen
Um diese Einteilung in den Alltag umsetzen zu können, wurde eine Übersicht der gängigen Nahrungsmittel bezogen auf die drei Ampelbereiche angefertigt. Anhand eines Beispiels soll der Trainer die Handhabung der Tabelle den Teilnehmern verdeutlichen.

Dabei sollen die Teilnehmer lernen, daß es in jedem Bereich des Ernährungskreises Nahrungsmittel aller drei Energiestufen gibt, so daß energiereiche gegen energiearme ausgetauscht werden können.
Diese Einzelübung kann auch sehr gut als Aufgabe für die Zeit bis zur nächsten Trainingssitzung aufgegeben werden.

Selbstbeobachtung

Praktisches Vorgehen
Die Teilnehmer sollen lernen, ihr Eßverhalten systematisch und regelmäßig selbst zu beobachten und anhand verschiedener Kategorien selbst zu beurteilen. Auf der dazu gehörigen Selbstbeobachtungskarte werden bestimmte Eßverhaltensweisen, Stimmungen und Aktivitäten festgehalten. Diese Selbsteinschätzungen werden regelmäßig zu Beginn der Sitzung in der Gruppe besprochen, wobei Erfolge beim Umsetzen des im Training Erarbeiteten gelobt werden. Bei Mißerfolgen wird gemeinsam darüber nachgedacht, welche Möglichkeiten es gibt, zukünftig bessere Erfolge zu erzielen.

Tips zum praktischen Vorgehen
Die Beobachtungskarte sollte möglichst ein DIN-A-3-Format haben, damit sie übersichtlich ist und gegenüber den anderen Bögen auffällt. Zudem sollte sie möglichst auf grünem Papier gedruckt sein, um so den wichtigen grünen Ampelbereich bei der Nahrungsmittelwahl zu betonen.
Die Beobachtungskarte sollte in einem Vorgespräch ohne nähere Erläuterungen eingeführt werden, um so das aktuelle konkrete Eßverhalten („baseline") festzustellen (vgl. dazu auch Kap. 5.3.4). Auf jeden Fall sollte an dieser Stelle darauf hingewiesen werden, daß die Fragen auf der Beobachtungskarte Verhaltenstricks beinhalten, die eingeübt werden müssen. Die vier zentralen Eßverhaltensstrategien sind in den ersten vier Fragen enthalten:

- ► langsam essen,
- ► gut kauen,
- ► Pausen machen und
- ► keinen Nachschlag nehmen.

Sollte genügend Zeit vorhanden sein, kann der Trainer diese Verhaltensstrategien als „Fit-Tricks" kennzeichnen und die Hintergründe erklären (ansonsten vgl. die vierte Trainingssitzung). Der Hinweis, daß diese vier Verhaltensweisen kontinuierlich geübt werden müssen, ist an dieser Stelle wichtiger als die genauen Erklärungen der Zusammenhänge mit der Sättigungsregulation. Die Fit-Tricks sollten einzeln geübt werden, um die Teilnehmer nicht zu überfordern.

Gewichtskurve

Praktisches Vorgehen

Das Führen einer Gewichtskurve ist eine einfache Maßnahme, das Körpergewicht zu kontrollieren und gleichzeitig die Erfolge der Ernährungsumstellung anschaulich zu machen. Die Gewichtskurve wird durch Eintragen der wöchentlichen Gewichtsmaße auf einem Kästchenpapier (vgl. Arbeitsblatt 20 „Meine Gewichtskurve") registriert. Die aufgezeichneten Werte werden über die sechs Trainingswochen und anschließend weitere sechs Wochen zu einer Kurve verbunden. Abbildung 25 stellt ein Beispiel für eine ausgefüllte Gewichtskurve dar.

„Außerdem sollt ihr auch die Veränderung eures Gewichts beobachten. Tragt euer jetziges Gewicht links oben neben den zweiten waagerechten Strich des Bogens ein. Bitte rundet dabei auf ganze Kilogramm auf. Zählt dann jeweils ein Kilogramm herunter und

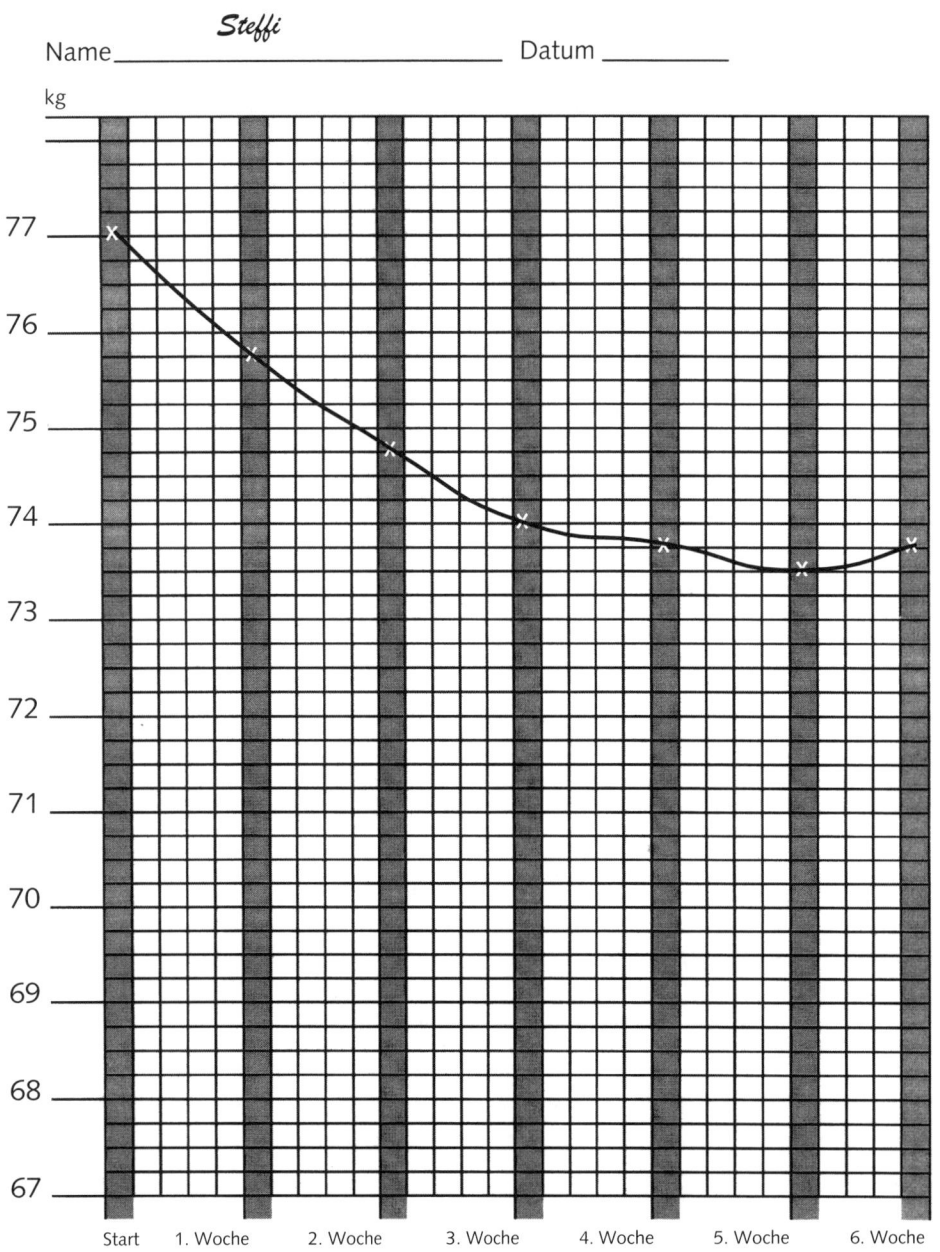

Abbildung 25: Beispiel für eine ausgefüllte Gewichtskurve

tragt die Zahlen neben die darunter folgenden Striche. Euer Gewicht könnt ihr jede Woche in der entsprechenden Spalte eintragen, wobei die einzelnen Kästchen einen Schritt von 250 g bedeuten. Das ist auf dem Bogen auch noch einmal erklärt. Ihr werdet sehen, daß ihr durch das Training euer Gewicht verringert."

Die Teilnehmer sollen lernen, durch das Führen der Gewichtskurve ihr Gewicht zu kontrollieren. Auf diese Weise erhalten die Teilnehmer ein Feedback über ihre Bemühungen und werden motiviert, die gesteckten Trainingsziele weiter zu verfolgen.

Tips zum praktischen Vorgehen
Wie die Selbstbeobachtungskarte soll auch die Gewichtskurve in DIN-A-3-Größe erstellt werden. Zum Eintragen des Ausgangsgewichts wird nicht die oberste Linie gewählt, da es auch zu einem kurzfristigen Anstieg des Gewichts kommen kann. Der Trainer sollte betonen, daß ein gesundes Abnehmen bei 500g Gewichtsverlust pro Woche liegt. Das bedeutet im übertragenen Sinn einen Fettverlust von einem großen Topf Margarine oder zwei Stücken Butter.
Bei einer kalorienreduzierten Kost scheidet der Körper zunächst reichlich Wasser aus, was sich sofort in den Gewichtskurven widerspiegelt. Eine Stagnation der Kurve ist normal, ein Steigen der Kurve über mehr als zwei Wochen sollte zur Vorsicht mahnen. Vielleicht liegt ein Rückfall in alte Eßgewohnheiten vor. Auf diese Schwierigkeit im Verlauf der Ernährungsumstellung sollte der Trainer hinweisen, um übermäßige Erwartungen zu korrigieren und Frustrationen zu vermeiden. Die Vorgabe eines „realistischen" Gewichtsverlustes verhindert, daß sich die Teilnehmer in ihren „Erfolgen" gegenseitig zu überbieten versuchen. Der Vergleich der Gewichtskurven unter den einzelnen Teilnehmern sollte nicht fokussiert werden, um keinen Leistungsdruck aufzubauen und um zu verhindern, daß die reine Gewichtsabnahme zu stark in den Vordergrund gerückt wird.
Wichtig ist der Hinweis darauf, daß man nur einmal pro Woche zur selben Tageszeit auf ein und derselben Waage sein Gewicht messen sollte, da Gewichtsschwankungen über einen Tag extrem sein können und viele Waagen nicht geeicht sind. Es ist wichtig, daß immer mit der gleichen Waage gemessen wird, damit die Relation der Messungen zueinander stimmt.
Die Gewichtskurve sollte jede Woche angesprochen und Erfolge sowie die Mitwirkung gelobt werden.

Selbstbelohnung

Praktisches Vorgehen
Mit der Methode der Token-Economies (vgl. auch Kap. 5.4.3) kann die Therapiemitarbeit gesteigert werden. Dabei ist die erwünschte Zielverhaltensweise die Mitarbeit während und zwischen den Trainingsterminen. Die Übungsaufgabe zwischen den Trainingsterminen besteht im Führen der Selbstbeobachtungskarte; es können aber auch andere Übungen in das Tokenprogramm einbezogen werden. Die Tokens werden in Form von Smilie-Gesichtern verteilt:

„Zusätzlich findet ihr in eurer Trainingsmappe diese Selbstbelohnungskarte, auf der ihr euch mit jeweils einem Smilie belohnen dürft, wenn ihr die Übung bis zum nächsten Mal ausprobiert habt, wenn ihr also auf das Ziel/den Fit-Trick der Woche eurer Beobachtungskarte achtet. Mit jeweils einem Smilie dürft ihr euch belohnen, wenn ihr die Karte zumindest jeden Tag ausgefüllt habt. Zwei zusätzliche Smilies könnt ihr euch durch sehr gute Mitarbeit oder einen Smilie durch gute Mitarbeit erarbeiten. Ihr könnt die Smilies ankreuzen, umkreisen oder anmalen."

Die Smilies können ab einer vorher festgelegten Anzahl gegen einen primären Verstärker (z.B. einen Kinobesuch oder eine Nachtwanderung) eingetauscht werden. Die Anzahl der erforderlichen Smilies für die Belohnung ist dem Zeitpunkt des Tausches und den Möglichkeiten des Erwerbs von Smilies anzupassen. Vorgesehen sind zwölf Smilies nach dem fünften Trainingstermin. Als Verstärker soll eine tatsächliche Belohnung für die Teilnehmer ausgeteilt werden, die von den gegebenen Bedingungen abhängen kann. Der Trainer sollte mit den Teilnehmern überlegen, welche Belohnungen möglich und attraktiv sind. Die Verstärker können auch individuell gewählt werden. Im Rahmen ambulanter Maßnahmen bietet es sich an, die Eltern in das Token-Programm mit einzubeziehen. Soziale Verstärker sind dabei materiellen vorzuziehen.
Für die erste Sitzung werden an dieser Stelle die ersten Smilies für die Mitarbeit vergeben. Der Trainer sollte beim Verteilen der einzelnen Smilies korrigierend eingreifen, auch wenn die Belohnung als Selbstbelohnung gedacht ist, denn erfahrungsgemäß können Kinder zunächst nicht völlig selbständig damit umgehen.

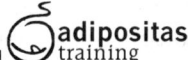
Meine Trainings- mappe

Name: _____

Trainingsplan

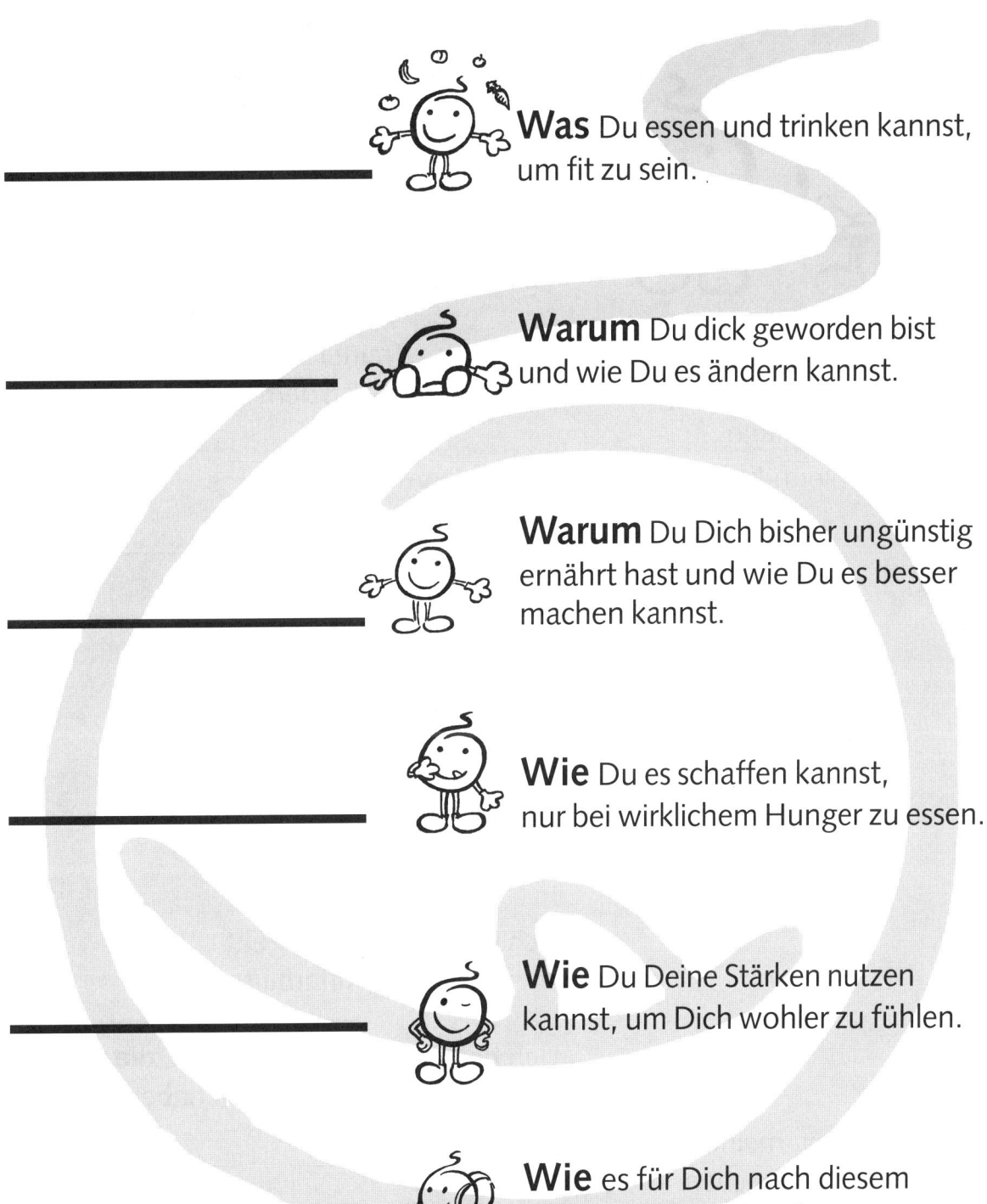

Was Du essen und trinken kannst, um fit zu sein.

Warum Du dick geworden bist und wie Du es ändern kannst.

Warum Du Dich bisher ungünstig ernährt hast und wie Du es besser machen kannst.

Wie Du es schaffen kannst, nur bei wirklichem Hunger zu essen.

Wie Du Deine Stärken nutzen kannst, um Dich wohler zu fühlen.

Wie es für Dich nach diesem Training weitergehen kann.

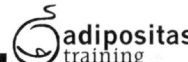

Trainingsvertrag

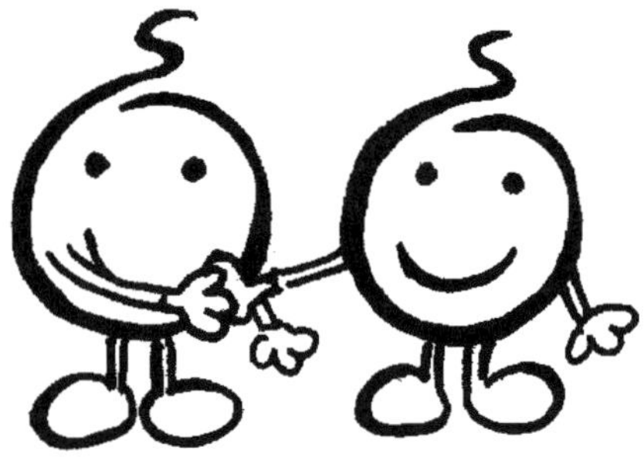

Vertrag

zwischen

_____
                                    Teilnehmer/in

und

_____
                                    Trainer/in

In _____ wird vom Trainer ein Training für übergewichtige Kinder und Jugendliche durchgeführt, an dem ich mit anderen teilnehmen kann.

Ich will mich wohler fühlen, fitter werden, abnehmen und

_____

Ich nehme mir folgendes vor:

Ich komme zu allen sechs Gruppentreffen!

Ich bin zu jedem Gruppentreffen pünktlich!

Ich bringe zu jedem Treffen meine Trainingsmappe mit!

Ich werde so gut es geht beim Training mitarbeiten!

Ich halte mich an die Regeln, die wir gemeinsam ausgehandelt haben!

Der Trainer hilft mir, meine oben genannten Ziele zu erreichen.

_____   _____   _____
Ort/Datum   Unterschrift Teilnehmer/in   Unterschrift Trainer/in

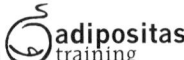

Der Ernährungskreis

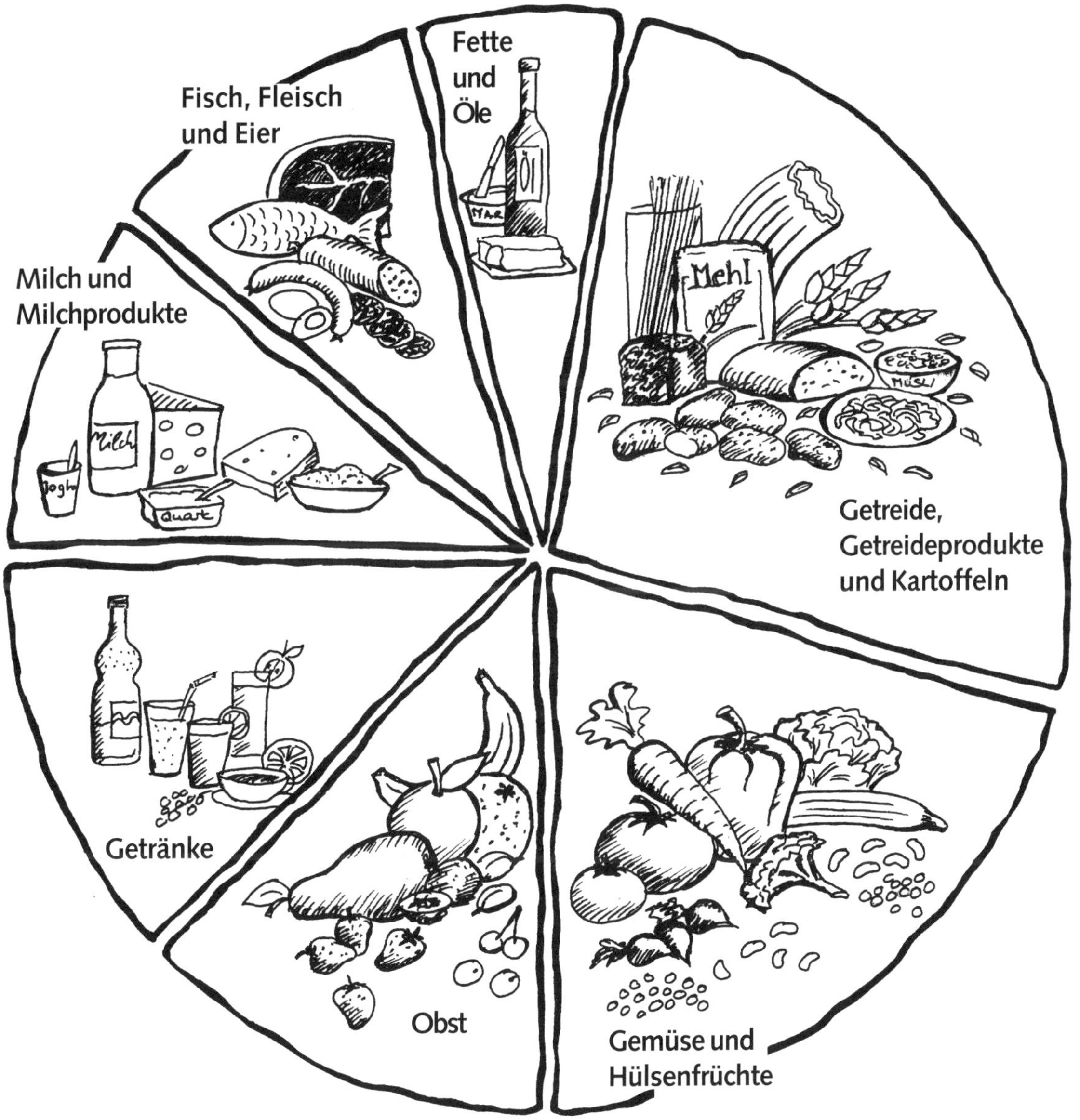
Fette
und
Öle
Öl
Fisch, Fleisch
und Eier
Milch und
Milchprodukte
Milch
Quark
Mehl
Müsli
Getreide,
Getreideprodukte
und Kartoffeln
Getränke
Obst
Gemüse und
Hülsenfrüchte

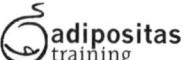

Nahrungskärtchen

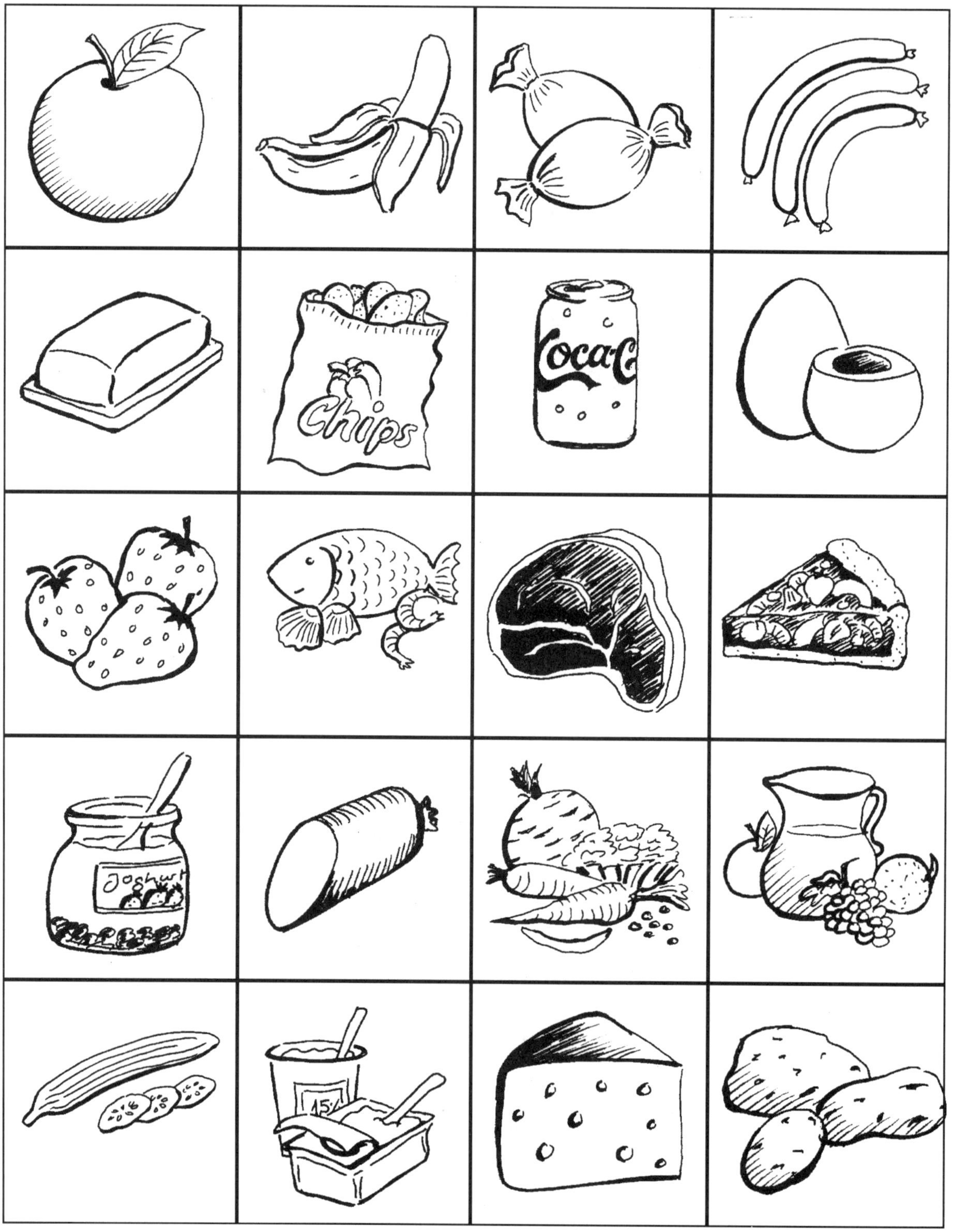

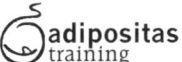
adipositas
training

Nahrungskärtchen

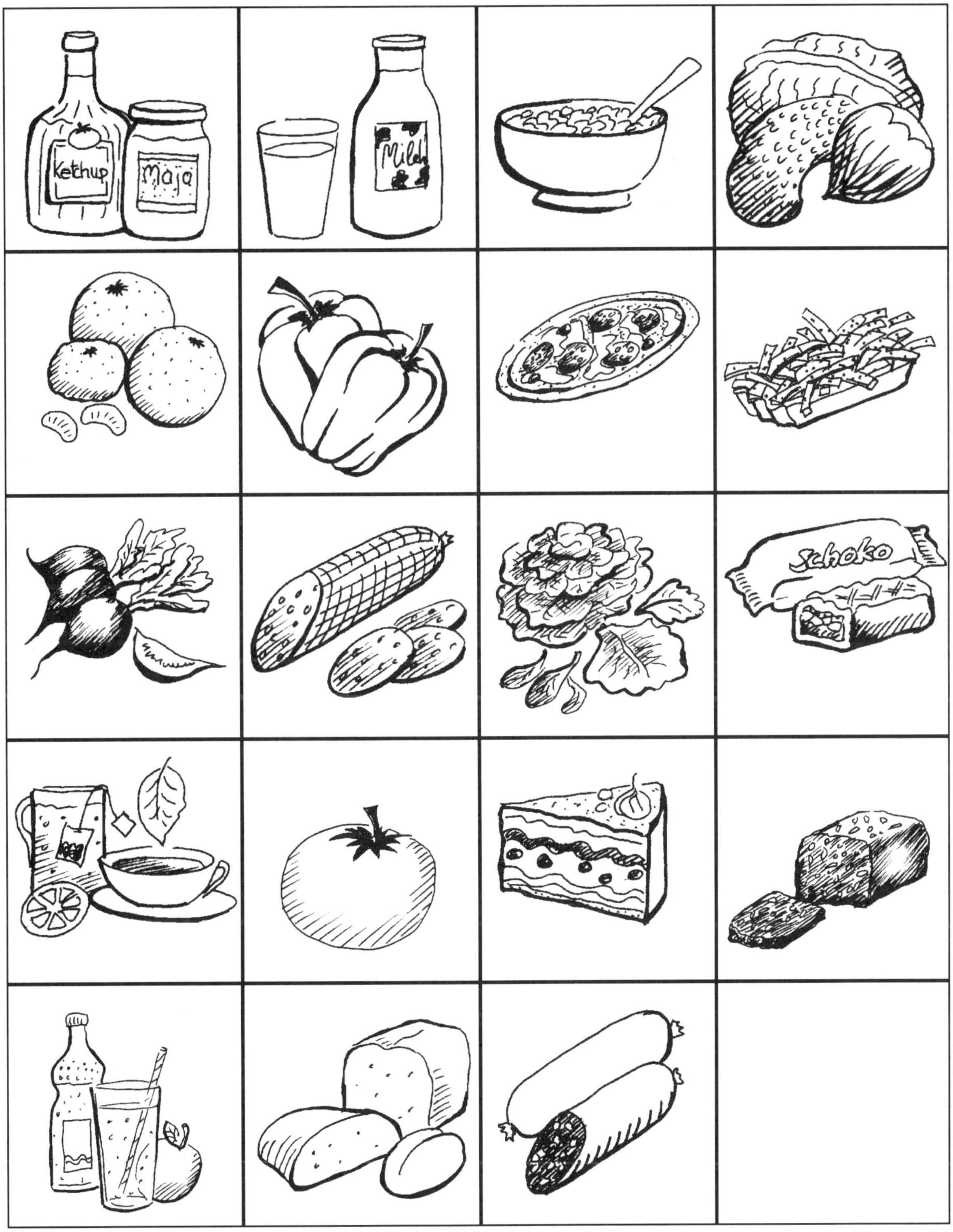

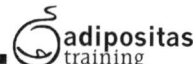

Ampelbereiche

 **Roter Ampelbereich**
Stop! Selten!

 **Gelber Ampelbereich**
Vorsicht! In Maßen!

 **Grüner Ampelbereich**
Prima! Oft!

Milchprodukte und Milch

 1 Eßlöffel Schlagsahne
150g Sahnejoghurt
1 Teelöffel Kakao

 1 Tasse fettarme Milch
1 Teelöffel Kondensmilch
Magermilchjoghurt mit Früchten

 1 Glas Buttermilch
1 Glas fettarme H-Milch
Naturjoghurt

Käse und Käsezubereitungen

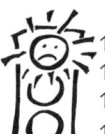 1 Scheibe Scheibletten-Käse
1 Portion Camembert (60% Fett)
1 Eßlöffel Parmesan
1 Portion Schmelzkäse

 1 dünne Scheibe Emmentaler
1 dünne Scheibe Gouda
1 dünne Scheibe Edamer
(alle 35-40% Fett)

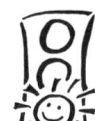 2 Eßlöffel Magerquark
1 Portion Zaziki

Fette und Speiseöle

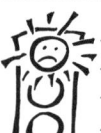 10 g Butter
1 Eßlöffel Sonnenblumenöl
1 Eßlöffel Olivenöl
1 Eßlöffel Majonnaise

 10 g halbfette Margarine

Eier und Eierspeisen

 1 rohes oder gekochtes Ei
1 Portion Omelett
1 Portion Rührei oder Spiegelei
(nur 1 bis 2 Eier pro Woche!)

Brotaufstriche

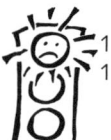 1 Teelöffel Honig
1 Teelöffel Nougatcreme

 1 Teelöffel Marmelade

 1 Teelöffel vegetarischer
Aufstrich

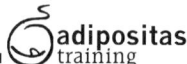

Ampelbereiche

 **Roter Ampelbereich**
Stop! Selten!

 **Gelber Ampelbereich**
Vorsicht! In Maßen!

 **Grüner Ampelbereich**
Prima! Oft!

Getreideprodukte

1 Schaumlöffel Cornflakes
1 Schaumlöffel Haferflocken
1 Schaumlöffel Reis
1 Schaumlöffel Vollkornreis
1 Schaumlöffel Müsli
1 Schaumlöffel Reis mit Gemüse
1 Schaumlöffel Teigwaren
1 Schaumlöffel Vollkornteigwaren

Brot

1 Scheibe Weizenbrot
1 Weizenbrötchen
1 Scheibe Rosinenbrot
1 Scheibe Weizentoastbrot

1 Scheibe Grau- oder Roggenbrot
1 Scheibe Vollkornbrot
1 Vollkornbrötchen
2 Stück Vollkornzwieback

2 Scheiben Knäckebrot

Kuchen

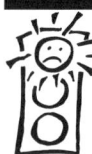
1 Stück Bienenstich
1 Stück Käsekuchen
1 Stück Sahnetorte
1 Amerikaner
1 Berliner
1 Waffel

1 Stück Obstboden
1 Stück Rührkuchen

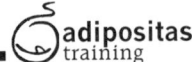

Ampelbereiche

Roter Ampelbereich
Stop! Selten!

Gelber Ampelbereich
Vorsicht! In Maßen!

Grüner Ampelbereich
Prima! Oft!

Fleisch

1 Schnitzel
1 Frikadelle
1 Bratwurst
1 Bockwurst
1 Cordon-Bleu
1 Portion Gulasch
1 Rinderroullade
2 Scheiben roher Schinken
1 Portion Fleischwurst
1 Portion Teewurst
1 Scheibe Fleischkäse
1 Portion Kalbsleberwurst
1 Portion Mettwurst
1 Scheibe Salami

(Wurst kann sehr dünn geschnitten
auch verzehrt werden, wenn Butter
oder Margarine weggelassen wird)

1 kleines, kurzgebratenes Schnitzel
1 Portion mageres Gulasch
1 Portion Kalbfleisch
1 Rindswurst
1 Scheibe gekochter Schinken
1 Scheibe Mortadella

1 Scheibe Corned Beef
1 Scheibe Geflügelwurst

Fisch

50 g Muscheln
1 Portion Tunfisch
50 g Krabben oder Garnelen
      mit Marinade

1 Portion Bratfisch
1 Bismarckhering
(unter fließendem Wasser abgespült)
1 Portion Lachs

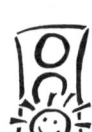

50 g Krabben oder
      Garnelen
1 Portion gedünsteten
      Fisch

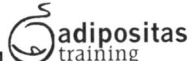

Ampelbereiche

 **Roter Ampelbereich**
Stop! Selten!

 **Gelber Ampelbereich**
Vorsicht! In Maßen!

 **Grüner Ampelbereich**
Prima! Oft!

Kartoffeln und Kartoffelzubereitung

1 Portion Bratkartoffeln
3 Reibekuchen
1 Portion Pommes frites
1 Portion Kartoffelsalat mit
  Majonnaise

180g gekochte Kartoffeln
1 kleine Portion Backofenpommes
1 Portion Kartoffelpürree mit
  Magermilch
1 Portion Kartoffelsalat mit
  Gemüse und Joghurtcreme

Eintöpfe

1 große Portion Spaghetti
  Bolognese

1 Teller Gemüseeintopf mit
  Nudeln und Fleisch
1 kleine Portion Spaghetti
  Bolognese
1 Teller Bohneneintopf mit
  Fleisch
1 Teller Linsensuppe
1 Teller Erbseneintopf
1 Teller Kraftbrühe
1 Teller Rindfleischsuppe

1 Teller Gemüsesuppe
1 Teller Kartoffelsuppe
1 Teller Tomatensuppe
1 Teller Bohneneintopf
  ohne Fleisch
1 Teller Hühnersuppe

Gemüse

1 Aubergine (gebacken)
1 Avocado

1 Portion Blumenkohl,
  Bohnen, Broccoli,
  Erbsen, Grühnkohl,
  Kohlrabi, Lauch,
  Rosenkohl, Rote Bete,
  Spargel, Champignons,
  Spinat, Weiß/Rotkohl,
  Sauerkraut (ohne Soße)
1 Portion Karotten,
  Paprika, Zucchini,
  Radieschen, Tomaten,
  Zwiebeln, Gewürzgurke,
  Salatgurke, Kopfsalat

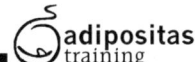

Ampelbereiche

Roter Ampelbereich
Stop! Selten!

Gelber Ampelbereich
Vorsicht! In Maßen!

Grüner Ampelbereich
Prima! Oft!

Soßen (nur 1 Eßlöffel, einbinden mit Nestagel oder Mondamin)

Sauce-Hollandaise
Käsesoße
Majonnaise

Senf
Ketchup
Bratensoße
Tomatensoße (mit Fleisch)

Fischsoße
Tomatensoße (ohne Fleisch)

Desserts (nur 1mal bis 2mal pro Woche gönnen)

1 Dessertschale Grießbrei
Portion Eis

1 Dessertschale Kaltschale
1 Dessertschale Götterspeise
1 Dessertschale Pudding
1 Dessertschale Rote Grütze
   ohne Sahne

1 Dessertschale Obstsalat
(ohne Zucker, Nüsse, Sahne)

Frischobst

1 Banane
1 Portion Weintrauben

1 Portion Ananas,
   Erdbeeren, Kirschen,
   Wassermelone,
   Pflaumen
2 Äpfel, Birnen, Kiwis,
   Mandarinen, Orangen,
   Pfirsiche, Nektarinen

Getränke

Cappucchino mit Sahne
Fruchtsäfte
Getränke mit Alkohol
Cola und Limo

Cappucchino ohne Sahne
Gemüsesäfte
Fruchtsäfte mit Wasser gemischt
Limonaden light

Tee ohne Zucker
Kaffee (ohne Zucker
und ohne Milch)
Mineralwasser (auch mit
Spritzer frischer Zitrone
oder Orange)

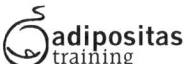

Ampelbereiche

Roter Ampelbereich
Stop! Selten!

Gelber Ampelbereich
Vorsicht! In Maßen!

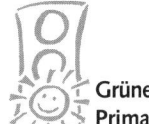
Grüner Ampelbereich
Prima! Oft!

Zucker und Leckereien

1 Teelöffel Zucker
1 Zuckerwürfel
50 g Schokolade
1 Praline
1 Eßlöffel Kakaopulver
10 g Fruchtgummi
50 g Lakritz
Müsli-Riegel

Bonbons ohne Zucker

Kaugummi ohne Zucker

Knabbereien

50 g geröstete Erdnüsse
Nüsse
25 g Erdnußflips
50 g Kartoffelchips oder Sticks
20 g Studentenfutter

10 g Salzstangen oder Brezeln
5 g Cräcker

50 g Mixed Pickles
50 g Gewürzgurke

Menüs

* Pommes frites
* Bratwurst, Kartoffelpürree, Sauerkraut, Soße
* Schweineschnitzel mit Kartoffeln, Rotkohl, Soße

* Gemüsereis mit Kohlrabi-käseschnitte, Soße und gemischtem Salat
* Pellkartoffeln mit eingelegtem Hering und Salat

* Großer Salatteller mit Joghurtsoße, Vollkornbrot
* Kartoffeln mit Kräuterquark, Salat
* Hühnerfrikasse mit Reis, gemischter Salat

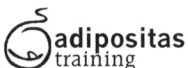

Dein Tagesmenue

sollte so oder so ähnlich aufgebaut sein:

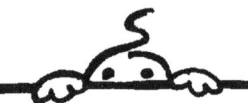

1. Frühstück

2 Scheiben Vollkornbrot oder Knäcke
5 g fettarme Margarine
1 dünne Scheibe Wurst oder Käse
50 g Magerquark oder eine Tasse
Milch

2. Frühstück

1 Becher Magerjoghurt

Mittagessen

100 g mageres Fleisch, Fisch oder
Geflügel
150 g Gemüse oder 300 g Salat
50 g Kartoffeln

Nachmittag

1 Stück oder eine Portion Obst

Abendessen

2 Scheiben Vollkornbrot oder Knäcke
5 g fettarme Margarine
1 dünne Scheibe Wurst oder Käse
50 g Magerquark
oder eine Tasse Milch

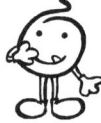

Wenn Du noch hungrig bist,
dann bieten sich Obst, Gemüse,
Magerquark und Knäckebrot an.

Vergiß nicht: Trinke viel aus dem
grünen Bereich!

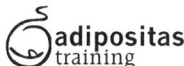

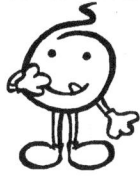

Deine täglichen Portionen

Damit Du Dein Gewicht reduzierst, fitter wirst und Dich wohler fühlst, solltest Du Dich **täglich** an diese **Portionen** halten:

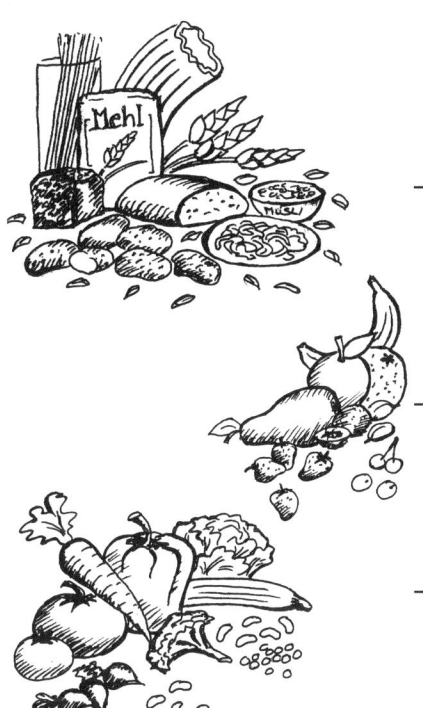

Getreide, Getreideprodukte und Kartoffeln

5 Scheiben Brot oder 3 Brötchen
1 Portion Reis oder Nudeln oder Kartoffeln

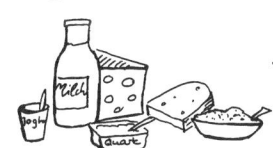

Gemüse und Hülsenfrüchte

mindestens 1 Portion Gemüse
mindestens 1 Portion Salat

Obst

mindestens 2 Stück oder 1 Portion Obst

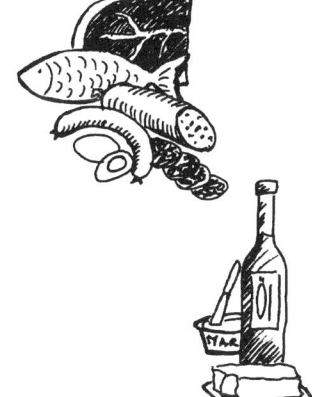

Milch und Milchprodukte

$1\frac{1}{2}$ Liter Flüssigkeit
$\frac{1}{4}$ Liter Milch
2 Scheiben Käse

Fisch, Fleisch und Eier

wöchentlich mindestens: 2 Portionen Fisch
wöchentlich höchstens:
3 x Fleisch und Wurst, 3 Eier

Fette und Öle

höchstens 2 Eßlöffel Butter
oder Margarine

Und denke immer an die Ampelbereiche!

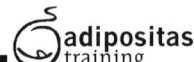

Ampelwahl
Umkreise, was Du häufig ißt!

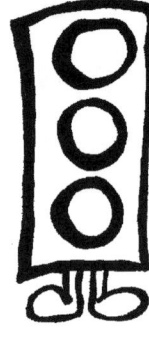

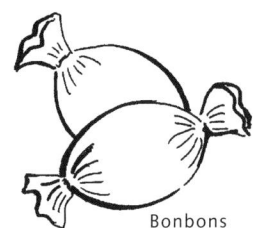
Bonbons

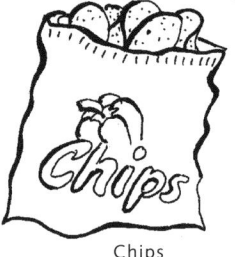
Chips

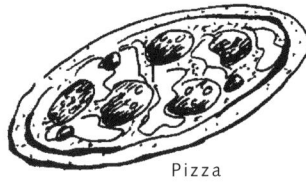
Pizza

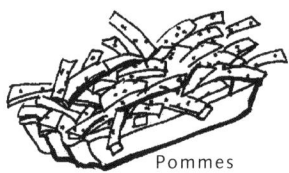
Pommes

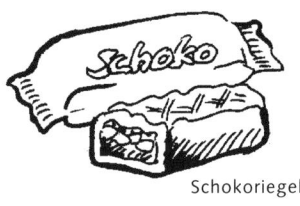
Schokoriegel

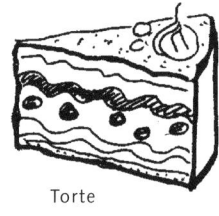
Torte

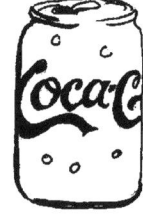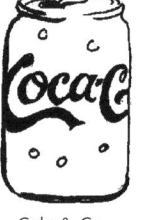
Cola & Co

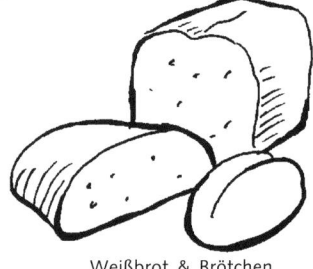
Weißbrot & Brötchen

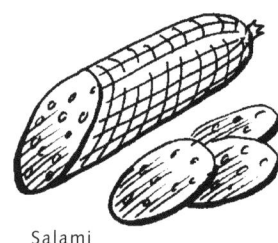
Salami

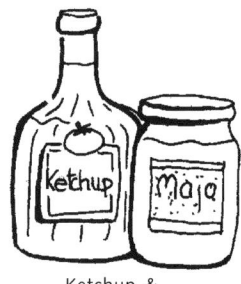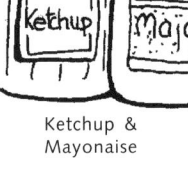
Ketchup &
Mayonaise

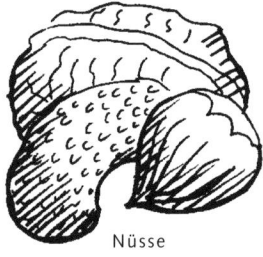
Nüsse

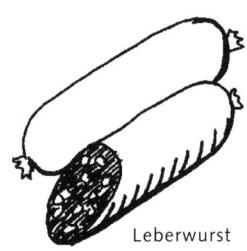
Leberwurst

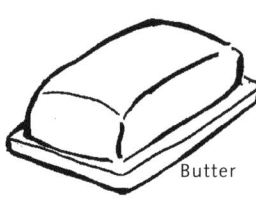
Butter

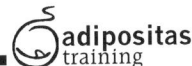

Ampelwahl
Umkreise, was Du häufig ißt!

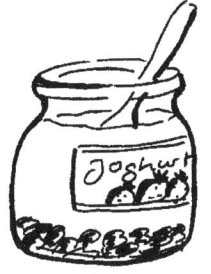

Joghurt, 3,5% Fett
auf Frucht

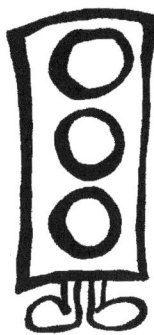

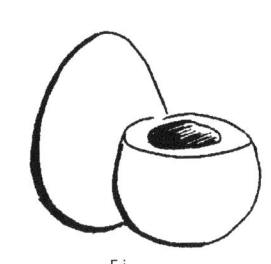

Ei

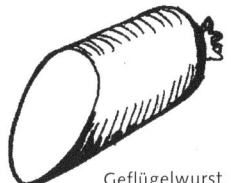

Geflügelwurst

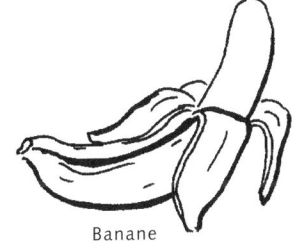

Banane

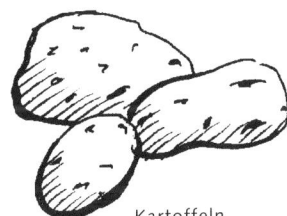

Kartoffeln

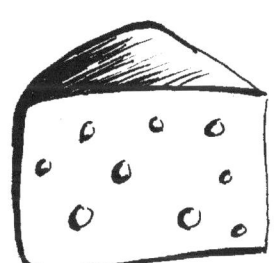

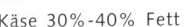

Käse 30%-40% Fett

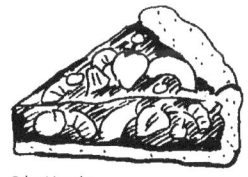

Obsttorte

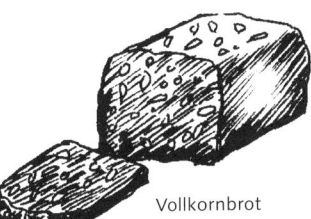

Vollkornbrot

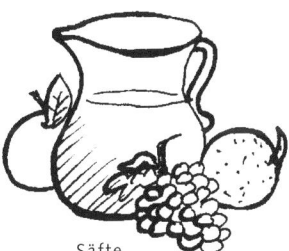

Säfte

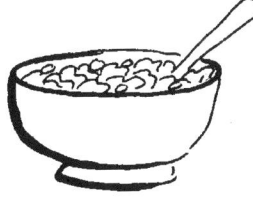

Müsli & Cornflakes

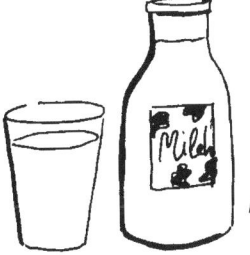

Milch

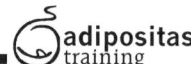

Ampelwahl

Umkreise, was Du häufig ißt!

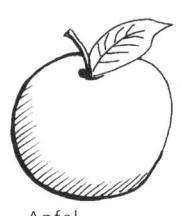

Apfel

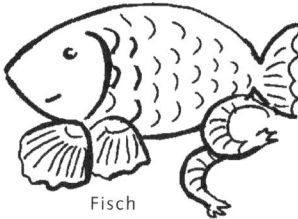

Fisch

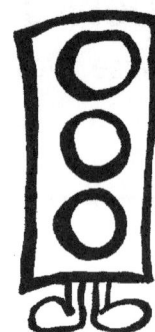

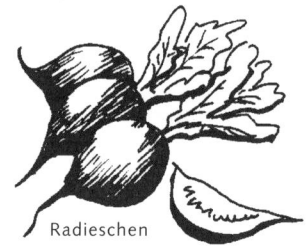

Radieschen

Erdbeeren

Tomate

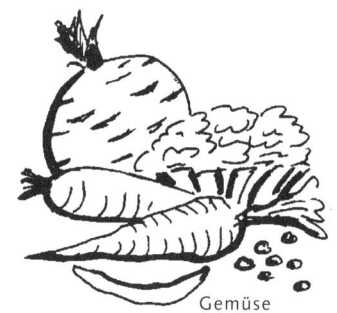

Gemüse

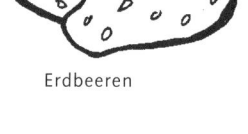

Magerjoghurt &
Magerquark

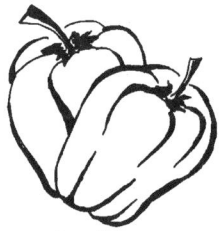

Paprika

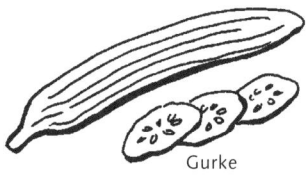

Gurke

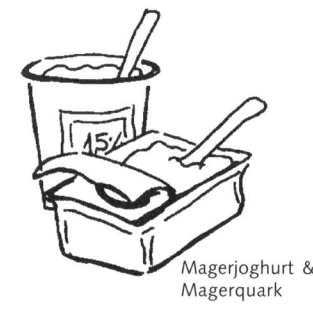

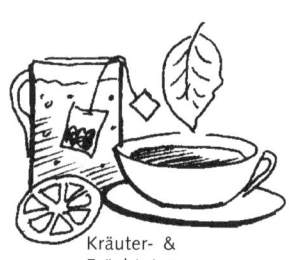

Kräuter- &
Früchtetee

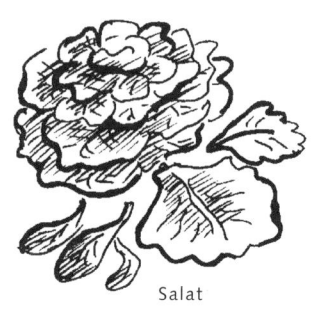

Salat

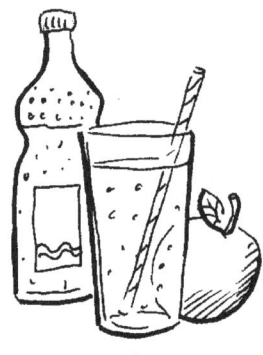

Saft & Wasser,
gemischt

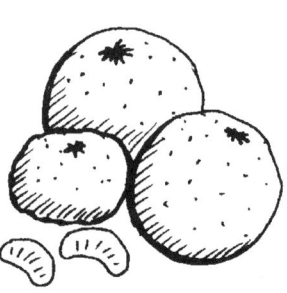

Zitrusfrüchte

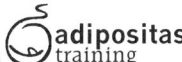

Meine Beobachtungskarte

Ich heiße _____

Fit-Trick der Woche	Und denke auch immer an die drei Ampelbereiche!	1. Tag	2. Tag
○	Wie schnell hast Du gegessen?	total langsam — total schnell ① ② ③ ④ ⑤	total langsam — total schnell ① ② ③ ④ ⑤
○	Wie gut hast Du Dein Essen heute gekaut?	total schlecht — total gut ① ② ③ ④ ⑤	total schlecht — total gut ① ② ③ ④ ⑤
○	Hast Du heute Pausen beim Essen gemacht?	gar keine — total viele ① ② ③ ④ ⑤	gar keine — total viele ① ② ③ ④ ⑤
○	Hast Du heute Nachschlag genommen?	gar keinen — total viel ① ② ③ ④ ⑤	gar keinen — total viel ① ② ③ ④ ⑤
	Hattest Du heute zusätzlich zu den Haupt- und Zwischenmahlzeiten Lust etwas zu essen?	gar keine — total viel ① ② ③ ④ ⑤	gar keine — total viel ① ② ③ ④ ⑤
	Was hast Du dann getan?	○ gegessen ○ getrunken ○ Sport getrieben ○ gelesen ○ Musik gehört ○ mir etwas gekauft ○ zu einer lieben ○ Person gegangen ○ sonstiges ○ _____	○ gegessen ○ getrunken ○ Sport getrieben ○ gelesen ○ Musik gehört ○ mir etwas gekauft ○ zu einer lieben ○ Person gegangen ○ sonstiges ○ _____
	Wieviel hast Du heute getrunken?	total wenig — total viel ① ② ③ ④ ⑤	total wenig — total viel ① ② ③ ④ ⑤
	Hast Du.... ... Dich heute gefreut? ... heute Schönes erlebt?	gar nicht — total viel ① ② ③ ④ ⑤ ① ② ③ ④ ⑤	gar nicht — total viel ① ② ③ ④ ⑤ ① ② ③ ④ ⑤
	Hast Du ... ... Dich heute geärgert? ... Dich heute einsam gefühlt? ... heute Langeweile verspürt? ... Dich heute überfordert gefühlt?	gar nicht — total viel ① ② ③ ④ ⑤ ① ② ③ ④ ⑤ ① ② ③ ④ ⑤ ① ② ③ ④ ⑤	gar nicht — total viel ① ② ③ ④ ⑤ ① ② ③ ④ ⑤ ① ② ③ ④ ⑤ ① ② ③ ④ ⑤

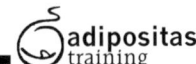

Ich habe die Karte vom _____ bis _____ ausgefüllt.

3. Tag	4. Tag	5. Tag	6. Tag	7. Tag
total langsam total schnell ① ② ③ ④ ⑤	total langsam total schnell ① ② ③ ④ ⑤	total langsam total schnell ① ② ③ ④ ⑤	total langsam total schnell ① ② ③ ④ ⑤	total langsam total schnell ① ② ③ ④ ⑤
total schlecht total gut ① ② ③ ④ ⑤	total schlecht total gut ① ② ③ ④ ⑤	total schlecht total gut ① ② ③ ④ ⑤	total schlecht total gut ① ② ③ ④ ⑤	total schlecht total gut ① ② ③ ④ ⑤
gar keine total viele ① ② ③ ④ ⑤	gar keine total viele ① ② ③ ④ ⑤	gar keine total viele ① ② ③ ④ ⑤	gar keine total viele ① ② ③ ④ ⑤	gar keine total viele ① ② ③ ④ ⑤
gar keinen total viel ① ② ③ ④ ⑤	gar keinen total viel ① ② ③ ④ ⑤	gar keinen total viel ① ② ③ ④ ⑤	gar keinen total viel ① ② ③ ④ ⑤	gar keinen total viel ① ② ③ ④ ⑤
gar keine total viel ① ② ③ ④ ⑤	gar keine total viel ① ② ③ ④ ⑤	gar keine total viel ① ② ③ ④ ⑤	gar keine total viel ① ② ③ ④ ⑤	gar keine total viel ① ② ③ ④ ⑤
○ gegessen ○ getrunken ○ Sport getrieben ○ gelesen ○ Musik gehört ○ mir etwas gekauft ○ zu einer lieben ○ Person gegangen ○ sonstiges ○	○ gegessen ○ getrunken ○ Sport getrieben ○ gelesen ○ Musik gehört ○ mir etwas gekauft ○ zu einer lieben ○ Person gegangen ○ sonstiges ○	○ gegessen ○ getrunken ○ Sport getrieben ○ gelesen ○ Musik gehört ○ mir etwas gekauft ○ zu einer lieben ○ Person gegangen ○ sonstiges ○	○ gegessen ○ getrunken ○ Sport getrieben ○ gelesen ○ Musik gehört ○ mir etwas gekauft ○ zu einer lieben ○ Person gegangen ○ sonstiges ○	○ gegessen ○ getrunken ○ Sport getrieben ○ gelesen ○ Musik gehört ○ mir etwas gekauft ○ zu einer lieben ○ Person gegangen ○ sonstiges ○
total wenig total viel ① ② ③ ④ ⑤	total wenig total viel ① ② ③ ④ ⑤	total wenig total viel ① ② ③ ④ ⑤	total wenig total viel ① ② ③ ④ ⑤	total wenig total viel ① ② ③ ④ ⑤
gar nicht total viel ① ② ③ ④ ⑤ ① ② ③ ④ ⑤	gar nicht total viel ① ② ③ ④ ⑤ ① ② ③ ④ ⑤	gar nicht total viel ① ② ③ ④ ⑤ ① ② ③ ④ ⑤	gar nicht total viel ① ② ③ ④ ⑤ ① ② ③ ④ ⑤	gar nicht total viel ① ② ③ ④ ⑤ ① ② ③ ④ ⑤
gar nicht total viel ① ② ③ ④ ⑤ ① ② ③ ④ ⑤ ① ② ③ ④ ⑤ ① ② ③ ④ ⑤	gar nicht total viel ① ② ③ ④ ⑤ ① ② ③ ④ ⑤ ① ② ③ ④ ⑤ ① ② ③ ④ ⑤	gar nicht total viel ① ② ③ ④ ⑤ ① ② ③ ④ ⑤ ① ② ③ ④ ⑤ ① ② ③ ④ ⑤	gar nicht total viel ① ② ③ ④ ⑤ ① ② ③ ④ ⑤ ① ② ③ ④ ⑤ ① ② ③ ④ ⑤	gar nicht total viel ① ② ③ ④ ⑤ ① ② ③ ④ ⑤ ① ② ③ ④ ⑤ ① ② ③ ④ ⑤

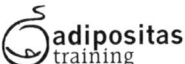

Meine Gewichtskurve

Die Gewichtskurve sollst Du ab dem
ersten Wiegen selber führen:

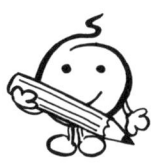

Schreibe links oben bei Kilogramm
Dein Gewicht beim Start hin (in
ganze Kilogramm aufgerundet)!

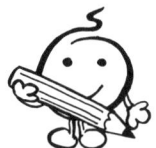

Dann zähle auf dem Blatt immer vier
Kästchen nach unten und schreibe
ein Kilo weniger hin!

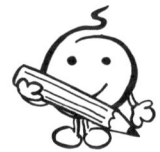

Nun kannst Du nach jedem Wiegen
(Start, 1. Woche, 2.Woche und so
weiter) Dein Gewicht eintragen.

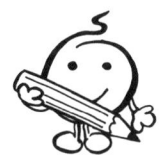

Ein Kästchen sind 250 g,
 zwei Kästchen 500 g
(=1Pfund=1/2 Kilogramm).

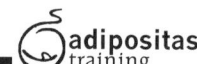

Meine Gewichtskurve

Name_____ Datum_____

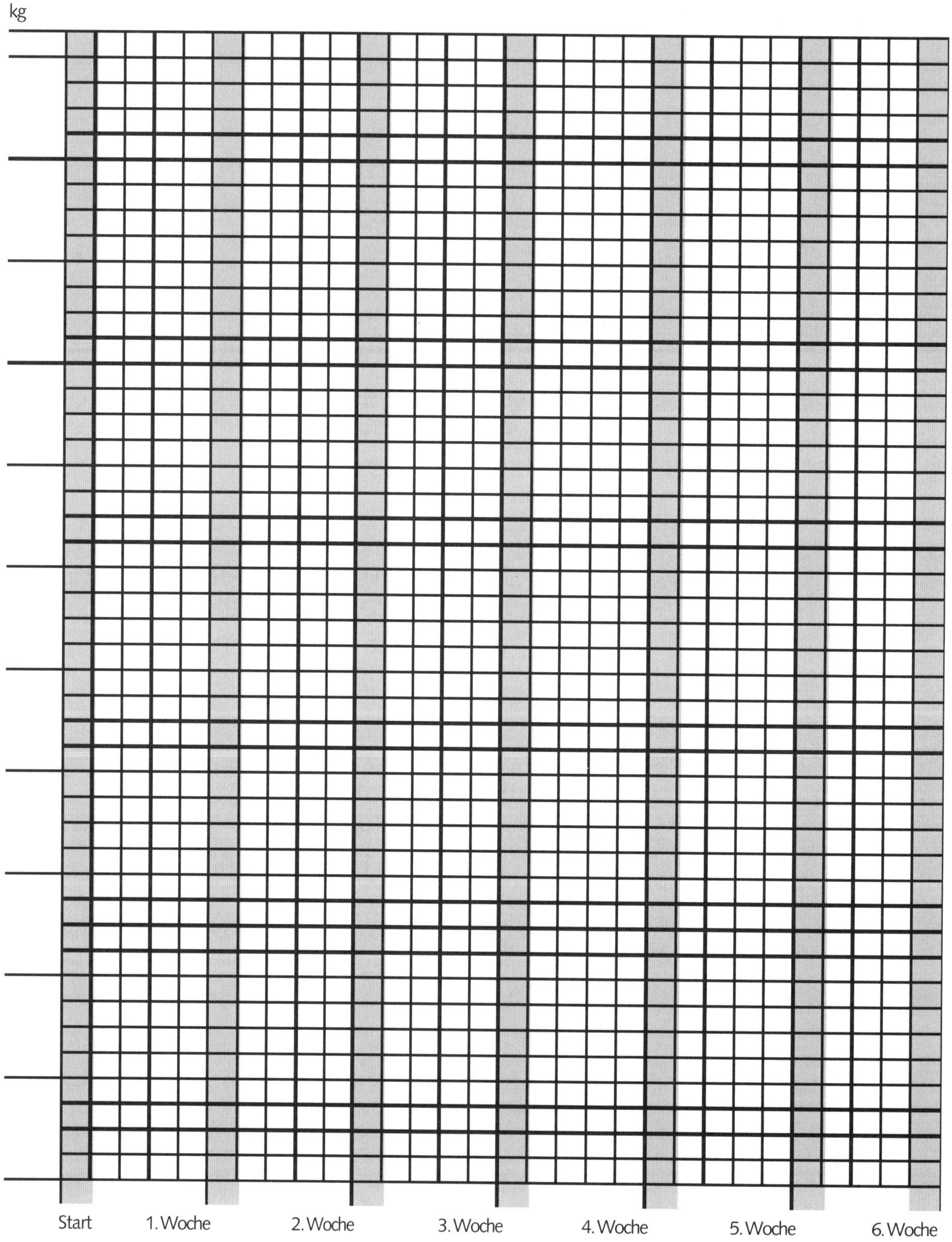

kg

Start   1. Woche   2. Woche   3. Woche   4. Woche   5. Woche   6. Woche

adipositas
training

Belohnungskarte
für Übungen und Mitarbeit

Name _____

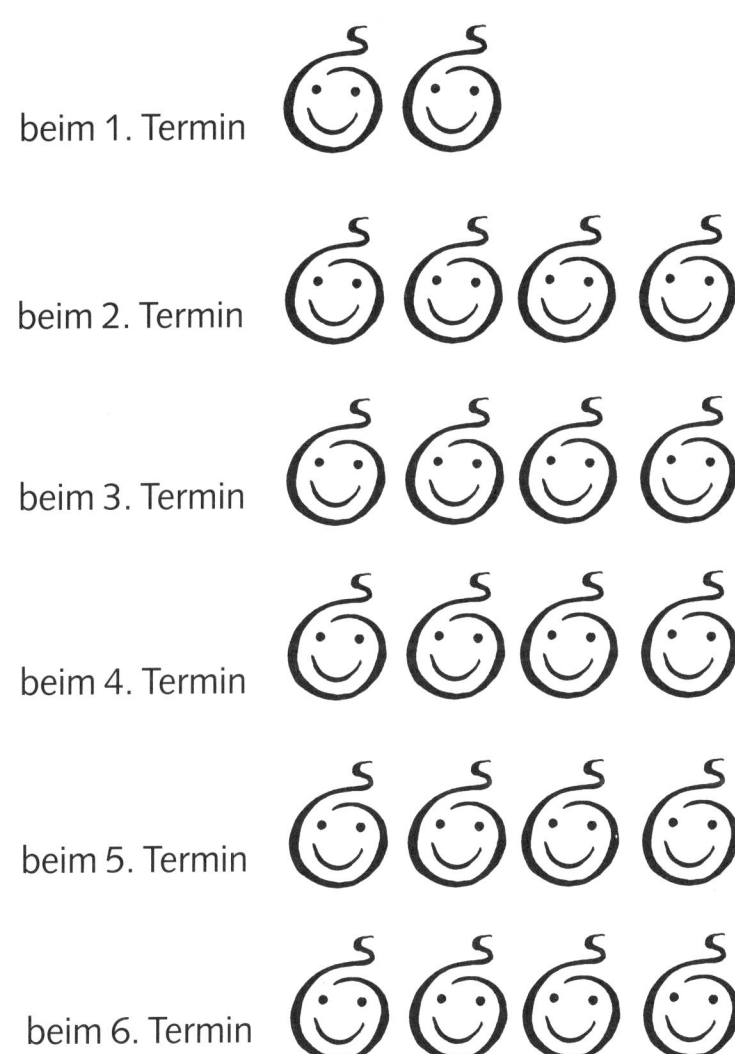

beim 1. Termin

beim 2. Termin

beim 3. Termin

beim 4. Termin

beim 5. Termin

beim 6. Termin

So bekommst Du für jeden Trainingstermin Deine Smilies:

Um die Smilies gegen eine Belohnung einzutauschen, brauchst Du bis zum _____. Termin mindestens _____ Smilies.

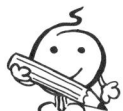

für Übungen:
probiert = ein Smilie
erfüllt = zwei Smilies

für Mitarbeit:
gut mitgearbeitet = ein Smilie
sehr gut mitgearbeitet = zwei Smilies

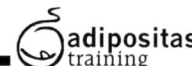

Merkzettel

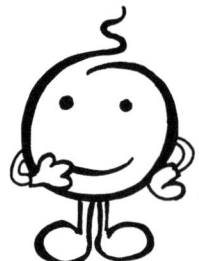

Daran denke ich für das
nächste Mal,
am _____

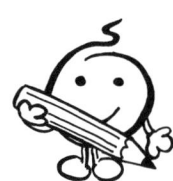

Ich fülle jeden Tag meine
Beobachtungskarte aus.

Ich trage nach dem Wiegen mein
Gewicht in die Gewichtskurve ein.

Ich beachte das erste Ziel der Woche.

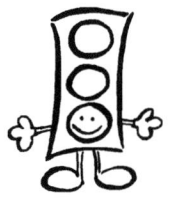

Ab sofort beachte ich die Ampelbereiche.

Viel Spaß - bis zum nächsten Mal -
wünscht Euch Euer Trainer/Eure Trainerin!

6.2 Zweite Trainingssitzung

In der zweiten Trainingssitzung werden Ätiologie- und Behandlungswissen vermittelt (vgl. Tab. 11). Diese bilden die Grundlage für die langfristige Mitarbeit der Teilnehmer, da die eingeleiteten Behandlungsschritte so nachvollziehbar werden (z.B. die Rolle des Sports). Falsche Informationen können aufgegriffen und korrigiert werden.

Entstehung von Übergewicht

Praktisches Vorgehen
In dieser Sitzung soll vor allem ein angemessenes Ursachenmodell für die Entstehung der Adipositas vermittelt werden. Einseitige Erklärungsmodelle, zum Beispiel die Verursachung der Adipositas allein durch genetische Faktoren, blockieren Veränderungen und verschließen den Blick auf mögliche Lösungswege. Sie machen Betroffene eher hilflos („Ich kann ja sowieso nichts daran ändern.").

Das zu erläuternde Ursachenmodell ist sehr wichtig für das weitere Vorgehen, da sich Konsequenzen für das eigene Verhalten ableiten lassen. Anhand der Frage „Warum bin ich dick?" sollen von den Kindern und Jugendlichen subjektive Vorstellungen über das Übergewicht erfragt werden. Jeder Teilnehmer sollte benennen, warum er dick wurde. Der Trainer sammelt diese Aussagen und ergänzt sie um weitere, nicht

angeführte Aspekte, so daß die multifaktorielle Genese und Aufrechterhaltung der Adipositas deutlich wird. Jeder Beitrag der Teilnehmer wird gewürdigt.

Alle möglichen Faktoren sind auf dem Bogen für die Trainingsmappe genannt. Sie sollten im einzelnen noch einmal angeführt und erläutert werden. Der Trainer soll betonen, daß Übergewicht bzw. Adipositas häufig mehrere Familienmitglieder betrifft (vgl. Kap. 2.1) und sehr selten eine Krankheit zur Adipositas führt (vgl. Kap. 1.2). Die vielfältigen Faktoren verdeutlichen, daß niemand die „alleinige Schuld" an seinem Übergewicht trägt. Jeder Teilnehmer wird gebeten, darüber nachzudenken, welche Faktoren bei ihm dazu beigetragen haben, daß er dick geworden ist. Es soll deutlich werden, daß zum Beispiel weder allein die Disposition noch allein die Bewegungsarmut für die Adipositas verantwortlich sind. Ziel ist es, sowohl ein individuelles als auch ein allgemeines Ursachenmodell zu erarbeiten und die möglichen Behandlungsansätze aufzuzeigen. Auf diese Weise sollen Hilflosigkeit reduziert und individuelle Lösungswege aufgezeigt werden.

Es muß deutlich werden, daß sich die möglichen Ursachen der Adipositas unterschiedlich gut beeinflussen lassen. Das Training kann sich nur auf solche Faktoren konzentrieren, die die Betroffenen verändern können. So kann ein Teilnehmer zwar nichts gegen seine Veranlagung zum Dickwerden machen, aber durch körperliche Aktivität seiner Veranlagung entgegenwir-

Tabelle 11: Vorgehen in der zweiten Trainingssitzung

Ziele	Inhalte	Materialien
innerhalb der Sitzung		
Wiederauffrischen	▶ Begrüßung und Zusammenfassung (vgl. Kap. 5.4.1)	▶ „Meine Beobachtungskarte" ▶ „Belohnungskarte" ▶ „Meine Gewichtskurve" ▶ „Trainingsplan"
Vermitteln von Ätiologie- und Behandlungswissen zum Aufbau realistischer „Krankheitskonzepte"	▶ Entstehung von Übergewicht ▶ Prinzip der Energiebilanz ▶ Jo-Jo-Effekt	▶ „Dick werden kann man ..." (Arbeitsblatt 23) ▶ „Fitness-Wohlfühl-Waage" (Arbeitsblatt 24) ▶ „Teufelskreis Blitz-Diäten" (Arbeitsblatt 25)
Beenden der Sitzung	▶ Abschluß (vgl. Kap. 5.4.1)	▶ „Belohnungskarte" ▶ „Meine Beobachtungskarte" (Arbeitsblätter 17–18) mit Fokus auf neuen Trick ▶ „Merkzettel" (Arbeitsblatt 26)
außerhalb der Sitzung		
Einüben von Selbstwahrnehmung und Aufbau von Fertigkeiten zum Selbstmanagement	▶ Selbstbeobachtung (vgl. Kap. 6.1) ▶ Gewichtskurve (vgl. Kap. 6.1)	▶ „Meine Beobachtungskarte" ▶ „Meine Gewichtskurve"

ken. Es sollte also folgender Zusammenhang betont werden:

„An eurer Veranlagung, also dem Erbgut, das euch von euren Eltern mitgegeben wurde, kann man nichts ändern. Ihr habt es schwerer als andere, euer Gewicht zu halten, auch wenn ihr so eßt und trinkt wie normalgewichtige Kinder. Man spricht auch von „guten Futterverwertern". Früher hatten nur die Dicken eine Überlebenschance, da sie gegen Hungersnöte mit ihren Fettpolstern gut gerüstet waren. Heute leben wir jedoch im Überfluß und benötigen die Fettreserven nicht mehr. Die sind heute eher gesundheitsgefährdend. Aus diesem Grund müßt ihr Fett abbauen. Wichtig ist, sich vor Augen zu halten, daß man einiges verändern kann. Für euch ist es ganz besonders wichtig, darauf zu achten, was, wieviel und wie ihr eßt und trinkt, denn vor allem die Eßgewohnheiten kann man verändern. Das Training wird euch dabei helfen."

Prinzip der Energiebilanz

Praktisches Vorgehen
Die gut veränderbaren Faktoren „Nahrungsmenge" und „Bewegung" werden besprochen und es wird geklärt, wie sie das Körpergewicht beeinflussen. Dies läßt sich durch eine Balkenwaage veranschaulichen:

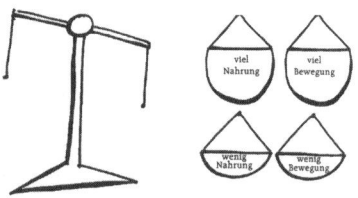

„Auf diesem Bogen seht ihr drei Waagen, die jeweils zwei Waagschalen erhalten sollen. Von diesen Schalen soll die eine Schale unsere Nahrung beinhalten, die wir zu uns nehmen, die andere soll den Umfang an Bewegung darstellen. Das heißt, in der einen Waagschale befindet sich dann die Energie, die wir durch unsere Nahrungsmittel zu uns nehmen, in die andere Schale kommen alle körperlichen Aktivitäten, die Energie fordern."

Das Gleich- oder Ungleichgewicht der beiden „Gewichte" wirkt langfristig aufgrund der daraus resultierenden Energiebilanz (vgl. Kap. 2.1) auf das Körpergewicht: Unter-, Über- oder Normalgewicht

stellen sich ein. Diese Zustände kann man durch drei Waagen symbolisieren. Die Waagschalen müssen nun wie folgt zugeordnet werden.

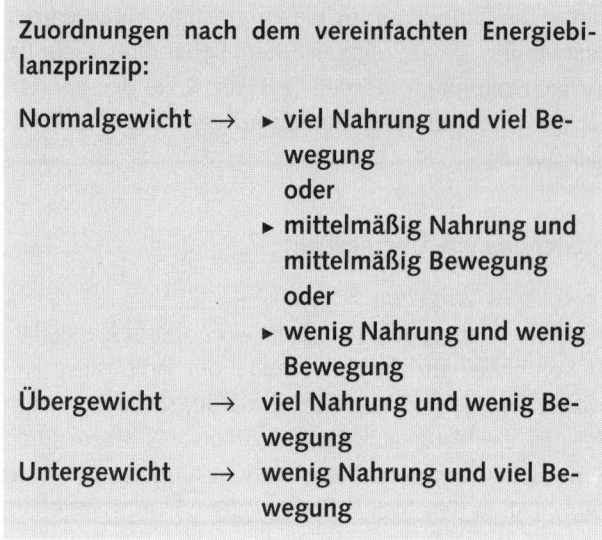

Zuordnungen nach dem vereinfachten Energiebilanzprinzip:

Normalgewicht → ▸ viel Nahrung und viel Bewegung
oder
▸ mittelmäßig Nahrung und mittelmäßig Bewegung
oder
▸ wenig Nahrung und wenig Bewegung

Übergewicht → viel Nahrung und wenig Bewegung

Untergewicht → wenig Nahrung und viel Bewegung

Der Trainer erarbeitet mit den Kindern und Jugendlichen das Prinzip der Energiebilanz. Auf diese Weise wird der Zusammenhang von Nahrungsaufnahme, Bewegung und Körpergewicht verständlicher. Die Teilnehmer können zunächst das Modell der Fitness-Wohlfühl-Waage nutzen, um selbständig die Faktoren Bewegung und Nahrungsmenge auszubalancieren. Ißt und trinkt man zum Beispiel bei einer Feier viel, kann vermehrte Bewegung dies ausgleichen. Der Idee, in solchen Situationen einfach eine Mahlzeit auszulassen, sollte entschieden entgegengetreten werden. Die Folge einer solchen Problemlösung können Heißhungerattacken sein, die zu einer unkontrollierten Nahrungsaufnahme führen. Man kann eine Mahlzeit zwar im Energiegehalt reduzieren, man sollte sie aber keinesfalls auslassen. In solchen Fällen wird der Hunger so massiv verstärkt, daß es in der Folge zu Heißhunger kommen kann und innerhalb kurzer Zeit möglichst viele hochkalorische Lebensmittel konsumiert werden. Generell sollte Essen durch Hunger ausgelöst werden. Langfristig sollen durch viel Bewegung (Sport) und wenig Nahrung (Diät) die Waagschalen in ein neues Gleichgewicht („Normalgewicht") gebracht werden und auch dort bleiben.

Tips zum praktischen Vorgehen
Bei der Besprechung der Waage „Untergewicht" kann sehr gut auf die Themen Bulimie und Magersucht eingegangen werden. Man sollte die Teilnehmer fragen, ob sie diese Krankheiten kennen und

was man darunter versteht. Der Trainer erklärt, daß es sich um ernste, gefährliche Erkrankungen handelt, die eine Psychotherapie benötigen. Verhaltensstrategien, die in diese Richtung weisen, müssen als ungünstig bewertet werden. Sollten die Teilnehmer solche Tendenzen haben, ist ihnen zu raten, sich einem Arzt oder Psychologen anzuvertrauen.

Die *Bulimia nervosa* (griechisch: Ochsenhunger) ist eine Störung, bei der es wiederholt zu Eßanfällen kommt, in deren Verlauf große Mengen an Nahrung zu sich genommen werden. Von den Betroffenen wird dies als unkontrollierbar erlebt, da die Erkrankung eine suchtartige Eigendynamik entwickelt. Nachfolgend treten Schuldgefühle auf, und es wird zu kompensatorischen Maßnahmen wie Abführmitteln oder selbstinduziertem Erbrechen gegriffen. Solche Patienten müssen folgende Eßverhaltensweisen neu erlernen: regelmäßige Einnahme von Mahlzeiten, Vermeiden von Eßanfällen und künstlich herbeigeführtem Erbrechen. Des weiteren müssen die bestehenden psychischen Probleme der Betroffenen behandelt werden.

Bei der Magersucht, der *Anorexia nervosa*, wird die Nahrungsaufnahme streng kontrolliert und eingeschränkt, so daß es in der Folge zu einer extremen Gewichtsabnahme kommt. Die Betroffenen erleben ihren Körper als unakzeptabel und dick und verspüren panische Angst vor einer Gewichtszunahme. Dabei kreisen die Gedanken ständig um das Essen und das Körpergewicht. Der Verzicht auf Nahrung gibt den Betroffenen das Gefühl der Autonomie, Reinheit, Einzigartigkeit und Macht. Die Einsicht, krank zu sein, fehlt und diese Fehleinschätzung kann fatale körperliche Folgen bis hin zum Tod haben; deshalb ist eine Psychotherapie dringend erforderlich.

Jo-Jo-Effekt

Praktisches Vorgehen

Viele Kinder und Jugendliche reduzieren ihr Gewicht wiederholt mit neuen restriktiven Diäten. Wie bereits in Kapitel 4.2 erläutert wurde, führen solche Maßnahmen jedoch langfristig zu einer Gewichtszunahme. Dieses Phänomen wird als Jo-Jo-Effekt bezeichnet. Da nicht davon ausgegangen werden kann, daß alle Teilnehmer bereits davon gehört haben, sollen an dieser Stelle Hintergrundinformationen geliefert werden, um übermäßigen Erfolgserwartungen („3 kg in einer Woche") und weiteren Frustrationen durch Blitz-Diäten vorzubeugen (vgl. Kap. 4.2). Zu diesem Zweck wurde ein Arbeitsblatt mit dem Titel „Teufelskreis Blitz-Diäten" erstellt.

Der auf dem Arbeitsblatt illustrierte Kreislauf wird von oben im Uhrzeigersinn möglichst von einem Teilnehmer vorgelesen und in der Gruppe besprochen. Dabei können die persönlichen Erfahrungen der Teilnehmer miteinbezogen werden, die zu Beginn des Trainings angesprochen wurden. Als Ergebnis faßt der Trainer zusammen, daß ein langfristiger Erfolg des Abnehmens durch eine Blitz-Diät ausgeschlossen ist. Allein eine ausgewogene, energiereduzierte Kost, die auf einen Verlust von 500g Körpergewicht pro Woche ausgelegt ist, in Verbindung mit neuen Eßgewohnheiten und verstärkter Bewegung kann dem Übergewichtigen helfen, auf Dauer ein gesundheitlich unbedenkliches Körpergewicht zu erreichen und auch zu stabilisieren.

Wichtig ist dabei, daß der Trainer den Unterschied zwischen einer Blitz-Diät und der langfristigen Ernährungsumstellung betont, die parallel zum Adipositastraining durchgeführt wird. Mit dieser „gesunden Diätform" wird das Körpergewicht langsamer, dafür aber dauerhafter reduziert: Der Körper wird überlistet, da ihm keine Hungersnot signalisiert wird. Also muß er auch nicht um seine Fettreserven kämpfen. Der Körperhaushalt wird nicht so stark ins Ungleichgewicht gebracht, so daß er sich langsam auf ein anderes Niveau einpendeln kann. Darüber hinaus unterstützen Sport und das Training den dauerhaften Erfolg durch veränderte Ernährungs- und Bewegungsgewohnheiten.

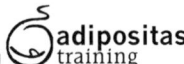

Dick werden kann man, wenn . . .

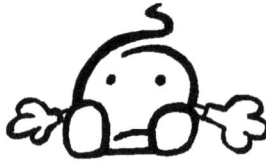

eine Veranlagung zum Dickwerden vererbt wird.

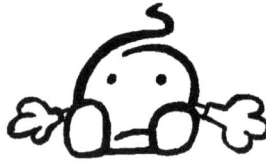

man eine Krankheit hat, durch die man dick wird.

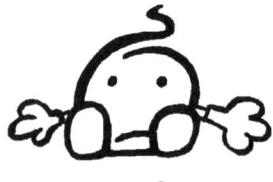

man falsch ißt und trinkt (z.B. zu schnell oder aus den falschen Ampelbereichen wählt).

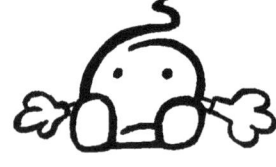

man zu viel ißt.

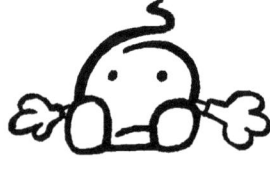

man sich zu wenig bewegt.

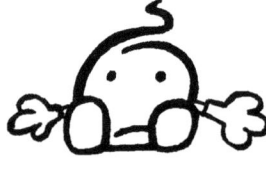

man immer das gleiche ißt.

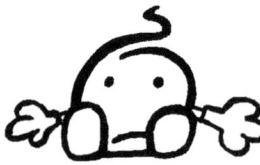

man ißt, obwohl man eigentlich etwas anderes tun wollte.

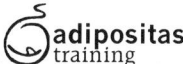

Fitness-Wohlfühl-Waage

Ordne die entsprechenden Waagschalen den drei Waagen zu!

So sollte es sein . . .

Normalgewicht

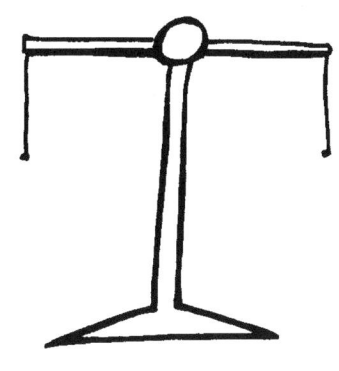

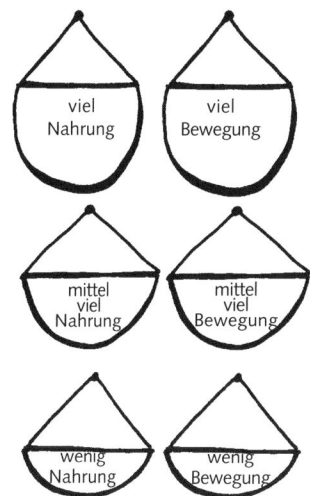

. . . so nicht

Übergewicht

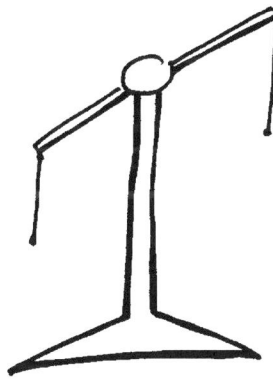

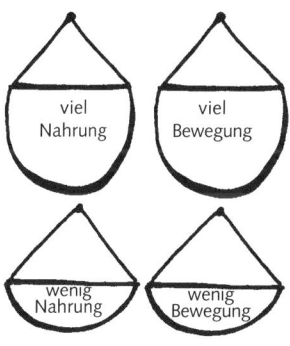

. . . so auch nicht

Untergewicht

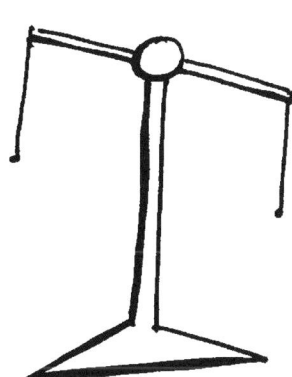

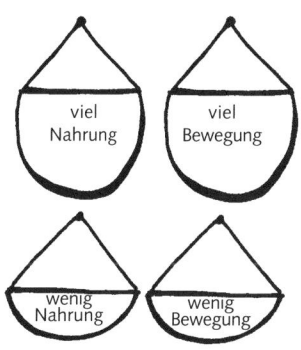

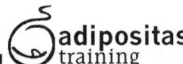

Teufelskreis Blitz-Diäten

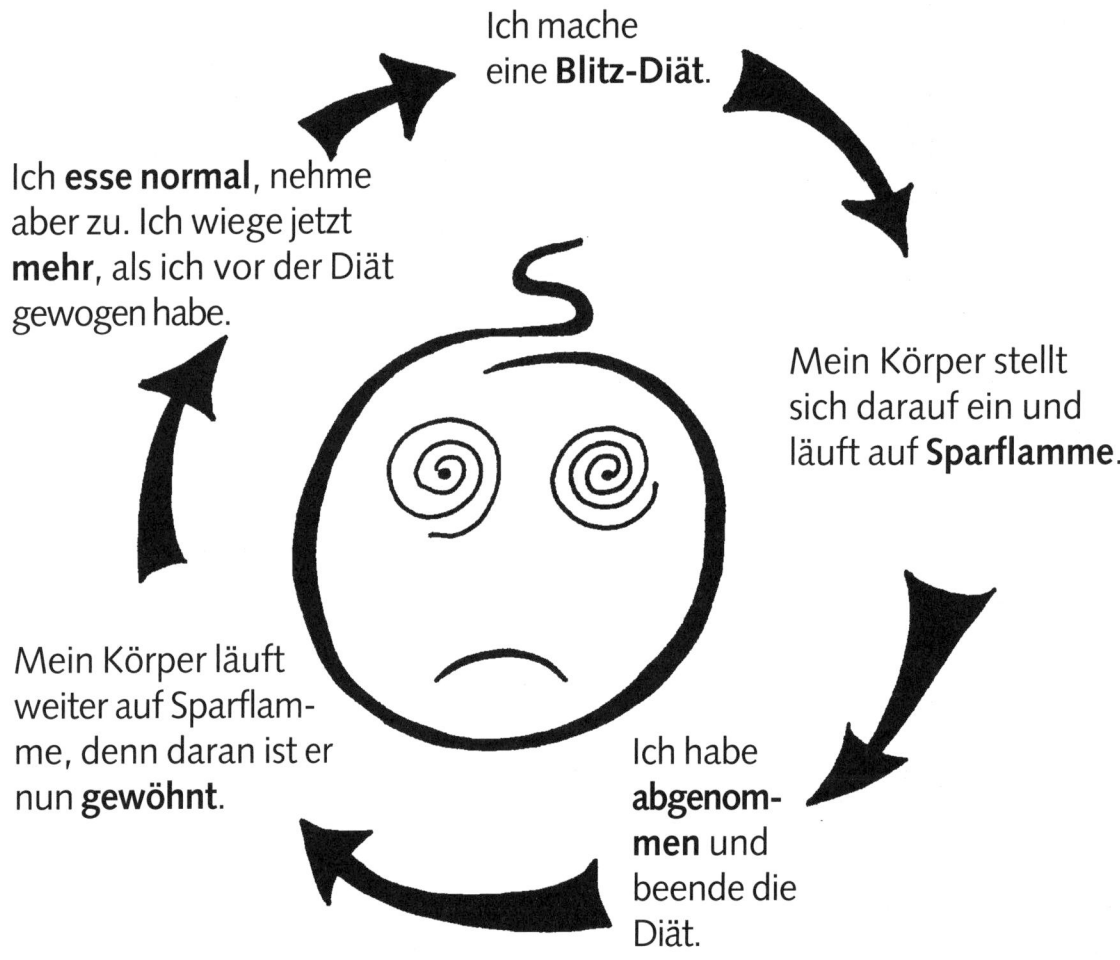

Ich mache eine **Blitz-Diät**.

Mein Körper stellt sich darauf ein und läuft auf **Sparflamme**.

Ich habe **abgenommen** und beende die Diät.

Mein Körper läuft weiter auf Sparflamme, denn daran ist er nun **gewöhnt**.

Ich **esse normal**, nehme aber zu. Ich wiege jetzt **mehr**, als ich vor der Diät gewogen habe.

adipositas
training

Merkzettel

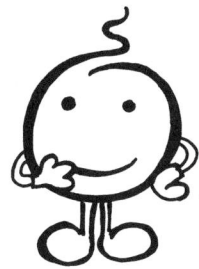

Daran denke ich für das
nächste Mal,
am _____

. . . wie immer

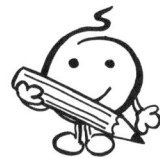

Ich fülle jeden Tag meine
Beobachtungskarte aus.

Ich beachte das Ziel der Woche:
gut kauen!

Ich beachte die Ampelbereiche.

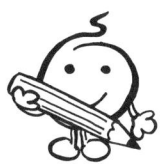

Ich trage nach dem Wiegen mein Gewicht in die Gewichtskurve ein.

Viel Spaß - bis zum nächsten Mal -
wünscht Euch Euer Trainer/Eure Trainerin!

6.3 Dritte Trainingssitzung

Mit der dritten Sitzung wird die konkrete Veränderung des Eßverhaltens eingeleitet (vgl. Tab. 12). Die Kinder und Jugendlichen werden für das automatisch ablaufende Eßverhalten sensibilisiert, indem Eßverhaltensgleichungen aufgestellt und nachfolgend die Konsequenzen betrachtet werden. Eine Unterbrechung der unangemessenen Verhaltenskette wird mit Selbstkontrolltechniken möglich, die die Kinder und Jugendlichen in Form des Gedankenstopps einüben sollen.

Geschmacksprobe

Praktisches Vorgehen
Zunächst werden Eßverhaltensweisen angesprochen, die als Übung zwischen den Sitzungen anhand der Beobachtungskarte bereits bearbeitet wurden. Von den eingeführten Fit-Tricks beschäftigt sich die heutige Sitzung mit den Vorteilen des intensiven Kauens. Um den Teilnehmern eine direkte Erfahrung zu ermöglichen, wird die Aufgabe „Geschmacksprobe" bearbeitet. Hierfür benötigt jeder Teilnehmer zwei Stücke Brot. Der Vorteil einer Geschmacksprobe mit Brot liegt darin, daß bei längerem Kauen Stärke freigesetzt wird, die süßlich schmeckt. Brot ist also für dieses Experiment besonders gut geeignet ist, da das positive Geschmackserlebnis erst nach längerem Kauen einsetzt.

Durchführung der Geschmacksprobe:

► Jeder Teilnehmer erhält zunächst ein Stück Brot. Er wird aufgefordert, dieses so schnell wie möglich zu essen und gegebenenfalls mit etwas Wasser herunterzuspülen.

► Anschließend wird der erste Teil des Genußbogens vorgelegt und von den Teilnehmern ausgefüllt.

► Im nächsten Schritt wird ein zweites Stück Brot mit der Bitte überreicht, dieses sehr gut zu kauen; am besten 15 bis 20mal pro Bissen.

► Es folgt wiederum die Bewertung mit dem zweiten Teil des Genußbogens.

► Der Trainer sollte nachfragen: „Was habt ihr geschmeckt? ... Wie hat es sich angefühlt? ... Gab es einen Unterschied zwischen den beiden Versuchen?"

Bilanz dieser Geschmacksprobe sollte sein: Wer gut kaut und die Speise lange im Mund hat, der schmeckt

Tabelle 12: Vorgehen in der dritten Trainingssitzung

Ziele	Inhalte	Materialien
innerhalb der Sitzung		
Wiederauffrischen	► Begrüßung und Zusammenfassung (vgl. Kap. 5.4.1)	► „Meine Beobachtungskarte" ► „Belohnungskarte" ► „Meine Gewichtskurve" ► „Trainingsplan"
Erlebnis von Genuß	► Geschmacksprobe	► „Genußbogen" (Arbeitsblatt 27) und ► einige Scheiben Brot
Sensibilisieren für das Eßverhalten	► Verhaltensgleichung	► Wandtafel (Flip Chart) ► „Bei Hunger ..." (Arbeitsblatt 28)
Verdeutlichen der Konsequenzen	► Folgen	► „Folgen des Essens" (Arbeitsblatt 29)
Erlernen einer Selbstkontrolltechnik (Gedankenstopp)	► Bremse	► „Meine Bremse" (Arbeitsblatt 30) eventuell bunter Tonkarton, Scheren und Klebstoff
Beenden der Sitzung	► Abschluß (vgl. Kap. 5.4.1)	► „Belohnungskarte" ► „Meine Beobachtungskarte" (Arbeitsblätter 17–18) mit Fokus auf neuen Trick ► „Merkzettel" (Arbeitsblatt 31)
außerhalb der Sitzung		
Verhaltensübung im Alltag	► Bremse (vgl. oben)	► „Meine Bremse"
Aufbau von Fertigkeiten zum Selbstmanagement	► Selbstbeobachtung (vgl. Kap. 6.1) ► Gewichtskurve (vgl. Kap. 6.1)	► „Meine Beobachtungskarte" ► „Meine Gewichtskurve"

und genießt mehr. Die Menge, die man ißt, hat nichts mit der Qualität des Schmeckens zu tun. Damit demonstriert die Übung unmittelbar die Vorteile eines langsamen, genußvollen Kauens. Bislang unangemessene Eßverhaltensweisen können ein Geschmackserlebnis verhindern. Ein schon leicht verringertes Eßtempo dagegen führt zu einem intensivierten Geschmackserlebnis.

In einem weiteren Schritt kann der Trainer das Geschmackserlebnis mit dem grünen Ampelbereich verknüpfen und daran die vier Grundqualitäten des Geschmacks erläutern:

„Denken wir auch noch einmal an die Ampel zurück. Bei welchen Nahrungsmitteln der grünen Ampel finden wir eure Lieblings-Geschmacksrichtungen? ... Es gibt vier Grundqualitäten des Geschmacks:

▸ Die Geschmacksrichtung „süß" erfahren wir zum Beispiel beim Verzehr von Obst, besonders bei Süßkirschen,
▸ „sauer" schmecken häufig Gewürzgurken,
▸ als „scharf" werden Radieschen empfunden und
▸ Grapefruits schmecken „bitter".

Es zeigt sich also, daß im grünen Ampelbereich jede Geschmacksrichtung vorhanden ist."

Sollte in dieser Sitzung Zeitmangel herrschen, dann kann die Geschmacksprobe auch als Hausaufgabe für die nächste Sitzung besprochen werden. Das Vorgehen und der Genußbogen sollten dann vom Trainer erläutert werden. Die Ergebnisse werden zu Beginn der nächsten Sitzung besprochen. Damit erfolgt gleichzeitig die Überleitung zur Beobachtungskarte mit den weiteren Eßverhaltensstrategien.

Verhaltensgleichung

Praktisches Vorgehen

Nach dem „Was" wird nun das „Wie" des Essens und Trinkens vorrangig betrachtet. Unter lernpsychologischen Gesichtspunkten kann man vor allem unter Beachtung der vorausgehenden und nachfolgenden Bedingungen das Eßverhalten modifizieren. Technisch kann man dies in einer sogenannten Verhaltensgleichung (= SORKC-Modell) systematisieren (vgl. Kap. 5.4.2). An dieses SORKC-Modell angelehnt soll in dieser Sitzung eine einfache, allgemeine Verhaltensgleichung mit den Bestandteilen Stimuli-Reaktionen-Konsequenzen an der Wandtafel erarbeitet und für jeden Teilnehmer eine individuelle Verhaltensanalyse abgeleitet werden.

▸ Dazu kann eingangs die folgende Frage an die Trainingsgruppe gestellt werden: „Bei welchen Gelegenheiten eßt ihr?"... Die Situationen (Appetit, Hunger, u. ä.) sollten von den Teilnehmern genannt und vom Trainer oder einem anderen Teilnehmer für alle sichtbar notiert werden.
▸ Danach folgt der nächste Schritt in der Verhaltensgleichung: das Essen und Trinken an sich. Dabei kann darauf hingewiesen werden, daß einiges darüber beim Abarbeiten der Beobachtungskarte abgefragt wird.
▸ Zuletzt weist der Trainer auf die Konsequenzen (Sättigung, Genuß, Lustbefriedigung, u. ä.) hin und erinnert dabei an die Geschmacksprobe. Sollte es den Teilnehmern nicht gelingen, verschiedene Bedingungen aufzuzählen, kann der Trainer nachhelfen, indem er weitere Aspekte anspricht (vgl. Kasten 6):

Kasten 6: Mögliche Bestandteile vereinfachter Verhaltensgleichungen

Wann essen wir?		*Wie essen wir?*		*Was ist die Folge?* *kurzfristig (k), langfristig (l), angenehm (+), unangenehm (–)*
Ich habe Hunger.	→	**Ich esse und genieße.**	→	**Ich bin satt.** **Ich fühle mich wohl. (k +)**
Ich habe Appetit.	→	Ich esse schnell (oder langsam).	→	Ich bin satt – vielleicht auch übersatt, aber mein Appetit ist gestillt. (k +)
Ich rieche oder sehe leckeres Essen.	→	Ich esse und kaue dabei gut (oder wenig).	→	Meine Lust ist befriedigt. (k +)
Alle um mich herum essen.	→	Ich esse mit und mache dabei (keine) Pausen.	→	Ich bin satt – vielleicht auch übersatt. Vielleicht nehme ich dadurch zu, dafür gehöre ich aber dazu. (k +/l –)

Wann essen wir?	Wie essen wir?	Was ist die Folge? kurzfristig (k), langfristig (l), angenehm (+), unangenehm (–)
Ich fühle mich überfordert. →	Ich esse und nehme (keinen) → Nachschlag.	Ich fühle mich immer noch überfordert. (l –)
Ich bin ärgerlich. →	Ich esse kleine (oder große) → Portionen.	Ich bin immer noch wütend. (l –)
Ich bin einsam. →	... →	Ich bin immer noch einsam. (k –)
Ich bin gelangweilt. →	→	Ich fühle mich beschäftigt. (k +)
Ich habe Angst. →	→	Ich bin immer noch ängstlich. (l –)
Ich habe Kummer. →	→	Ich habe den Kummer heruntergeschluckt. (k +)
Ich tue mir was Gutes. →	→	Ich fühle mich gut. (k +)
Es ist die übliche Essenszeit. →	→	Ich bin satt – vielleicht auch übersatt, weil ich gar keinen Hunger hatte. Langfristig wird mein Gewicht steigen. (l –)
	→	Ich werde krank. (l –)

Letztlich sollten verschiedene Verhaltensgleichungen mit vielfältigen Situationen, Eßverhaltensweisen und Folgen entstanden sein. Dies kann im weiteren Verlauf des Trainings an den entsprechenden Stellen noch ergänzt werden (vgl. Kap. 2.2 für solche Beispiele). Die Teilnehmer erhalten zur Erinnerung eine zusammenfassende Verhaltensgleichung für die Situation „Hunger": Bei Hunger sollte man etwas Schmackhaftes essen und trinken, dieses in Ruhe und mit Genuß tun, bis man gesättigt ist.

Folgen

Praktisches Vorgehen
Bei der Adipositas sollten die operanten Verstärkerbedingungen beachtet und den Betroffenen verdeutlicht werden. Als Orientierung gilt die Verhaltensgleichung. Nach dem Essen und Trinken treten Konsequenzen auf, die nun noch einmal genauer betrachtet werden sollen. Der Trainer sollte nach weiteren Auswirkungen des Essens fragen, die bislang noch nicht angesprochen wurden. Jede Konsequenz kann man danach kategorisieren, ob sie

► kurz- oder längerfristig und
► positiv oder negativ wirkt.

Generell gilt, daß Positives eher das Verhalten formt als Negatives, und kurzfristige Konsequenzen verhal-

tenswirksamer sind als längerfristige. So zeigt es sich häufig, daß die Teilnehmer die kurzfristigen positiven Konsequenzen des Essens spontan benennen können, wohingegen negative Konsequenzen wenig oder gar nicht genannt und meist erst auf Nachfrage erinnert werden. Der Trainer spricht jede mögliche Folge an und markiert sie nach lang- versus kurzfristig und positiv versus negativ. Können nicht alle Dimensionen benannt werden, dann spricht der Trainer dies an und ergänzt. Zumeist fehlen die negativen und die langfristigen Folgen:

„Mir fällt auf, daß wir bislang (fast) nur positive Folgen genannt haben. Kennt ihr auch negative? ... Außerdem treten diese Folgen (fast) alle sehr rasch nach dem Essen und Trinken oder ein paar Stunden später auf. Es ist normal, daß euch diese Folgen zuerst eingefallen sind. Es ist sogar günstig, da zum Beispiel die kurzfristigen Gefahren, die ihr sofort in einer Situation erinnert, bei der Entscheidung, wie ihr euch verhalten sollt, das Leben retten können. Wenn ihr über die Straße gehen wollt, fällt euch auch direkt ein, daß ein Auto kommen und der Fahrer euch übersehen könnte. Das hilft euch in eurer Entscheidung, euch vorsichtig zu verhalten. Ihr denkt niemals soweit, daß ihr bei einem Unfall morgen im Krankenhaus liegen würdet, ihr dann nicht eure Freunde besuchen könntet und ähnliches. Das ist in solch einer Situation völlig unnötig und würde euch viel zu lange aufhalten. Euer Gedächtnis funktioniert also sehr klug: Es ist normal, daß euch die kurzfristigen Folgen des Essens direkt eingefallen sind. Welche Folgen ergeben sich nun aber nach längerer Zeit, das heißt nach mehreren Tagen oder Wochen?"

Der Trainer sollte sehr deutlich auf die längerfristigen negativen Folgen des Essens eingehen und klarstellen, daß Essen zum Beispiel nicht die Langeweile überwinden kann, sondern nur kurz davon ablenkt. Später kann die gleiche Situation wieder Eßverhalten auslösen, ohne daß Hunger besteht. Und umgekehrt sollte die angenehme langfristige Konsequenz des Abnehmens bei einem angemessenen Eßverhalten betont werden, um dadurch die Motivation zur Verhaltensänderung aufzubauen und zu stabilisieren.

Bremse

Praktisches Vorgehen

Unser Eßverhalten läuft meist automatisch ab. Einer Schulung des angemessenen Eßverhaltens muß daher ein Bewußtmachen und Verstehen der bisherigen Eßverhaltensweisen vorangehen. Dieses erfolgte mit dem Baustein „Verhaltensgleichung". Zur Änderung der Eßgewohnheiten muß nun das gewohnte Verhalten unterbrochen und Alternativverhalten aufgebaut werden. Als Hilfsmittel für die Unterbrechung dienen kognitive Techniken im Sinne des Gedankenstopps. Diese Technik wird als „Bremse" eingeführt. Diese Bremse ist ein Hilfsmittel, das zuerst offene, später verdeckte Selbstinstruktionen nutzt, um automatisches Verhalten zu unterbrechen und Raum für Alternativen zu schaffen.

Selbstinstruktionen zur Verhaltenssteuerung sind kurze, prägnante Sätze, die an die Technik des Gedankenstopps angelehnt sind, und folgendermaßen erläutert werden können:

„Wie das mit der Bremse genau funktioniert, das erkläre ich euch jetzt. Wenn ihr euch in einer „Verlockungssituation" befindet, gebt ihr euch innerlich Kommandos. Das kennt ihr wahrscheinlich aus Situationen, in denen ihr zum Beispiel statt der Hausaufgaben lieber etwas anderes machen möchtet. Dann sagt ihr euch innerlich: „Reiß' dich zusammen und mach' das jetzt erst mal fertig!". So sollt ihr es auch tun, wenn ihr in Verführungssituationen mit dem Essen seid. Wenn ihr zum Beispiel ins Kino geht und um euch herum Cola getrunken und Popcorn oder Eis gegessen wird und dann auch noch der Eisverkauf direkt vor dem Film startet, dann sagt euch „Finger weg – Roter Bereich!" oder „Stopp – Nicht aufgeben!". So könnt ihr eure Erfolge mit dem Abnehmen weiter fortsetzen."

Jeder Teilnehmer erhält den vorbereiteten Bogen „Meine Bremse", auf dem zwei Stoppschilder mit jeweils einem Spruch und ein weiteres ohne Beschriftung abgedruckt sind. Der Trainer fordert die Kinder und Jugendlichen auf, sich einen Spruch auszusuchen, den sie von nun an in Verlockungssituationen verwenden sollen. Dazu kann ein Vorsatz formuliert oder sogar ein erprobter Gedankenstopp weitergenutzt werden, sofern er geholfen hat. Dafür ist das unbeschriftete Schild auf dem Bogen vorgesehen. Das ausgewählte Stoppschild sollte möglichst auf Tonpapier geklebt werden, damit die Kinder und Jugendlichen es zum Beispiel in der Hosentasche oder im Portemonnaie immer bei sich führen können. So kann die Gedankenstopp-Technik im Alltag wiederholt ausprobiert und eingeübt werden, denn das Erlernen braucht viel Zeit. Der folgende Hinweis des Trainers an die Teilnehmer ist deshalb sehr wichtig:

„Ihr müßt wissen, daß das Erlernen dieser Bremse viel Übung braucht. Das ist wie beim Einmaleins-Lernen. Je häufiger ihr die Bremse anwendet, desto besser werdet ihr aus dem gewohnten Kreislauf herauskommen. Je öfter man „bremst", desto schneller schafft man den Ausweg. Irgendwann geht es dann wie von selbst und ihr bremst automatisch in Verlockungssituationen, in denen ihr gar keinen Hunger habt und doch Lust auf Essen verspürt."

Neben der Technik des Gedankenstopps kann man auch aversive Vorstellungsbilder (unangenehme Vorstellungen) heranziehen, um automatisches Eßverhalten zu unterbrechen. Dieses Vorgehen kann zum Beispiel verdeutlicht werden, indem eine Cola-Flasche neben einen Teller mit 15 Stückchen Zucker aufgestellt und mit dem Satz verbunden wird: „Darin ist so ein Berg Zucker". Dies wird jedoch von den Teilnehmern erfahrungsgemäß weniger genutzt und sollte daher höchstens die Technik des Gedankenstopps untermauern.

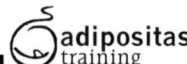

Genußbogen

Teste den Geschmack einer Scheibe Brot!

Iß ein Stück des Brotes bitte einmal ganz schnell, schling es also herunter, vielleicht sogar mit Hilfe von Wasser und beantworte dann die folgenden Fragen!

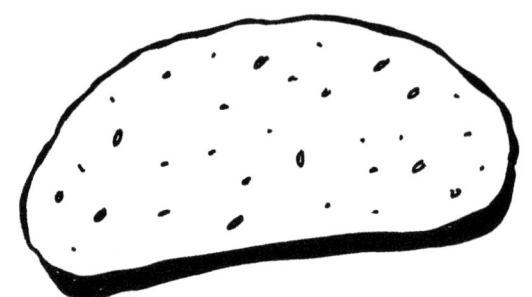

1. Wie sah das Brot aus?	O hell	O dunkel	
	O appetitlich	O unappetitlich	
	O frisch	O trocken	

2. Wie roch das Brot?	O lecker, nach _____
	O nach nichts Besonderem
	O abstoßend, nach _____

3. Wie schmeckte das Brot?	O süß	O sauer
	O salzig	O bitter
	O scharf	O unbeschreibbar

4. Wie fühlte es sich im Mund an?	O mehlig	O weich	O flüssig
	O hart	O zäh	O cremig

5. Wie geht es Dir nun?

- -

Iß nun bitte ein weiteres Stück Brot ganz langsam, kaue es sehr gut (d.h. 15-20 mal) und beantworte dann die folgenden Fragen!

1. Wie sah das Brot aus?	O hell	O dunkel	
	O appetitlich	O unappetitlich	
	O frisch	O trocken	

2. Wie roch das Brot?	O lecker, nach _____
	O nach nichts besonderem
	O abstoßend, nach _____

3. Wie schmeckte das Brot?	O süß	O sauer
	O salzig	O bitter
	O scharf	O unbeschreibbar

4. Wie fühlte es sich im Mund an?	O mehlig	O weich	O flüssig
	O hart	O zäh	O cremig

5. Wie geht es mir nun?

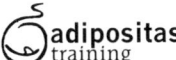

Bei Hunger . . .

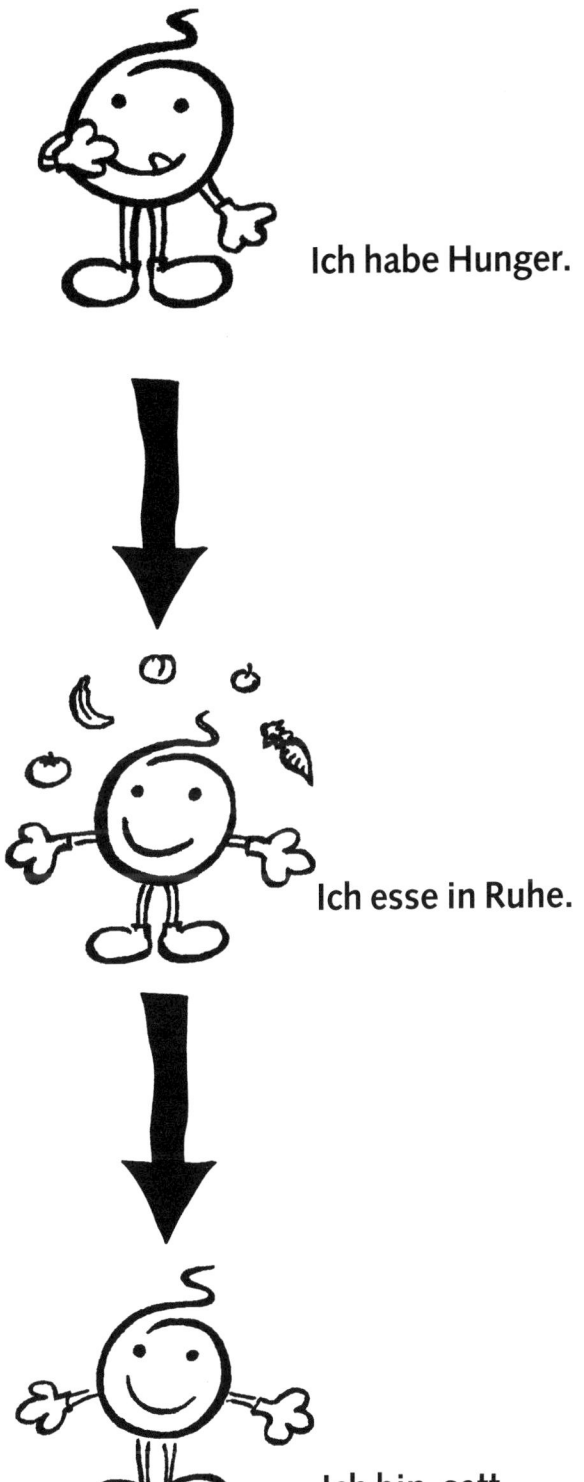

Ich habe Hunger.

Ich esse in Ruhe.

Ich bin satt.

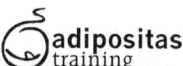

Folgen des Essens

	kurzfristige Folgen von Essen	langfristige Folgen von Essen
gut an angemessenem Essen und Trinken ist	Geschmack Genuß Sättigung Zeitvertreib Dazugehören _____	Gewichtsabnahme (bei regelmäßig weniger essen) Leistungsfähigkeit Wohlgefühl _____
schlecht an unangemessenem Essen und Trinken ist	unangenehmes Völlegefühl Schlappsein manchmal sogar Übelkeit (bei zu viel Essen) _____	Gewichtszunahme Übergewicht (bei regelmäßig mehr essen) Gehänselt werden Unzufriedenheit mit dem eigenen Körper _____

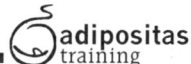

Meine Bremse

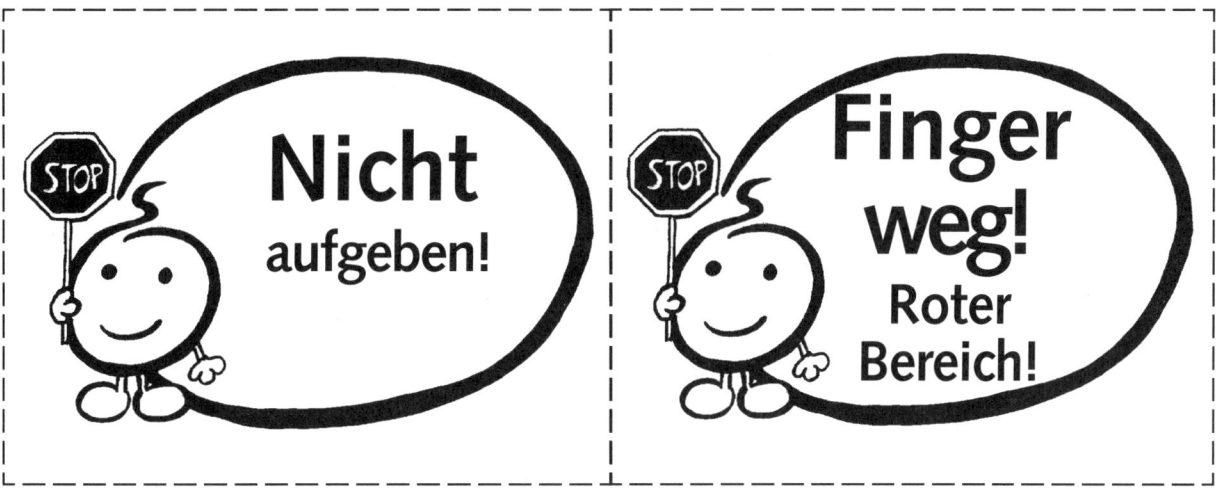

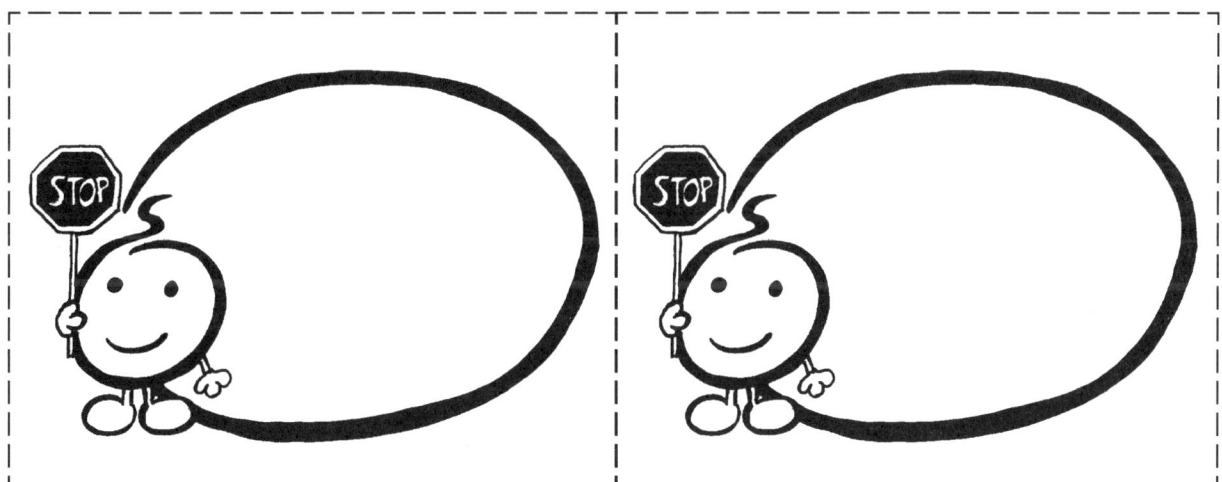

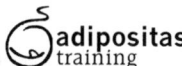

Merkzettel

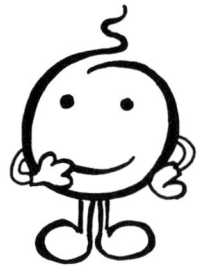

Daran denke ich für das nächste Mal,

am _____

. . . wie immer

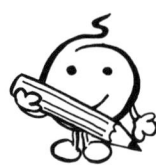

Ich fülle jeden Tag meine Beobachtungskarte aus.

Ich beachte das Ziel der Woche: Pausen machen!

Ich beachte die Ampelbereiche.

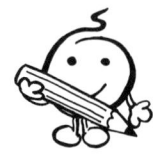

Ich trage nach dem Wiegen mein Gewicht in die Gewichtskurve ein.

. . . außerdem

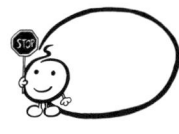

Ich probiere meine Bremse aus, die mir beim Widerstehen in Verlockungssituationen hilft.

Viel Spaß - bis zum nächsten Mal -
wünscht Euch Euer Trainer/Eure Trainerin!

6.4 Vierte Trainingssitzung

In der vierten Sitzung werden die „Eßverhaltenstricks" und deren Zusammenhang zur Sättigungsregulation erläutert (vgl. Tab. 13). Darüber hinaus werden Anreize für Essen angesprochen (Diskriminationslernen), um anschließend alternative Verhaltensweisen für „falsche" Auslöser aufzubauen; für schwierige soziale Situationen wird selbstsicheres Verhalten in einem Rollenspiel eingeübt.

Eßverhaltenstricks

Praktisches Vorgehen
Mit der Beobachtungskarte werden die günstigen Eßverhaltensweisen detailliert besprochen. Von diesen Verhaltensweisen wurden in der Regel von den Teilnehmern schon einige ausprobiert. Das Ziel ist, bei „echtem" Hunger günstigere Eßgewohnheiten aufzubauen. Mit der Beobachtungskarte wird zum Beispiel die Eßgeschwindigkeit oder Anzahl und Umfang der Portionen protokolliert. Besonders die ersten vier Fra-

gen der Beobachtungskarte werden genauer mit den Kindern und Jugendlichen betrachtet, da in diesen Fragen implizit Verhaltensstrategien formuliert sind.

> **Die ersten vier Fragen der Beobachtungskarte**
> 1. Wie schnell hast Du heute gegessen?
> 2. Wie gut hast Du heute gekaut?
> 3. Hast Du heute Pausen beim Essen gemacht?
> 4. Hast Du heute Nachschlag genommen?

Der Trainer richtet die ersten vier Fragen an verschiedene Kinder und Jugendliche und läßt herausarbeiten, wie sie das bisher und nach den Übungsaufträgen gemacht haben. Dabei sollte der Trainer darauf achten,

▸ positive Veränderungen verbal zu verstärken,
▸ Unklarheiten auszuräumen,
▸ Hilfestellung beim Auftreten von Problemen zu geben und
▸ zu kleinen Schritten zu motivieren (realistische Zielsetzungen fördern).

Tabelle 13: Vorgehen in der vierten Trainingssitzung

Ziele	Inhalte	Materialien
innerhalb der Sitzung		
Wiederauffrischen	▸ Begrüßung und Zusammenfassung (vgl. Kap. 5.4.1)	▸ „Meine Beobachtungskarte" ▸ „Belohnungskarte" ▸ „Meine Gewichtskurve" ▸ „Trainingsplan"
Verhaltensaufbau: Vermitteln angemessener Eßverhaltensweisen	▸ Eßverhaltenstricks	▸ „Meine Beobachtungskarte" ▸ „Die Fit-Tricks" (Arbeitsblatt 32)
Diskriminationslernen: Unterscheiden zwischen Hunger und Appetit	▸ Auslöser	▸ Wandtafel (Flip Chart) mit der entwickelten Verhaltensgleichung
Stimuluskontrolle: Erarbeiten alternativer Verhaltensweisen in kritischen Situationen, Erweitern des Handlungsrepertoires	▸ Alternativen zum emotionsinduzierten Essen	▸ „Statt Essen ohne Hunger ..." (Arbeitsblätter 33–35)
Stärken der Selbstsicherheit: Erlernen von konsequentem Ablehnen	▸ Nein-Sagen	▸ Videokamera
Beenden der Sitzung	▸ Abschluß (vgl. Kap. 5.4.1)	▸ „Belohnungskarte" ▸ „Meine Beobachtungskarte" (Arbeitsblätter 17–18) mit Fokus auf neuem Trick ▸ „Merkzettel" (Arbeitsblatt 36)
außerhalb der Sitzung		
Verhaltensübung im Alltag	▸ Alternativen zum emotionsinduzierten Essen (vgl. oben)	▸ „Statt Essen ohne Hunger..." ▸ „Meine Beobachtungskarte" ▸ „Meine Gewichtskurve"
Aufbau von Fertigkeiten zum Selbstmanagement	▸ Nein-Sagen (vgl. oben) ▸ Selbstbeobachtung (vgl. Kap. 6.1) ▸ Gewichtskurve (vgl. Kap. 6.1)	

Kasten 7: „Fit-Tricks" und deren theoretische Begründung

	Trick	**Begründung**
1. Trick	Langsam essen.	Größerer Genuß, Sättigungsgefühl braucht Zeit (ca. 15 min; Reaktionskontrolle).
2. Trick	Gründlich kauen.	Bessere Verdauung, größerer Genuß, Sättigungsgefühl braucht Zeit (ca. 15 min; Reaktionskontrolle).
3. Trick	Mehrere Pausen einlegen, indem zum Beispiel das Besteck beiseite gelegt oder sich mit anderen unterhalten wird.	Längere Essenszeit, Sättigungsgefühl braucht Zeit (ca. 15 min), größerer Genuß, Höflichkeit (Reaktionskontrolle).
4. Trick	Nur bei Hunger Nachschlag nehmen, sonst ganz darauf verzichten.	Nur soviel essen, wie der Körper benötigt (Diskriminationslernen; Reaktionskontrolle).
5. Trick	Regelmäßige Haupt- und Zwischenmahlzeiten einnehmen.	Keinen Heißhunger entwickeln, nur soviel essen, wie man benötigt (Reaktionskontrolle).
6. Trick	An einem festen Platz speisen.	Nur dieser Platz steht mit Essen in Verbindung, andere Orte verlocken dauerhaft nicht mehr (Stimuluskontrolle).
7. Trick	Sich nicht nebenbei beschäftigen zum Beispiel mit Lesen oder Fernsehen.	Sättigungsgefühl wahrnehmen können (gesteigerte Sensibilität).

Der Trainer sollte die erfolgte Selbstmodifikation noch einmal verstärken, indem er die „Fit-Tricks" („langsamer essen", „gut kauen", „Pausen machen", „keinen Nachschlag nehmen") als günstig benennt. In Kasten 7 sind die theoretischen Begründungen für die insgesamt sieben „Fit-Tricks" kurz zusammengestellt. Die zentralen Aussagen zum Eßverhalten können wie folgt zusammengefaßt werden:

„Wie ißt man also vernünftig und mit Genuß? – Man schafft das, indem man

▸ langsam ißt, denn die Sättigung erfolgt erst nach ca. 15 Minuten,
▸ das Essen gut kaut, das heißt so etwa 15 bis 20 mal pro Bissen,
▸ Pausen beim Essen macht, indem man zum Beispiel das Besteck beiseite legt oder mit jemandem spricht und
▸ nur Nachschlag bei wirklichem Hunger nimmt.

Ihr habt dies fast alles schon ausprobiert und gemerkt, wie einfach sich das verändern läßt. Macht weiter so! Weitere Fit-Tricks habe ich euch vor allem für zuhause genannt: regelmäßig die drei Haupt- und zwei Zwischenmahlzeiten einhalten, denn der Körper muß versorgt sein, an einem festen Platz eure Mahlzeiten einnehmen, den ihr nur mit Essen verbinden lernt und nicht nebenbei zum Beispiel fernsehen, sonst seid ihr so abgelenkt, daß ihr nicht spürt, wann ihr satt seid. Natürlich könnt ihr nicht an alle Tricks gleichzeitig denken; deshalb üben wir ja hier. Inline-Skaten oder ähnliche Fertigkeiten lernt man auch nicht in zehn Minuten. Ihr testet jetzt pro Woche *eine* günstige Eßverhaltensweise aus. Am Ende des Trainings kennt ihr viele und habt euch schon an verschiedene gewöhnt. Auf einem Bogen für eure Trainingsmappe sind diese günstigen Eßverhaltensweisen noch einmal alle zur Erinnerung aufgeführt."

Tips zum praktischen Vorgehen
Die adipösen Kinder und Jugendlichen erfahren in dieser Sitzung einmal mehr, daß es verschiedene Möglichkeiten gibt, etwas an ihrem Körpergewicht und damit an ihren Lebensumständen zu verändern. Zudem verlieren die Teilnehmer zu Beginn relativ schnell an Gewicht und führen dies auch auf die veränderten Eßgewohnheiten, vor allem die leicht einübbaren Eßverhaltenstricks, zurück. Prinzipiell ist es sehr wichtig, aufgrund solcher Erfahrungen selbstverstärkende Kognitionen wie „Ich habe es geschafft!" aufzubauen, um längerfristig Erfolge zu sichern.

Wenn es möglich ist, zu Beginn eine Baseline über das bisherige Eßverhalten zu erheben, können diese Daten gut genutzt werden, um den Kindern und Jugendlichen bereits erfolgte Verhaltensänderungen (z.B. anhand einer Grafik) zu verdeutlichen und zum weiteren Üben zu motivieren.

Auslöser

Praktisches Vorgehen
Geht man von der Verhaltensgleichung aus, dann bestimmen Auslöser (Anreize für Essen) das Eßverhalten. Der Trainer verdeutlicht dies an der bereits entwickelten Verhaltensgleichung, indem er auf die Auslöser in der Gleichung hinweist. Noch nicht genannte Auslöser für Eßverhalten sollten ergänzt werden. Es wird demonstriert, daß nur bei „echtem" Hunger gegessen werden soll und in anderen Situationen wie zum Beispiel bei Langeweile, Appetit oder Traurigkeit alternative Verhaltensweisen zur Verfügung stehen. Die möglichen Auslöser sind vielfältig und umfassen vor allem negative Emotionen (wie Frust, Trauer, Streß oder auch Langeweile) sowie soziale Situationen, in denen man mit Speisen konfrontiert wird (z.B. Snacks auf einer Party oder leckeres Essen riechen). Hierbei muß explizit zwischen Hunger und Appetit unterschieden werden, da dieser Unterschied erfahrungsgemäß nicht allen Teilnehmern bewußt ist.

Hunger	Bei Hunger muß Nahrung aufgenommen werden, da sie dem Körper Energie liefert, um zu funktionieren. Bei Hunger nimmt die Konzentration ab, es wird einem fast schlecht, man hat ein flaues Gefühl, manchmal auch Magenknurren. Das Knurren in unserem Bauch kann aber auch bei der Verdauung, bei Aufregung und Entspannung auftreten. Solche Situationen sind dann schwer zu unterscheiden.
Heißhunger	Wenn man bei Hunger nicht ißt, dann besteht die Gefahr von Heißhunger, bei dem man zittrig wird, Übelkeit verspürt und die Gedanken nur noch ums Essen kreisen. Der Körper benötigt so dringend Energie, daß man dazu verleitet wird, ganz schnell Speisen aus dem roten Bereich, die sehr viel Energie besitzen, zu essen. Weder die
	Speise noch die Art, wie dann gegessen wird, sind gesund; deshalb sollte Heißhunger verhindert werden.
Appetit oder Lust	Die Lust bezieht sich meist auf etwas ganz Bestimmtes und kann auch nur dadurch befriedigt werden. Wenn also zum Beispiel Lust auf Pizza besteht, dann hilft eine Scheibe Knäckebrot nicht weiter; die Lust auf Pizza bleibt erhalten. Lust oder Appetit auf bestimmte Nahrungsmittel sind jedoch nicht gleichbedeutend mit Hunger, also der Tatsache, daß gegessen werden muß. Man soll sich also zuerst bremsen und dann etwas anderes tun.

Die ausführliche Erarbeitung von auslösenden Situationen für Eßverhalten führt den Kindern und Jugendlichen deutlich vor Augen, daß sie unter Umständen in zahlreichen Situationen zugreifen, ohne daß sie Hunger verspüren. Dieser Prozeß läuft meist ganz automatisch ab. Jedes Kind beziehungsweise jeder Jugendliche sollte seine persönliche „kritische" Situation kennen, die bei ihm immer wieder zum Essen führt. Die Teilnehmer sollen nun im nächsten Schritt in dieser ausgewählten Situation versuchen, die Verhaltenskette mit Hilfe der erarbeiteten „Bremse" zu unterbrechen und sich dadurch vom automatischen Zugreifen lösen; dadurch kann erst einmal eine Reaktionsverzögerung erreicht werden. Ein Unterbrechen der Verhaltenskette alleine stellt jedoch noch keine ausreichende Bewältigung der Verlockungssituation dar. Es müssen Verhaltensalternativen aufgebaut werden. Dieses erfolgt im nächsten Trainingsschritt.

Alternativen zum emotionsinduzierten Essen

Praktisches Vorgehen
Für die „falschen" Auslöser des Eßverhaltens muß Alternativverhalten aufgebaut werden. Diese Alternativen sollen die Reaktion „Essen" unterbinden. Für die Auslöser Lust oder Appetit, Gewohnheit (z.B. zu bestimmten Zeiten essen) und Emotionen (z.B. Frust, Trauer, Langeweile) läßt sich eine Vielfalt an alternativen Verhaltensweisen in Kleingruppen erarbeiten. Der Trainer teilt dazu die beiden ersten Seiten „Statt Essen ohne Hunger ..." aus. Auf den ersten beiden Seiten sind vier verlockende Situationen illustriert: eine Figur mit Sprechblase schildert die Situation, eine andere Figur soll darauf antworten, indem die Sprechblase

ausgefüllt wird. Der Trainer gibt jeweils einer Zweiergruppe die Aufgabe, gemeinsam alternative Verhaltensweisen zu einer der vier verlockenden Situationen zu erarbeiten und dies in die leere Sprechblase einzufügen. Die Ergebnisse sollen anschließend der Gruppe vorgestellt und besprochen werden. Zur Unterstützung kann das dritte Arbeitsblatt herangezogen werden, das eine Liste von alternativen Verhaltensweisen enthält und gleichzeitig um individuelle Strategien ergänzt werden kann.

Die unterschiedlichen Erfahrungen der Teilnehmer werden genutzt, um situationsbezogen angemessene Reaktionen zu erarbeiten. So ist es zum Beispiel bei emotionalen Belastungen besser, im Gespräch mit einer vertrauten Person eine Klärung herbeizuführen, als „den Kummer in sich hineinzufressen". In verschiedenen Verlockungssituationen können ähnliche Alternativen eingesetzt werden.

Es sollte darauf geachtet werden, daß nicht jeder Teilnehmer jede potentiell verlockende Situation als solche erlebt (so ißt nicht jeder in Streß- oder Trauersituationen). Für den Schulungserfolg ist eine Individualisierung und ein Transfer in den Alltag entscheidend: für jeden Teilnehmer müssen die möglichen Alternativen in für ihn verlockenden Situationen auf ihre Umsetzbarkeit hin reflektiert werden. Der Trainer sollte nachfragen,

▸ wann jeder Teilnehmer versucht ist zu essen, obwohl er gar keinen Hunger hat und
▸ was er nun anderes tun kann.

Dabei sollte ganz genau mit jedem Teilnehmer erarbeitet werden, was für ihn in Frage kommt und wie er es genau umsetzen kann. Zum Beispiel können die Hobbies der Teilnehmer, die sie zu Beginn des Trainings genannt haben, angesprochen werden. Aktivitäten mit Freunden und in Vereinen sind schöne Alternativen, die darüber hinaus einen sozialen Rückzug verhindern. Jeder Teilnehmer sollte vom Trainer in seinen Handlungen bestärkt und zu neuen Aktivitäten motiviert werden. So erfahren die Teilnehmer alternative Verhaltensweisen für die Situationen, die sie bislang zum Essen verlockt haben. Auf diese Weise wird das Handlungsrepertoire der Kinder und Jugendlichen erweitert. Zum Abschluß dieser Besprechung betont der Trainer:

„Mir ist noch einmal wichtig zu betonen, daß ihr auch weiterhin mit Genuß bei Hunger essen sollt, ihr werdet ganz einfach stärker als andere darauf acht geben müssen, was und wie ihr eßt und trinkt. Und in den Situationen, in denen ihr gar keinen Hunger habt, könnt ihr einiges andere tun als essen."

Nein-Sagen

Praktisches Vorgehen

Von allen Auslösern stellen soziale Situationen wie gesellschaftliche Ereignisse, Parties oder das Zusammentreffen mit Verwandten Anlässe dar, in denen es den Kindern und Jugendlichen besonders schwer fällt abzulehnen, da sie negative soziale Reaktionen fürchten. Die Reaktion ihrer Umwelt ist ihnen nicht gleichgültig und sie möchten auf keinen Fall unhöflich erscheinen oder den Gastgeber kränken. Erschwerend tritt für die Kinder und Jugendlichen hinzu, daß „wohlmeinend" sozialer Druck („Nun iß doch noch ein Stück, du magst den Kuchen doch so!"; „Ich habe den Kuchen extra für dich gebacken."; „Schmeckt es dir etwa nicht?") ausgeübt wird. Zudem essen Übergewichtige meist sehr gern. Die Teilnehmer sollen jetzt jedoch standhaft bleiben, also nur dann essen, wenn sie „echten" Hunger verspüren. Da solche Anlässe nicht vermieden werden können und auch nicht sollen, müssen selbstsichere Verhaltensweisen erarbeitet und eingeübt werden.

Die einfachste und beste Möglichkeit ist ein konsequentes Ablehnen. Diese Ablehnung muß selbstsicher mit einer lauten, klaren und deutlichen Stimme erfolgen. Es soll Blickkontakt hergestellt werden und ein klares „Nein!" muß die Botschaft sein. Die Ablehnung soll bestimmt und dennoch höflich formuliert werden; zu argumentieren ist ungünstig. Um solche Verhaltensweisen einzuüben, inszeniert der Trainer ein kleines Rollenspiel mit einem aktiven, sozial kompetenten Teilnehmer. Der Trainer „provoziert" dabei eine Reaktion des Kindes. Das Rollenspiel kann wie folgt eingeleitet werden:

„Schau einmal diesen leckeren Kuchen an, den ich extra für dich gebacken habe! ... Warum ißt du nicht davon? Schmeckt es dir nicht? Du ißt doch sonst immer alles!? Mit dem Abnehmen das klappt doch sowieso nicht. Fünf Minuten später ißt du doch sowieso wieder, also iß doch gleich! Und die paar Kalorien mehr, das macht doch jetzt auch nichts mehr. Oder ist dir mein Kuchen nicht gut genug?"

Für das Rollenspiel kann auch irgendeine andere Speise aus dem roten Ampelbereich gewählt werden, die von den Teilnehmern schon häufiger genannt wurde. Das Ziel für die Teilnehmer soll sein, Ablehnung durchzusetzen, indem sie selbstsicher auftreten. Der Teilnehmer erhält diese Instruktion und soll nun versuchen, sich „selbstsicher" durchzusetzen. Wichtig ist, daß den Kindern und Jugendlichen verdeutlicht wird, daß aggressives Durchsetzen zwar kurzfristig zum Erfolg führen kann, aber ihnen langfristig viele Probleme bereitet. Außerdem ist aggressives Durchsetzen kein Zeichen für Selbstsicherheit!

Das kleine Rollenspiel wird in der Gruppe besprochen; die Gruppe wird aufgefordert, dem Betroffenen zu helfen. Es soll herausgearbeitet werden, was wichtig ist, um ernst genommen zu werden:

- direkter Blickkontakt,
- laute Stimme und
- ein deutliches „Nein".

Das Vorgehen beim Rollenspiel zusammengefaßt:

- Der Trainer sucht einen geeigneten „Kandidaten" für das Rollenspiel aus.
- Er leitet das Rollenspiel als ein gemeinsames Spiel ein, das alle aus ihrem Alltag kennen.
- Der Trainer bespricht kurz mit dem Teilnehmer das Ziel: zum Beispiel selbstsicher „Nein" sagen. Er bietet Unterstützung an, falls Unsicherheiten bestehen.
- Er instruiert die Zuschauer, worauf sie bei dem Spiel achten sollten:
  - Blick,
  - Stimme,
  - Mimik,
  - Gestik und
  - Wortwahl.
- Der Trainer bedankt sich ganz formell bei seinem „Mitspieler".
- Bevor die Beobachtungen der Gruppe mitgeteilt werden, sollte der Spieler Gelegenheit erhalten, etwas zu seinen Empfindungen zu sagen.

Das Rollenspiel kann mit anderen Teilnehmern wiederholt und/oder die Rollen getauscht werden: So kann ein Teilnehmer dem Trainer sein Angebot möglichst schmackhaft machen und beobachten, wie der Trainer reagiert. Der Trainer sollte sich explizit für das Mitwirken bedanken und die Kinder und Jugendlichen dazu anregen, die Aussagen in der Ich-Form zu formulieren: „Wenn ich mich in der Situation durchsetzen will, dann muß ich darauf achten, daß ich ...". Eine solche Formulierung verpflichtet dazu, das Gewollte auch in die Tat umzusetzen.

Tips zum praktischen Vorgehen
Das Wort Rollenspiel sollte – je nach Gruppe – nicht erwähnt werden, da es erfahrungsgemäß bei manchen Teilnehmern Widerstände auslöst. Es wird ein kleines Experiment oder Spiel durchgeführt. Die Auswahl eines sozial kompetenten Teilnehmers bietet den Vorteil, daß die Kinder und Jugendlichen ein positives Modell erhalten. Zur gemeinsamen Besprechung ist es schön, wenn das Rollenspiel auf Video aufgezeichnet werden kann.

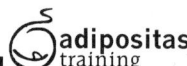

Die Fit-Tricks

Diese Tricks helfen Dir, fit zu sein
und zu bleiben!

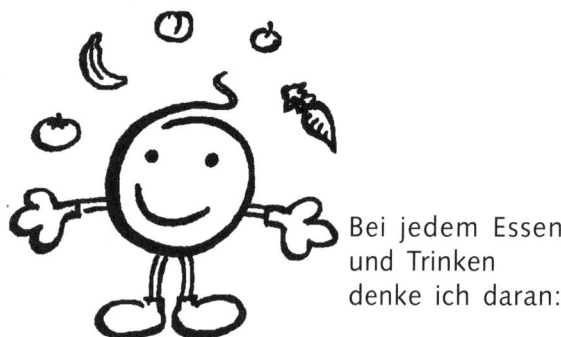

Bei jedem Essen
und Trinken
denke ich daran:

Langsam essen!

Gründlich kauen!

Pausen machen!

Selten Nachschlag nehmen!

Regelmäßig essen und trinken!

Am festen Platz essen und trinken!

**Nur essen und trinken -
sonst nichts!**

Diese Tricks helfen Dir, Dein Essen und
Trinken richtig zu genießen und zu spüren,
wann Du satt bist. Meldungen aus dem
Bauch an das Gehirn brauchen zwei bis
drei Minuten und ein richtiges Sättigungs-
gefühl kannst Du erst nach ungefähr
15 Minuten spüren!

Also: Laß Dir Zeit beim Essen und Trinken!

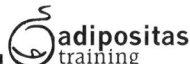

Statt Essen ohne Hunger . . .

Trage in die rechten Gedankenblasen
ein, was Du anstelle von Essen &
Trinken tun könntest!

Ich habe solche Lange-
weile. Am Besten hole ich
mir eine Tüte Chips und
sehe fern.

Wenn ich Langeweile
habe, dann.............
....
....

Ich bin schlecht drauf.
Zum Trost hole ich mir
etwas Süßes.

Wenn es mir schlecht
geht, dann.............
....
....

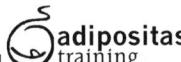

Statt Essen ohne Hunger . . .

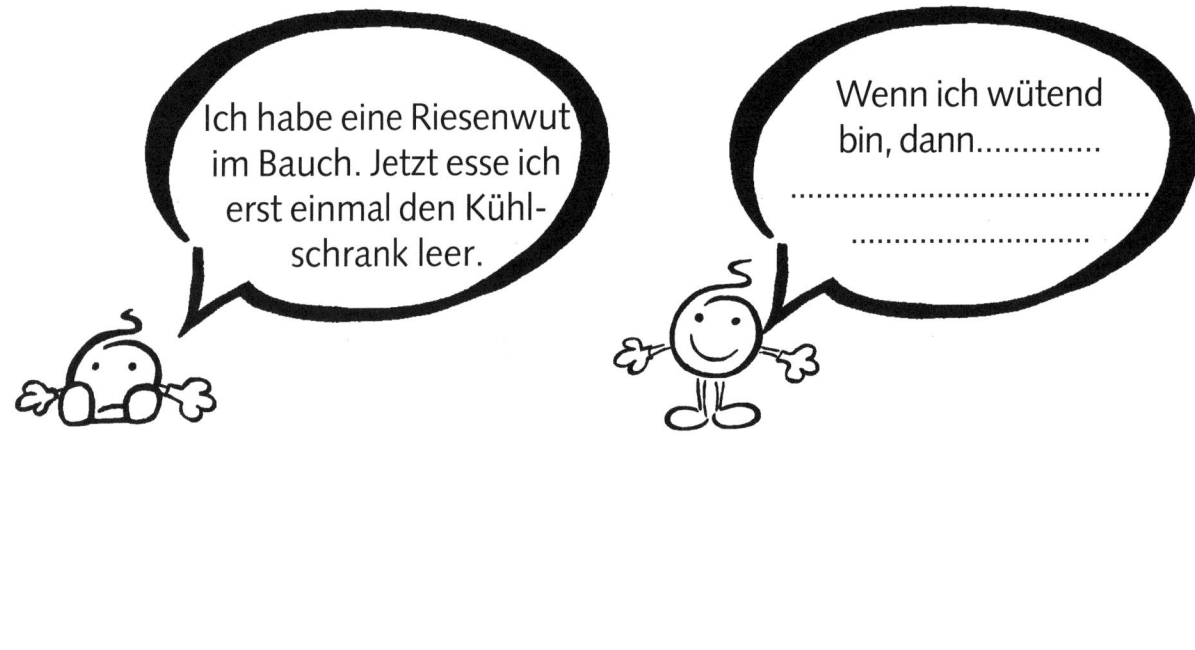

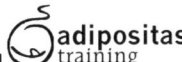

Statt Essen ohne Hunger . . .

Was kann ich in schwierigen Situationen statt Essen tun?

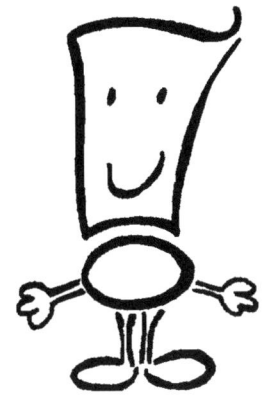

. . . ich treibe Sport.

. . . ich höre Musik.

. . . ich fahre Fahrrad oder Inline-Skater.

. . . ich besuche jemanden.

. . . ich reagiere mich ab

(z.B. boxe in ein Kissen).

. . . ich unternehme was mit Freunden.

. . . ich bitte jemanden um Hilfe.

. . . ich spreche mit jemandem.

. . . ich spiele am Computer.

. . . ich lese etwas .

. . . ich telefoniere.

. . . _____

. . . _____

Umkreise die Dinge, die Du in schwierigen Situationen machen willst!

Merkzettel

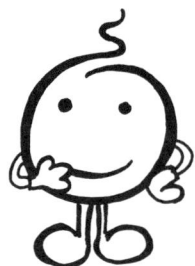 Daran denke ich für das
nächste Mal,
am _____

. . . wie immer

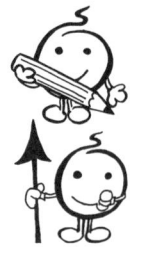 Ich fülle jeden Tag meine Beobachtungs-
karte aus.

Ich beachte das Ziel der Woche:
keinen oder selten Nachschlag nehmen.

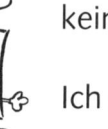 Ich beachte die Ampelbereiche.

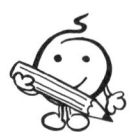 Ich trage nach dem Wiegen mein Gewicht
in die Gewichtskurve ein.

. . . außerdem

 Ich probiere andere Beschäftigungen als
Essen aus, wenn ich in Verlockungs-
situationen bin.

Viel Spaß - bis zum nächsten Mal -
wünscht Euch Euer Trainer/Eure Trainerin!

6.5 Fünfte Trainingssitzung

In der fünften Trainingssitzung werden die Themen „Selbstakzeptanz" und „Selbstsicherheit" behandelt (vgl. Tab. 14). Dabei soll eine zentrale Erfahrung der Kinder und Jugendlichen, das „Gehänseltwerden" aufgegriffen werden. Voraussetzung ist, daß eine vertrauensvolle Beziehung der Teilnehmer untereinander und zum Trainer besteht. Das Selbstwertgefühl der Kinder und Jugendlichen soll gestärkt werden.

Bedeutung von Freundschaften

Praktisches Vorgehen
„Bedeutung von Freundschaften" lautet die Kurzbeschreibung dieses Trainingselements, mit dem die beiden weiteren Bausteine vorbereitet werden können. Häufig schränken die Teilnehmer ihre Wahrnehmung so stark auf ihr Körpergewicht ein, daß sie sich allein darüber definieren und davon ausgehen, daß andere sie ebenfalls nur aufgrund des Körpergewichts beurteilen. Dennoch berichten adipöse wie andere Kinder und Jugendliche von Freundschaften, die von dem Übergewicht nicht negativ beeinflußt werden. Die Teilnehmer des Trainings sollen erkennen, daß der Wert eines Menschen nicht durch das Körpergewicht bestimmt ist, sondern daß andere menschliche Eigenschaften das Gesamtbild einer Person ausmachen. Dazu wurde eine Übung entwickelt, die folgendermaßen eingeleitet werden kann:

„Wir haben während dieses Trainings nun schon einiges zusammengetragen und uns gegenseitig geholfen. Dies ist besonders wichtig, da sich Freunde gerne helfen. Über Freundschaften wollen wir jetzt sprechen. Was bedeuten euch Freundschaften? ... Um einmal genauer nachzuschauen, was euch an euren Freundschaften gefällt und was weniger, habe ich diesen Bogen vorbereitet. Jeder soll sich nun eine Person vorstellen, die er gut kennt und die er gern mag wie zum Beispiel einen Freund oder jemanden aus der Familie. Schreibt oben auf den Bogen den Namen oder eine euch verständliche Abkürzung dieser Person und denkt nun ganz fest an sie! Überlegt, was euch an dieser Person besonders gefällt und was ihr nicht so sehr an ihr mögt!"

Jeder Teilnehmer wird aufgefordert, dieses Arbeitsblatt auszufüllen und sich dabei nur auf das eigene Blatt zu konzentrieren; so können Unruhe und Bloßstellungen verhindert werden. Nachfolgend werden

Tabelle 14: Vorgehen in der fünften Trainingssitzung

Ziele	Inhalte	Materialien
innerhalb der Sitzung		
Wiederauffrischen	▶ Begrüßung und Zusammenfassung (vgl. Kap. 5.4.1)	▶ „Meine Beobachtungskarte" ▶ „Belohnungskarte" ▶ „Meine Gewichtskurve" ▶ „Trainingsplan"
Reflektion von Selbst- und Fremdbild: Relativieren des Gewichtsaspekts	▶ Bedeutung von Freundschaften	▶ „Was mir an jemandem gefällt" (Arbeitsblatt 37)
Selbstakzeptanz: Aktivieren und Stärken eigener Ressourcen	▶ Stärken	▶ „Meine Stärken" (Arbeitsblatt 38)
Einüben von Selbstsicherheit	▶ Schutz gegen Hänseleien	▶ Wandtafel (Flip Chart) ▶ „Meine Wunderformel" (Arbeitsblatt 39)
Beenden dieser und Vorbereiten der nächsten Sitzung	▶ Abschluß (vgl. Kap. 5.4.1)	▶ „Belohnungskarte" ▶ „Meine Beobachtungskarte" (Arbeitsblätter 17–18) mit Fokus auf allen Tricks ▶ „Merkzettel" (Arbeitsblatt 40)
außerhalb der Sitzung		
Verhaltensübung im Alltag Aufbau von Fertigkeiten zum Selbstmanagement	▶ Schutz gegen Hänseleien (vgl. oben) ▶ Selbstbeobachtung (vgl. Kap. 6.1) ▶ Gewichtskurve (vgl. Kap. 6.1)	▶ „Meine Wunderformel" ▶ „Meine Beobachtungskarte" ▶ „Meine Gewichtskurve"

die Eigenschaften, die eine Freundschaft kennzeichnen, gesammelt und besprochen, ohne daß erwähnt werden muß, um welche Person es sich handelt. Es zeigt sich in der Regel, daß keiner der Teilnehmer das Körpergewicht als geliebte oder ungeliebte Eigenschaft eines Freundes nennt. Dies greift der Trainer auf und betont, daß Dick- und Dünnsein wenig damit zu tun hat, ob jemand als Person geschätzt und geliebt wird. Die beiden Fragen „Kennt ihr Freunde oder Bekannte, die dick sind und Eigenschaften besitzen, die euch gefallen?" und „Kennt ihr jemanden, der dünn ist und einige Eigenschaften hat, die ihr nicht so mögt?" unterstützen das Argument.

„Unser Training hat uns also ein Stück weitergebracht. Uns ist klar geworden, daß jeder Mensch Eigenschaften besitzt, die wir mögen, und solche, die wir nicht mögen. Dabei ist es egal, ob man dick oder dünn ist. Das Körpergewicht ist eine von vielen Eigenschaften einer Person, die wenig mit dem zu tun hat, was eine Freundschaft ausmacht. Die Eigenschaften (das Wesen) eines Menschen sind wichtiger als sein Körpergewicht. Aussehen beinhaltet mehr als die körperliche, nämlich die gesamte Ausstrahlung."

Stärken

Praktisches Vorgehen
Nicht jedes adipöse Kind oder jeder adipöse Jugendliche wird wirklich langfristig Normalgewicht erreichen. Mit der Behandlung soll ein realistisches Gewicht und nicht „die Traumfigur" erreicht werden. Daher ist es für die Teilnehmer wesentlich, den eigenen Körper zu akzeptieren und die eigenen Stärken zu erkennen. Die Wahrnehmung der eigenen Stärken kann jedoch so stark verzerrt sein, daß den Kindern und Jugendlichen spontan nur wenige Stärken einfallen, dafür aber um so mehr Schwächen. Gegen diese extrem negative Selbstbeurteilung hilft es, die adipösen Kinder und Jugendlichen an ihre Stärken (d.h. ihre positiven Seiten) zu erinnern. Die „Selbstbewertungswaage", die Beziehung von Schwächen zu Stärken, soll durch das Training ins Gleichgewicht gelangen. Hierzu werden positive Selbstverbalisationen wie „auf mich kann man sich verlassen" gestärkt sowie der gezielte Einsatz individueller Stärken im Alltag besprochen. Darüber hinaus tragen die positiven Erfahrungen beim Sport wesentlich zur Akzeptanz des eigenen Körpers bei.
Jeder Teilnehmer soll mit Hilfe des vorbereiteten Bogens „Meine Stärken" in Ruhe über seine Stärken nachdenken und diese notieren. Der Bogen wurde absichtlich so konzipiert, daß die Teilnehmer bereits aufgelistete Attribute (wie „verläßlich sein") ankreuzen und durch weitere ergänzen können. Dies senkt das Unbehagen, das die Aufgabe auslösen kann (nach dem Motto: „Eigenlob stinkt!"). Anfängliche Unsicherheiten bei dieser Aufgabe sind normal. Der Hinweis des Trainers, daß jeder einmal überlegen soll, was andere an ihm mögen, kann sehr hilfreich für die Teilnehmer sein und gut als Hinleitung zur Aufgabe genutzt werden. Erfahrungsgemäß kann jeder Teilnehmer etwas von den vorgegebenen Möglichkeiten für sich akzeptieren und darüber hinaus noch weitere entdecken. Der Trainer fragt jeden Teilnehmer nach zwei persönlichen Stärken, da diese Anzahl jedem gerecht werden kann. Die folgenden Hinweise unterstützen das Vorgehen: „Wir wollen jetzt ausschließlich über Stärken sprechen. Niemand wird ausgelacht. Über Komplimente freut man sich jederzeit." Ein positives Gruppenklima trägt dazu bei, daß die Teilnehmer untereinander die geäußerten persönlichen Stärken bekräftigen und unter Umständen sogar ergänzen. Nachdem sich jedes Kind seiner Stärken bewußt geworden ist, rundet der Trainer die Übung wie folgt ab:

„Jeder von euch hat über seine Stärken nachgedacht. Daran solltet ihr nun öfter denken, um fit zu bleiben und euch wohl zu fühlen. Seid nicht zu bescheiden, sondern setzt eure Stärken ein! Vor allem in Situationen, in denen ihr euch schwach fühlt, solltet ihr das tun, denn es hilft."

Tips zum praktischen Vorgehen
Die Teilnehmer werden aufgefordert, ihre Stärken ganz bewußt zu nutzen und dies nicht nur, wenn es ihnen schlecht geht, sondern möglichst häufig. Wer im Alltag seine guten Seiten zur Geltung bringen kann, schafft und erhält sich auf längere Sicht Freundschaften. Auf solche sozialen Netze kann dann auch in problematischen Zeiten zurückgegriffen werden. Der Hinweis auf die bereits erfolgte Übung erleichtert den Einstieg. Falls die Kinder und Jugendlichen sich keiner Stärken bewußt sind oder sich nicht trauen, diese zu äußern, soll auf ihre bereits bestehenden Freundschaften hingewiesen werden. Die Aufgabe steht unter dem Motto: "Wer seine eigenen Stärken schätzt, schätzt auch die seiner Freunde!" Zur Unterstützung kann der Trainer auch verbalisieren, was er bei dem Teilnehmer als positive Eigenschaften wahrnimmt. Bei älteren Mädchen kann zudem der Hinweis hilfreich sein, daß die Figur nur ein Teil des Körpers ist

und jeder bestimmte Körperbereiche an sich nicht mag, dafür aber andere attraktiv sind (z.B. Haare oder Augen).

Schutz gegen Hänseleien

Praktisches Vorgehen

Besteht eine vertrauensvolle Beziehung zwischen Trainer und Teilnehmern sowie unter den Teilnehmern, kann die vorletzte Sitzung genutzt werden, um ein konflikthaftes und persönliches Thema zu bearbeiten: das Gehänseltwerden. Nahezu jedes adipöse Kind und jeder adipöse Jugendliche hat Erfahrung mit Hänseleien und kann eine Reihe von unangenehmen Situationen und Beschimpfungen nennen. In einem ersten Schritt sollen diese Situationen gesammelt und besprochen werden. Wichtig ist, daß Gehänseltwerden als etwas Alltägliches herausgestellt wird, dem jeder bereits im Leben begegnet ist. Zentral ist, wie wir damit umgehen, und das kann man lernen.

„Leider gibt es für jeden von uns Situationen, in denen man sich sehr verletzt fühlt, wenn zum Beispiel etwas Peinliches passiert ist oder man gehänselt wird. Wir wollen jetzt gemeinsam Wege finden, besser damit fertig zu werden. Habt ihr schon einmal eine Situation erlebt, in der jemand wegen seines Gewichts unfair behandelt wurde?"

Die Teilnehmer können solche schmerzlichen Erfahrungen benennen, wenn man ihnen dazu etwas Zeit läßt. Bevor die Betroffenen ihre erfahrenen Verletzungen berichten, sollten allgemein unangenehme Situationen, die von anderen Adipösen berichtet oder von den Teilnehmern beobachtet wurden, zur Demonstration genutzt werden. Das können Situationen sein, in denen die Figur offensichtlich „Stein des Anstoßes" war wie im Schwimmbad oder beim Sport. Dies erleichtert den Einstieg in die Thematik. Die von den Teilnehmern oder vom Trainer angesprochenen Situationen sollen im einzelnen besprochen werden:

▶ Was genau ist passiert?
▶ Wie hat sich der Übergewichtige verhalten? Was kann man tun, um sich in dieser Situation zu wehren oder zu schützen?
▶ Kennt jemand die Situation?
▶ Was hat derjenige getan?
▶ Wie hat er sich dabei gefühlt? Was würden die anderen in solchen Situationen tun?
▶ Kennt jemand eine ähnliche Situation?
▶ Hat jemand eine andere Situation erlebt, in der er sich unfair behandelt gefühlt hat?

Mit diesen Fragen sollen die Teilnehmer langsam an die eigenen Erfahrungen herangeführt werden, die sie selbst in diesem Zusammenhang gemacht haben.

Die adipösen Kinder und Jugendlichen sollen erkennen, daß die Angriffe nicht auf ihre Persönlichkeit zurückzuführen sind, sondern daß sie aufgrund des offensichtlichen Übergewichts von anderen schneller als „Blitzableiter" benutzt werden.

„Jeder dient irgendwann einmal jemandem als „Blitzableiter", wenn dieser ärgerlich oder frustriert ist und sich nicht traut, der Person die Meinung zu sagen, die den Ärger seiner Meinung nach verursacht hat. So versuchen manche Menschen, andere so weit zu bringen, daß sie sich mit ihnen streiten können, um ihren Frust loszuwerden. Dabei trifft es meistens die, die irgendeine auffällige Eigenschaft haben, wie zum Beispiel rote Haare und Sommersprossen, eine große Nase oder große Ohren, auffällige Kleidung oder auch Übergewicht."

Auf diese Weise wird die Erfahrung der adipösen Kinder und Jugendlichen relativiert: Zum einen kommen in der Gruppe viele negative Erfahrungen zu Tage, zum anderen verdeutlicht es ihnen nochmals, daß nicht nur sie von solchen Anfeindungen betroffen sind.

Im Anschluß werden in erster Linie die Reaktionsmöglichkeiten und deren Konsequenzen gesammelt und an der Wandtafel notiert. Hierzu zählen sowohl Sätze, die man sich in solch einer unangenehmen Situation denken, als auch humorvolle Sprüche, mit denen den „Angreifern" der „Wind aus den Segeln" genommen werden kann. Kasten 8 gibt einige von Kindern und Jugendlichen genannte und oft genutzte Reaktionen wider. Sie umfassen nicht nur Selbstinstruktionen, sondern auch verbale und nonverbale Reaktionsmöglichkeiten.

Kasten 8: Häufig genannte Reaktionen im Umgang mit Hänseleien

Selbstinstruktionen

Und dann denke ich mir ...
▶ „Darauf gehe ich gar nicht ein, denn das ist mir zu dumm."
▶ „Laß den 'mal tönen – mit so 'nem Langweilerspruch lockt der mich nicht aus der Reserve."
▶ „Die Sprüche kenne ich schon, damit kann man mich nicht mehr locken."
▶ „Entweder ärgere ich mich oder die sich – dann lieber die!"

Die verschiedenen Reaktionsmöglichkeiten sollten gemeinsam danach bewertet werden, ob sie

▸ der Situation angemessen sind,
▸ langfristig den gewünschten Erfolg (nicht mehr gehänselt werden bzw. die Hänseleien besser an sich abprallen lassen zu können) erzielen und
▸ praktikabel sind (bzw. die erforderlichen Fertigkeiten vorhanden sind).

Gerade die Beurteilung der kurz- und langfristigen Konsequenzen des gewählten Verhaltens kann den Kindern und Jugendlichen verdeutlichen, wie nützlich bestimmte Verhaltensweisen wirklich sind (vgl. Tips zum praktischen Vorgehen zum Thema „Prügeln"). Herausgearbeitet werden soll, daß es keine Strategie gibt, um Hänseleien völlig abzustellen. Oberstes Ziel muß sein, daß die Kinder und Jugendlichen individuelle Selbstinstruktionen erhalten, die ihnen helfen, soziale Ablehnung an sich abprallen zu lassen. Weiterhin ist es wichtig, daß jeder seine persönliche „Formel" findet.

Diese Denk- oder Verhaltensvariante wird auf dem Bogen „Meine Wunderformel" notiert und soll im Alltag ausprobiert werden.

Wenn der zeitliche Rahmen es erlaubt, kann der Trainer die Chance nutzen, in dem geschützten Umfeld der Gruppe das neue Verhalten in einem Rollenspiel zu erproben: Der Trainer fordert alle Teilnehmer auf, eine ausgewählte Situation zu spielen, und zwar in der belastendsten Variante, die genannt wurde, so daß alle aversiven Reaktionen deutlich werden. Die Hauptperson (d.h. das Kind, das gehänselt wird) soll dann laut sagen, was sie denkt oder was sie tun möchte und dies dann spielen. Der Trainer gibt bei Bedarf Hilfestellung in der Form: „Sag uns laut, was du dir denkst, wie du dich fühlst!". Wichtig ist, daß der Trainer darauf achtet, daß die „Hauptperson" nicht zu sehr in Bedrängnis gerät und die Situation positiv meistert. Im Sinne des Verhaltensshapings kann sich der Trainer hinter den Teilnehmer stellen und leise Vorschläge oder Verhaltensalternativen ins Ohr flüstern. Wie bereits in der fünften Stunde beschrieben, sollte das Rollenspiel formell beendet werden, indem sich alle bei der „Hauptperson" bedanken und dann erst die gemeinsame Besprechung beginnen. Dabei sollten vor allem die positiven Aspekte hervorgehoben werden. Die anderen Teilnehmer können miteinbezogen werden, indem sie die „Hauptperson" unterstützen.

Tips zum praktischen Vorgehen
Um den Teilnehmern die längerfristigen negativen Folgen von Prügeln als Verhaltensstrategie auf Hänseleien anderer zu verdeutlichen, ist es hilfreich, ihnen folgende Situation vorzugeben und deren Konsequenzen beurteilen zu lassen:

„Stelle dir vor, du bist nun in der Ausbildung. In deinem Betrieb hänselt dich jemand des öfteren. Nun hast du genug davon und drohst ihm Schläge an, vielleicht rutscht dir aber auch gleich richtig die Hand aus... Was denkst du, welche Folgen wird das haben?"

Auf dieses Beispiel hin können die Teilnehmer die längerfristigen Folgen immer klar benennen: Sie erwarten negative Konsequenzen wie die Aufkündigung der Ausbildung, Ablehnung durch die Kollegen oder eine Abmahnung, eventuell auch eine Anzeige wegen Körperverletzung. Die Teilnehmer befürchten, daß sie zudem sehr lächerlich dastehen würden. Nach dem gedanklichen Durchspielen dieser Situation sind die gemeinsam erarbeiteten alternativen Verhaltensweisen, wie sie zum Beispiel in der Wunderformel verpackt sind, für die Teilnehmer wesentlich plausiblere Lösungsansätze.

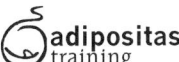

Was mir an jemandem gefällt.

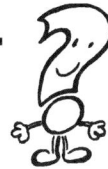

Was mir an _____ gefällt:

_____

_____

_____

_____

_____

_____

Was ich an_____ nicht so sehr mag:

_____

_____

_____

_____

_____

_____

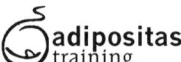

Meine Stärken

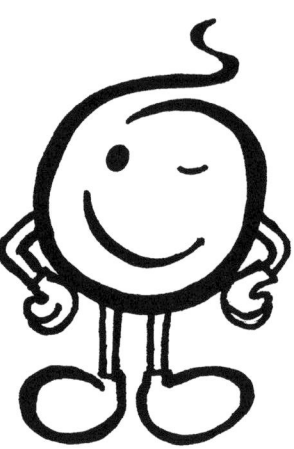

Meine Stärken sind:

O Mit mir kann man sich gut unterhalten.

O Mit mir kann man viel Spaß haben.

O Mit mir kann man viel erleben.

O Mit mir kann man durch dick und dünn gehen.

O Ich bin hilfsbereit.

O Auf mich ist Verlaß.

O Ich kann anderen gut zuhören.

O _____ .

O _____ .

Kreuze an, was auf Dich zutrifft oder schreib etwas dazu!

Meine Wunderformel

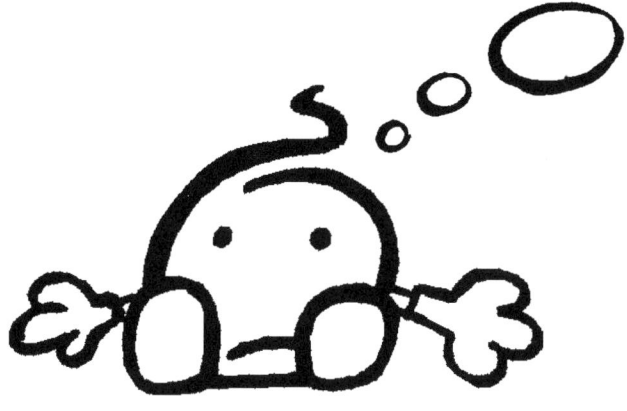

Wenn es mir schlecht geht,
dann denke ich mir:

_____

_____

_____

_____

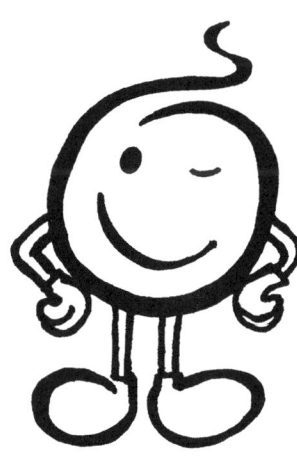

Merkzettel

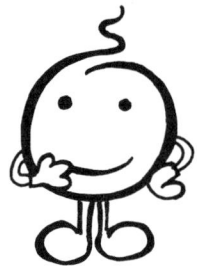

Daran denke ich für das nächste Mal,

am _____

. . . wie immer

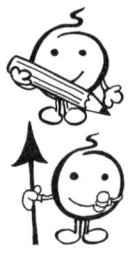

Ich fülle jeden Tag meine Beobachtungs-karte aus.

Ich beachte alle Ziele der letzten Wochen.

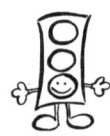

Ich beachte die Ampelbereiche.

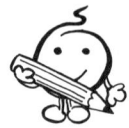

Ich trage nach dem Wiegen mein Gewicht in die Gewichtskurve ein.

. . . außerdem

Ich probiere in Situationen, in denen ich mich schwach fühle, meine neue Wunderformel aus.

Viel Spaß - bis zum nächsten Mal - wünscht Euch Euer Trainer/Eure Trainerin!

6.6 Sechste Trainingssitzung

Mit der letzten Trainingssitzung wird das Training abgeschlossen: Die Trainingsinhalte werden zusammengefaßt und für jeden Teilnehmer wird Bilanz gezogen. Die erlernten Verhaltensstrategien sollen auf den Alltag übertragen und Rückfällen soll vorgebeugt werden, um die Verhaltensänderungen langfristig zu stabilisieren (vgl. Tab. 15).

Wiederholung der Ampelwahl

Praktisches Vorgehen
Mit den eingeführten Ampelwahlbögen läßt sich aufzeigen, wie sich die Nahrungsmittelauswahl im Trainingsverlauf verändert hat. Die Teilnehmer sollen wiederum die Nahrungsmittel kennzeichnen, die sie jetzt häufig essen. Hierzu werden die Arbeitsblätter 14–16 nochmals vorgelegt. Der Trainer sollte jeden Teilnehmer zu Wort kommen lassen und fragen, wie sich die Angaben heute auf die drei Ampelbereiche verteilen und ob sich während des Trainings etwas verändert hat. Alternativ bieten sich zur Besprechung die während der Wahlwoche gemachten Erfahrungen (vgl. Kap. 5.4.4) an. Jede positive Änderung sollte bekräftigt werden. Bei Mißerfolgen macht der Trainer den Teilnehmern Mut, sich weiter anzustrengen.

Gewichtskurve mit Ausblick

Praktisches Vorgehen
Bei der Adipositasbehandlung stellen sich Erfolge meistens langsam ein, das heißt, die Teilnehmer müssen lernen, sich auch über kleine Erfolge zu freuen und bei Rückfällen nicht zu resignieren. Unter Rückfällen versteht man, daß die Teilnehmer sich in alte Ernährungsgewohnheiten begeben, was sich nach und nach auch in ihrem Gewichtsstatus widerspiegelt. Die Teilnehmer sollen lernen, wie man frühzeitig einen Rückfall erkennen kann. Hierzu eignet sich hervorragend die Gewichtskurve, die deshalb auch nach dem Training fortgeführt werden soll.
Der Trainer bittet die Teilnehmer, die Gewichtskurven noch einmal vorzunehmen und in ihrem Verlauf zu betrachten:

- ► Wie ist der Verlauf?
- ► Ist etwas auffällig?

Mit Diät und Sport kann jeder Teilnehmer sein Gewicht reduzieren, das heißt die Kurve verläuft „nach unten". Ein solcher Erfolg wird vom Trainer gelobt; folgende Instruktion hat sich bewährt:

„Am Anfang einer gesunden Diät verliert man besonders leicht an Gewicht, da man viel Wasser verliert. Nimmt man dann weiter ab, wird Fett abgebaut und

Tabelle 15: Vorgehen in der sechsten Trainingssitzung

Ziele	Inhalte	Materialien
innerhalb der Sitzung		
Wiederauffrischen	► Begrüßung und Zusammenfassung (vgl. Kap. 5.4.1)	► „Meine Beobachtungskarte" ► „Belohnungskarte" ► „Meine Gewichtskurve" ► „Trainingsplan"
Positive Verstärkung: Aufzeigen von Verhaltensänderungen	► Wiederholung der Ampelwahl	► „Ampelwahl"
Rückfälle erkennen lernen	► Gewichtskurve mit Ausblick	► „Meine Gewichtskurve" (Arbeitsblätter 19–20)
Sichern sozialer Unterstützung: Herstellen von Transfer	► Anderen über das Training berichten	► Trainingsmappe gesamt
Bilanzieren und Rückfällen vorbeugen	► Rezepte	► „Meine besten Rezepte" (Arbeitsblatt 41)
Aufklären von Mißverständnissen	► Fragerunde	
Abschließen des Trainings und Ablösen von der Gruppe	► Verabschiedung	► „Urkunde" (Arbeitsblatt 42)

dies ist viel schwieriger. Daher ist es völlig normal, wenn eure Gewichtskurve demnächst nicht mehr „nach unten", sondern „gerade" verläuft, nur noch ein wenig runter oder sogar ein wenig hoch geht. Wichtig ist, daß ihr wißt, daß das normal ist. Erst wenn die Kurve drei bis vier Wochen lang immer weiter leicht ansteigt, solltet ihr aufpassen. Es könnte dann nämlich sein, daß ihr in alte Gewohnheiten zurückgefallen seid."

Für diesen Fall wird überlegt, was man tun könnte. Zum Beispiel:

▶ die Trainingsmappe nach Tips durchforschen,
▶ die Beobachtungskarte mit den Fit-Tricks ausfüllen,
▶ sich die Ampelwahlbögen vornehmen und schauen, ob jetzt anders gegessen wird,
▶ die sportlichen Aktivitäten überdenken (z.B. ob sie aufgegeben oder weniger gemacht wurden etc.).

Die Kinder und Jugendlichen werden nochmals an die „Fitness-Wohlfühl-Waage" erinnert, die ihnen Anhaltspunkte gibt, wo sie etwas verändern können.

Tips zum praktischen Vorgehen
Die Teilnehmer sollten zum Abschluß nochmals eine Gewichtskurve erhalten und darin ihr momentanes Gewicht eintragen. Zusätzlich bietet es sich an, das in sechs Wochen angestrebte Gewicht zu markieren. Hier bietet sich dann für den Trainer die Gelegenheit, korrigierend einzugreifen, falls überzogene Erwartungen erkennbar sind. Das Markieren des Zielgewichts hilft den Kindern und Jugendlichen, konkret auf diesen Zustand hinzuarbeiten.

Anderen über das Training berichten

Praktisches Vorgehen
Bei allen Übungen wird der Alltagstransfer eingeplant (vgl. z.B. die Verhaltensübungen). Dieses Thema wird an dieser Stelle nochmals detailliert behandelt. Wichtig ist dabei, daß die Teilnehmer die Lerninhalte selbst formulieren. So können Mißverständnisse erkannt und aufgeklärt werden. Hierzu wird ein Rollenspiel vorbereitet, in dem die Teilnehmer einem fiktiven Freund, der über die Trainingsinhalte völlig uninformiert ist, erzählen, was sie während des Trainings gelernt haben.

„Stellt euch vor, daß ich euer Freund oder eure Freundin bin und auch Gewichtsprobleme habe. Natürlich bemerke ich sofort, daß ihr dünner und fitter geworden seid und ihr euch wohl fühlt. Wie habt ihr das bloß gemacht? Was ratet ihr mir? Habt ihr gute Tips für mich?"

Mit einigen Teilnehmern kann der Trainer dies durchspielen, wobei die folgenden Punkte angesprochen werden sollten:

▶ Ernährungskreis,
▶ Ampelbereiche,
▶ Prinzip der Energiebilanz,
▶ Eßverhaltensweisen und
▶ positive Selbstinstruktionen in verlockenden und in unangenehmen Situationen.

Der Trainer sollte bei ungenauen oder fehlenden Erklärungen nachfragen und die Teilnehmer darauf hinweisen, daß sie ihre Trainingsmappe als „Stütze" nutzen können.

Rezepte

Praktisches Vorgehen
Die Bilanz der Trainingsinhalte nimmt auf folgende Punkte Bezug:

▶ Was wurde gelernt?
▶ Was hat sich schon verändert?
▶ Was hat geholfen?
▶ Was hat sich im Alltag besonders bewährt?
▶ Was kann weitergeführt werden?
▶ Was kann zusätzlich ausprobiert werden?

Jetzt wird die enge Supervision in der Gruppe aufgegeben und die Teilnehmer sollen auf weitere Alltagsprobleme vorbereitet werden. Wichtig ist, daß sie sich darauf besinnen, welche Strategien sie während des Trainings erlernt haben und daß es normal ist, wenn Probleme auftreten. Auf dem Arbeitsblatt „Meine besten Rezepte" sollen die Teilnehmer notieren, was ihnen in den letzten Wochen am besten geholfen hat und was sie genau weiterführen wollen.

Tips zum praktischen Vorgehen
Hilfreich ist, wenn der Trainer in der Gruppe die wichtigsten Probleme, die auftreten können, sammeln läßt und/oder selbst kritische Situationen vorgibt. Tabelle 16 nennt einige Beispiele.

Fragerunde

Praktisches Vorgehen
Die Teilnehmer haben während des Trainings viele Informationen erhalten, die zum größten Teil neu

Tabelle 16: Beispielhafte kritische Situationen und ausgewählte Lösungsstrategien

Situation	mögliche Lösungswege
▸ Gewichtszunahme/ -stagnation	▸ Gewichtskurve ▸ Fit-Tricks ▸ Ampelbereiche
▸ Party	▸ Ablehnen von Snacks und Getränken aus rotem Bereich ▸ Snacks aus dem gelben Bereich, Getränke aus grünen ▸ Tanzen und sich unterhalten
▸ Essen in Streßsituationen	▸ Bremse ▸ Alternativen ▸ Entspannung
▸ Umgebung durchkreuzt Bemühungen	▸ Informieren ▸ auf eigene Stärken besinnen ▸ eigene Ziele vor Augen halten ▸ Verbündete Suchen

waren oder Bekanntes in einen neuen Zusammenhang gestellt haben. Zum Abschluß des Trainings sollen die Teilnehmer die Gelegenheit erhalten, noch offene Fragen zu klären; sowohl der fachkundige Trainer als auch die Gruppe können zur Klärung beitragen. Das Ganze kann spielerisch als Interview mit Gästen (z.B. einer Ökotrophologin) gestaltet werden.

Kasten 9: Mögliche Abschlußfragen und Antworten

> ▸ Soll ich weiterhin Diät halten?
> (→ den Arzt fragen)
>
> ▸ Muß ich alles, was ich hier gelernt habe, kennen und können?
> (→ natürlich nicht; entsprechend der persönlichen Situation soll jeder das umsetzen, was ihm hilft)
>
> ▸ Was mache ich, wenn ich eine Speise nicht kenne oder den Ampelbereichen nicht zuordnen kann?
> (→ Bestandteile der Speise einordnen)
>
> ▸ Wie kann ich meine Eltern davon überzeugen, daß sie mich unterstützen?
> (→ Elternbrief; Gespräch mit Arzt oder Psychologen)
>
> ▸ Wie kann ich meinen Eltern Angebote machen, daß sie selbst ihre Eßgewohnheiten umstellen?

> (→ vom Training berichten und Interesse durch die Trainingsmappe wecken, Elternbrief, Gespräch mit Arzt oder Psychologen)
>
> ▸ Wo bekomme ich Hilfe, wenn ich große Sorgen habe?
> (→ Sorgentelefon, Beratungsstellen, Jugendämter, Selbsthilfegruppen)

Tips zum praktischen Vorgehen
Erfahrungsgemäß läuft die Fragerunde zuerst sehr schleppend an, da während des gesamten Trainings genügend Freiraum vorhanden war, um Fragen zu stellen. Sobald die erste Zurückhaltung aufgegeben wird, kommen in der Regel genügend Fragen. Prototypische Fragen sind in Kasten 9 zusammengestellt. Der Trainer muß darum bemüht sein, jedem Teilnehmer gerecht zu werden.

Verabschiedung

Praktisches Vorgehen
Die „Verabschiedung" hat die Funktion, das Training offenkundig zu beenden und Rückmeldungen zum Training von den Teilnehmern einzuholen. Dazu kann der Trainer einen Fragebogen verwenden (vgl. Kap. 3). Andernfalls fragt der Trainer die Teilnehmer nach ihren Eindrücken.
Für die Teilnehmer ist eine Rückmeldung durch den Trainer vorgesehen:

„Nun haben wir also das Ende unseres Trainings erreicht. Jeder von euch wird darum bemüht sein, die erzielten Trainingserfolge fortzuführen und zu vergrößern. Ihr habt während des Trainings Erfahrungen gesammelt, wie man ein Gewicht zum Wohlfühlen erreichen und sich fit fühlen kann. Ich bedanke mich für euer reges Interesse und eure Mitarbeit. Als Erinnerung und Auszeichnung überreiche ich euch diese Urkunde. ... Für euren weiteren Weg wünsche ich euch alles Gute."

Die Urkunde wird vom Trainer mit Händedruck, Lob für die Teilnahme und einer persönlichen Rückmeldung für jeden Teilnehmer einzeln überreicht. Die persönliche Rückmeldung soll sich auf die Fortschritte des Teilnehmers und dessen Perspektiven beziehen. Auf diese Weise erhält jeder Teilnehmer noch einmal Aufmerksamkeit und Anerkennung; zudem wird der Wert der Urkunde erhöht.

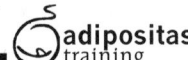

Meine besten Rezepte

Meine besten Rezepte, um abzunehmen,
fitter zu sein und mich wohler fühlen zu können, sind ...

_____

_____

_____

_____

_____

_____

_____

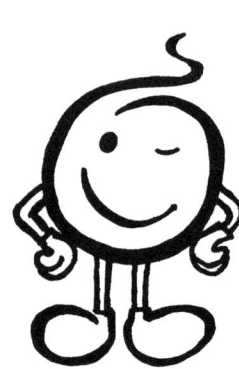

Und immer, wenn ich nicht weiter weiß,
schaue ich in meinem Rezeptbuch, meiner
Trainingsmappe, nach!

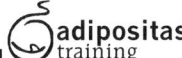

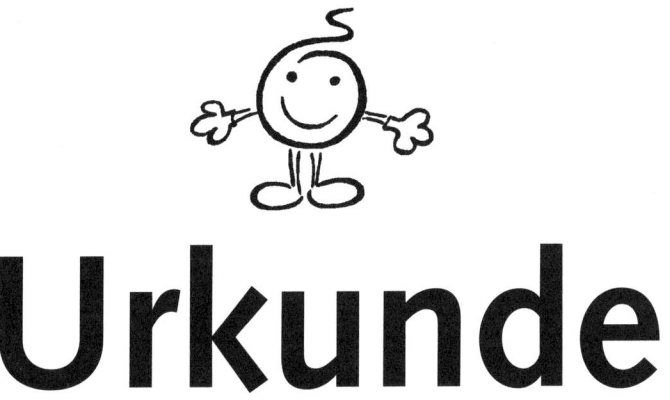

Urkunde

_____
Name

hat bei einem anstrengenden Training

Stärke und Durchhaltevermögen

bewiesen
und zu schönen Erlebnissen
beigetragen.

Die Trainingsgruppe

_____
Trainer/Trainerin

_____

_____

_____

_____

_____

_____

_____

6.7 Aufbautraining

Die Inhalte der beschriebenen sechs Trainingssitzungen stellen das Minimalprogramm einer verhaltenstherapeutischen Behandlung der Adipositas im Kindes- und Jugendalter dar. Darüber hinaus kann es erforderlich sein, bestimmte Inhalte mit weiteren Übungen zu vertiefen. Zur Rückfallprophylaxe und zum Transfer wird empfohlen, allgemeines Problemlösen zu trainieren. Darüber hinaus werden Möglichkeiten des Elterneinbezugs vorgestellt.

6.7.1 Problemlösetraining

Praktisches Vorgehen

Das Erlernen angemessenen Problemlösens soll die Teilnehmer des Adipositastrainings darin unterstützen, mit Alltagsproblemen umzugehen und sich vor Rückschlägen zu schützen. D'Zurilla und Goldfried (1971) beschreiben Problemlösen als einen fünfstufigen Prozeß, in dessen Verlauf eine Vielzahl potentieller Verhaltensalternativen für problematische Situationen aufdeckt werden und die Wahl der wirksamsten Strategie unterstützt wird. Die Teilnehmer des Trainings sollen diese Strategie erlernen, um Probleme grundsätzlich besser zu bewältigen, vor allem dann, wenn der Trainer nach Abschluß des Trainings den Teilnehmern nicht mehr helfend zur Seite stehen kann. Dazu dienen die Arbeitsblätter 44-45, die der Trainer einführt und die folgenden fünf Schritte ausführlich mit den Teilnehmern bespricht und erläutert:

1. Gibt es ein Problem und was ist es genau?

Das Problem muß möglichst genau beschrieben werden. Der Trainer kann die Wahrnehmungen der Teilnehmer unterstützen, indem er herausarbeiten läßt, was, wann, wie, wo bzw. in welcher Situation, wem, wie häufig, wie lange und wie intensiv geschehen ist. Ein Beispiel, das adipöse Kinder und Jugendliche immer wieder in ähnlicher Weise anführen, lautet: „Ich habe zugenommen. Seit drei bis vier Wochen nasche ich wieder Süßigkeiten, wenn ich mit Freunden zusammen bin."

2. Was ist das Ziel?

An die Problemdefinition schließt sich die Definition des Ziels. An dieser Stelle soll das Ziel genau benannt werden, das durch das Problem nicht erreicht werden kann. Dabei ist wichtig, daß die Teilnehmer konkrete, realisierbare und zeitlich befristet erreichbare Ziele formulieren.

In dem genannten Beispiel könnte das Ziel sein: „Ich möchte keine Süßigkeiten mehr naschen."

3. Welche Lösungen gibt es?

Anschließend werden zahlreiche Lösungswege gesucht, die auf die Bedingungen der Teilnehmer zugeschnitten und umsetzbar sein müssen. Auf das Beispiel bezogen könnte vorgeschlagen werden: „Ich kenne viele Möglichkeiten, zum Beispiel kann ich mich an meine Bremse erinnern oder ich denke an eine Ablenkung wie draußen zu spielen."

4. Welche Lösung ist die Beste?

Alle Alternativen müssen ausführlich hinsichtlich ihrer Vor- und Nachteile analysiert werden, damit sich die Teilnehmer für die Lösung entscheiden können, die am wahrscheinlichsten zum angestrebten Ziel führt. Beispielsweise könnte die Entscheidung wie folgt getroffen werden: „Aus all den Möglichkeiten kann mich das Nein-Sagen am ehesten und am leichtesten zum Ziel führen. Am zweitbesten ist es, sich einfach draußen mit den Freunden zu treffen und dort etwas zu unternehmen."

5. Habe ich die richtige Lösung gewählt?

Nachdem die gewählte Lösung ausprobiert wurde, wird das Resultat kritisch beurteilt. Der Trainer leitet die Teilnehmer an, sich zu fragen, ob

► das Ziel erreicht wurde und damit dieser Weg zur Lösung des Problems weiterverfolgt werden kann oder

► alternative Lösungen ausprobiert werden sollten?

Diese Überlegungen sind von großer Bedeutung, um den Erfolg der Lösung abzuschätzen. Sollte die Lösung nicht zum Ziel geführt haben, muß der Trainer detailliert erfragen, woran es gelegen hat; gegebenenfalls sollte der Versuch wiederholt oder eine alternative Lösung ausprobiert werden, bis das Ziel zufriedenstellend erreicht wurde. So könnte in dem Beispiel am Ende festgehalten werden: „Bei den nächsten Treffen mit meinen Freunden probiere ich es aus. Gelingt es mir damit nicht, probiere ich es mit dem zweitbesten Vorschlag aus, daß wir uns doch häufiger draußen treffen."

Dieses Beispiel wurde auch auf den Arbeitsblättern angeführt; für den Fall, daß von den Teilnehmern selbst ein Beispiel genannt wird, sollte der Trainer dies nutzen. Die genaue Problem- und Zieldefinition kann an einem allgemeinen Beispiel in der Gruppe als „Brainstorming" gesammelt werden. Bei der Bewertung der Lösung kann wieder auf die dritte Trainings-sitzung zurückgegriffen werden, in der zwischen kurz- und langfristigen, positiven und negativen Konsequenzen unterschieden wurde. Die Sammlung der genannten Aspekte an der Wandtafel ermöglicht eine schnelle „Plus-Minus-Liste", die zur Entscheidungsfindung herangezogen werden kann. Der Trainer sollte die einzelnen Schritte des Problemlösens demonstrieren und damit Modell für die Teilnehmer sein. Die ausgewählte Strategie kann in einem kurzen Rollenspiel „erprobt" werden, damit die möglichen Konsequenzen nochmals überdacht werden können.

Tips zum praktischen Vorgehen
Insgesamt muß das Problemlösen an möglichst vielen verschiedenen Beispielen durchgesprochen und geübt werden. Hierzu sollten vor allem aus dem Bereich des Umgangs mit dem Essen Problemsituationen gesam-melt und bearbeitet werden. Zu nennen sind beispielsweise:

▶ „Ich nehme nicht weiter ab, obwohl ich gar nichts esse."
▶ „Ich denke nie an die Fit-Tricks."
▶ „Meine beste Freundin findet das alles doof."
▶ „Es hat sich für mich nichts geändert. Obwohl ich abgenommen habe, bin ich immer noch die Dicke."

Gerade die Vorwegnahme von kritischen Situationen ermöglicht eine Immunisierung gegenüber häufigen Alltagsproblemen.

Dieses Vorgehen ist sehr abstrakt und kognitiv; ein Erlernen nimmt einige Zeit in Anspruch. Der Trainer sollte daher zwei Sitzungen dafür einplanen: In der ersten Sitzung wird das Vorgehen erläutert, bis zur zweiten üben die Teilnehmer anhand der Arbeitsblätter und erhalten daraufhin in der zweiten Sitzung Rückmeldung und weitere Hilfestellungen.

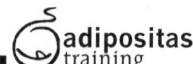

Problemlösen

Das Lösen von Problemen läßt sich mit
einem Hindernislauf vergleichen:
Du stehst am Start und kannst das Ziel
sehen, aber um dorthin zu gelangen,
mußt Du ein Hindernis - das Problem -
überwinden.

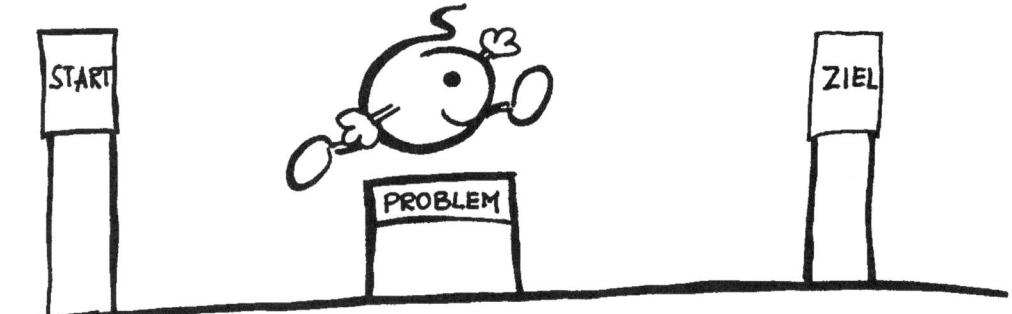

Es gibt einen Trick, mit dem sich viele Probleme lösen lassen.
Dieser Trick besteht darin, sich fünf Fragen zu stellen:

1. Gibt es ein Problem und was ist es genau?

Klar, zuerst muß natürlich geklärt werden, ob man überhaupt ein Problem hat.
Wichtig ist dann, nicht einfach irgend etwas zu machen (nicht mit dem Kopf
durch die Wand gehen), sondern erstmal zu überlegen. Sieh Dir das Problem
genau an! Vielleicht sagst Du Dir auch selber einmal vor, was denn so
schwierig ist: „Das Problem ist, daß...."

2. Was ist das Ziel?

Dann mußt Du Dich natürlich fragen, welches Ziel Du verfolgst.

3. Welche Lösungen gibt es?

Denke Dir verschiedene Lösungen für das Problem aus! Sie müssen nicht alle
perfekt sein. Laß Dir einfach durch den Kopf gehen, was Du alles tun könntest,
um mit dem Problem fertigzuwerden!

4. Welche Lösung ist die Beste?

Welche der Möglichkeiten führt Dich am ehesten und leichtesten zum Ziel?
Suche Dir die beste Lösung aus! Überlege bei jeder Lösung, wie die Folgen
aussehen würden: „Was passiert, wenn ich das so mache?"

5. Habe ich die richtige Lösung gewählt?

Nachdem Du Deine Lösung ausprobiert hast, überlege nochmal, wie gut
Du das Problem gelöst hast! Bist Du zufrieden mit Deiner Lösung? Oder läßt sich
beim nächsten Mal noch etwas verbessern?

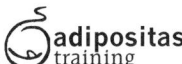

Problemlösen –
Die fünf Schritte

Problemlösen – die fünf Schritte für
Dich mit einem Beispiel

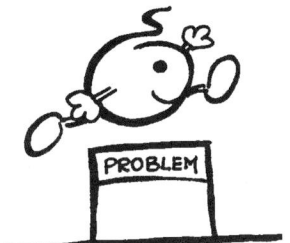

1. Was ist mein Problem?

_____
_____
_____

Beispiel:
„Ich habe zugenommen. Seit drei bis vier
Wochen nasche ich wieder Süßigkeiten,
wenn ich mit Freunden zusammen bin."

2. Was ist mein Ziel?

_____
_____
_____

Beispiel:
„Ich möchte keine Süßigkeiten mehr naschen."

**3. Welche Lösungen gibt es
für mich?**

_____
_____
_____

Beispiel:
„Ich kenne viele Möglichkeiten, zum Beispiel kann ich mich an meine Bremse
erinnern oder ich denke an eine Ablenkung wie draußen zu spielen."

**4. Welche Lösung ist für mich
die Beste?**

_____
_____
_____

Beispiel:
„Aus all den Möglichkeiten kann mich das
Nein-sagen am ehesten und am leichtesten zum Ziel führen. Am zweitbesten ist
es, sich einfach draußen mit den Freunden
zu treffen und dort etwas zu unternehmen."

**5. Habe ich die richtige
Lösung gewählt?**

_____
_____
_____

Beispiel:
„Bei den nächsten Treffen mit meinen
Freunden probiere ich es aus! Gelingt es
mir damit nicht, probiere ich es mit dem
Vorschlag aus, daß wir uns doch häufiger
draußen treffen."

6.7.2 Elternarbeit

Die erworbenen Verhaltensänderungen müssen von den Teilnehmern in ihren Alltag übertragen werden. Dabei können Eltern und Angehörige unterstützend mitwirken und daher ist die Beteiligung der Eltern oder anderer Bezugspersonen sehr wichtig. Ziel dabei ist, daß die Eltern über die Trainingsinhalte informiert werden und gemeinsam mit ihnen besprochen wird, wie sie ihre Kinder unterstützen können.

Für den stationären Rahmen wurden schriftliche Informationen ausgearbeitet: zwei Elternbriefe sowie Literaturhinweise für Eltern und Angehörige zu den Themen „Ernährung" und „Übergewicht". Üblicherweise senden die Patienten einer Rehabilitationseinrichtung regelmäßig Post nach Hause. Ein solcher Anlaß kann genutzt werden, um einen Elternbrief (Arbeitsblatt 46) mitschicken zu lassen, damit sie darüber informiert werden, was innerhalb des Trainings besprochen wurde. Den zweiten Elternbrief sowie die Literaturhinweise (Arbeitsblätter 47–50) sollten die

Teilnehmer am Ende des Trainings für ihre Eltern mitnehmen.

Im ambulanten Rahmen können die Eltern oder Bezugspersonen parallel zu dem Training ihrer Kinder in Elternabenden über vier bis fünf Termine informiert werden. Dazu eignen sich alle Materialien des Adipositastrainings für die Teilnehmer zu den Grundlagen des Ernährungs- sowie Ätiologie- und Behandlungswissens. Außerdem sollten die Eltern Informationen zum Nutzen der Verhaltensanalyse und Aufbau neuer Verhaltensweisen wie z.B. die „Fit-Tricks" erhalten. Eine gemeinsame Zubereitung einer „gesunden Mahlzeit" mit einer Diätassistentin unterstützt diesen Prozeß. In Tabelle 17 sind die wichtigsten Inhalte kurz zusammengestellt.

Bei den Sitzungen 1 bis 4 kann sich im Vorgehen an das Kinder- und Jugendlichentraining angelehnt werden. Die Verhaltensgleichungen lassen sich ohne weiteres auch auf Beispiele der Eltern übertragen. Dies bietet zudem den Vorteil, daß die Allgemeingültigkeit

Tabelle 17: Inhalte und Vorgehen des begleitenden Elterntrainings

Sitzung	Ziele/Inhalte	Vorgehen
1	▶ Motivationsaufbau ▶ Vermitteln von Ernährungswissen	▶ Sammlung von Argumenten für und gegen das Adipositastraining (vgl. Einleitung) ▶ Bearbeitung des Ernährungswissens anhand der Arbeitsblätter 3–16
2	▶ Vermitteln von Ätiologie- und Behandlungswissen	▶ Bearbeitung des Ätiologie- und Behandlungswissens anhand der Arbeitsblätter 23–25
3	▶ Analyse des Eßverhaltens ▶ Vermitteln der Fit-Tricks ▶ Ansprechen der Bremse und Alternativverhalten in Verlockungssituationen	▶ Aufstellung vereinfachter Verhaltensgleichungen zum Essen (vgl. Kap. 6.3, Verhaltensgleichung) ▶ Besprechung der Selbstbeobachtungkarte und der Fit-Tricks anhand der Arbeitsblätter 17–18 und 32 (vgl. Kap. 6.4, Eßverhaltenstricks) ▶ Erläuterung der Wichtigkeit, automatisches Essen in Situationen ohne Hunger zu unterbrechen (vgl. Kap. 6.3, Bremse) ▶ Erarbeitung alternativer Verhaltensweisen in verlockenden Situationen anhand der Arbeitsblätter 33–35
4	▶ Betonen menschlicher Stärken	▶ Relativieren des Gewichtsaspekts als eine von vielen menschlichen Qualitäten analog Arbeitsblatt 37 (vgl. Kap. 6.5) ▶ Selbstbewußtsein der Kinder stärken (Erläuterung der Übung „Stärken" anhand des Arbeitsblatts 38, vgl. Kap. 6.5)
5	▶ Unterstützen des Transfers	▶ Informationen zu den besten Rezepten der Kinder und Jugendlichen (vgl. Arbeitsblatt 41) ▶ Einführung in die Gewichtskurve anhand der Arbeitsblätter 19–20 ▶ Erarbeitung der Ratschläge für die Eltern (vgl. Kasten 10)

des Prinzips verdeutlicht wird und die Kinder und Jugendlichen nicht als „außergewöhnlich" wahrgenommen werden.

Zentrales Thema der letzten Einheit ist die Frage, wie die Kinder und Jugendlichen in ihrem Veränderungsprozeß unterstützt werden können. Hierzu kann der Trainer gemeinsam mit den Eltern erarbeiten, wo und wie sie Hilfestellung geben können. In Kasten 10 sind einige Ratschläge zusammengestellt, die das Ergebnis der gemeinsamen Arbeit sein könnten.

Kasten 10: Ratschläge, die der Trainer den Eltern zur Unterstützung ihrer Kinder geben kann (modifiziert nach Friedman & Brownell, 1996)

Wie Eltern ihre Kinder unterstützen können:

▸ Eine positive Einstellung dem Training gegenüber einnehmen und bewahren.

▸ Sich mit anderen Eltern adipöser Kinder und Jugendlicher austauschen.

▸ Für Harmonie in der Familie sorgen, damit keine zusätzlichen Belastungen auftreten.

▸ Bei Rückfällen Mut zum Weitermachen aufbauen; keine Vorwürfe.

▸ Die Kinder fragen, welche Unterstützung sie benötigen.

▸ Gemeinsam mit den Kindern die Ernährungs- und Eßgewohnheiten umstellen.

▸ Neue Interessen (z.B. sportliche Aktivitäten) mit den Kindern gemeinsam entwickeln.

Was Eltern adipöser Kinder beachten sollten:

▸ Nahrungsmittel nicht verstecken.

▸ Für regelmäßige, ausgewogene Mahlzeiten sorgen.

▸ Nicht bestrafen.

▸ Kritik oder Tadel vermeiden.

▸ Soziale Situationen nicht vermeiden.

▸ Realistische Erwartungen aufbauen (d.h. kein Normalgewicht erwarten).

▸ Schuld- und Schamgefühle verhindern.

Ergänzt werden können diese Ratschläge durch

▸ das gemeinsame Führen der Gewichtskurve, die zum Beispiel gut sichtbar im Zimmer des Kindes ausgehängt wird, oder

▸ den Einbezug der Eltern in das Token-Programm (vgl. Kap. 5.4.3).

Die Hintergründe für die einzelnen Ratschläge sollen gemeinsam erörtert und möglichst für jeden einzelnen festgehalten werden, wie genau er sein Kind unterstützen will (z.B. „Ich gehe ab sofort einmal pro Woche mit meinem Kind zum Schwimmen."). Die explizite Formulierung der angestrebten Unterstützung erhöht die Verbindlichkeit. Gleichzeitig kann der Trainer eingreifen, wenn unrealistische Ziel gesetzt werden.

In besonderen Fällen sollte sich der Trainer vorbehalten, Einzelgespräche mit den Eltern zu führen; auch ein Telefonat mit den Eltern über individuell auftretende Probleme kann die Wirksamkeit des Trainings für die Kinder und Jugendlichen erhöhen.

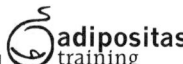

Liebe Eltern,

Ihr Kind . . . . wird wegen seiner Adipositas behandelt.
Teil der Behandlung durch ein Team verschiedener Spezialisten ist ein Trainingsprogramm für übergewichtige Kinder und Jugendliche.
Sie sind nun sicherlich interessiert daran zu erfahren, was Ihr Kind bei uns erlebt.

Mithilfe eines gezielten Trainings soll Ihr Kind lernen, wie man langsam und anhaltend an Gewicht verlieren, fitter werden und sich wohler fühlen kann. Es geht also nicht nur darum, Gewicht zu verlieren, sondern sich auch insgesamt wohler zu fühlen.

Ihr Kind lernt bei uns:

 daß es nicht darauf ankommt, sehr schnell sehr viel an Gewicht zu verlieren, sondern **über einen längeren Zeitraum** hinweg ungefähr ein Pfund pro Woche **abzunehmen**. Denn der Körper lernt während einer drastischen Diät, mit sehr wenig Nahrung auszukommen, und beendet man die Diät (Wer kann schon ewig Diät halten!) und ißt wieder normal, dann nimmt man automatisch wieder zu (und zwar zumeist mehr, als vor der Diät).

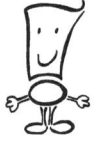 **wie** man anders essen und trinken kann, um dauerhaft weniger zu wiegen, sich wohler zu fühlen und sein Essen so richtig zu genießen.

 **was** man alles essen und trinken kann („normale" Nahrungsmittel - keine Diät-produkte), um sich gesund und ausgewogen zu ernähren.

Hier hat Ihr Kind die Gelegenheit, angemessen essen und trinken zu lernen.

Wir werden Sie auch weiterhin auf dem Laufenden halten, was Ihr Kind erlebt, und wie Sie Ihrem Kind zuhause helfen können.

Bis dahin

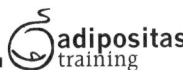

Liebe Eltern,

wie versprochen erhalten Sie heute weitere Informationen zum Training für übergewichtige Kinder und Jugendliche, an dem Ihr Kind teilgenommen hat.

Das Motto des Trainings „Trinken und Essen - mach´s angemessen" ist eine Grundregel: Bei Hunger soll gegessen werden - aber richtig! Um dieses „richtig" zu beherrschen, hat Ihr Kind im Laufe der Zeit gelernt, daß es selbst für sein Gewicht verantwortlich ist und sein Eßverhalten selbst kontrollieren kann. Wir haben viele Tips und Anregungen gegeben.

Was hat Ihr Kind gelernt?

1. Sich ausgewogen zu ernähren!

Wichtig war immer, daß man nicht hungert und der Spaß am Essen nicht verloren geht. Wir haben ganz bewußt auf das Kalorienzählen verzichtet. Denn niemand, der gesund ißt, zählt ständig Kalorien. Wichtiger als die Kalorienzahl ist, daß man sich ausgewogen ernährt. Deshalb hat Ihr Kind die grobe Unterscheidung der Nahrungsmittel in drei Ampelbereiche gelernt: „Rot-Stop-Selten!", „Gelb-Vorsicht-In Maßen!", „Grün-Prima-Oft!".

Unser Tip: Unterstützen Sie Ihr Kind zuhause dabei, auf die Ampelbereiche der Nahrungsmittel zu achten! Bringen Sie zum Beispiel die Übersichtsbögen der Ampelbereiche an einem geeigneten Platz in der Küche an und achten Sie selber beim Kochen darauf, daß immer auch Lebensmittel aus dem grünen Ampelbereich zur Verfügung stehen und die Portionen aus dem roten Bereich knapp gehalten werden! Ihr Kind hat Informationen über wichtige Nahrungsmittel in den einzelnen Bereichen: Fragen Sie danach!

2. Langsam abzunehmen!

Das Ziel für Ihr Kind ist ein stabiles Normalgewicht. Dieses kann nur durch ein langsames und stetiges Abnehmen erreicht werden. Ein Gewichtsverlust von einem Pfund pro Woche ist schon viel.

Unser Tip: Sie sollten Ihrem Kind beim weiteren Abnehmen Mut zusprechen und es in seinen sportlichen Aktivitäten unterstützen (z.B. mit Radfahren).

3. Eßgewohnheiten zu ändern!

Wir haben gemeinsam unsere Eßgewohnheiten genauer unter die Lupe genommen. Dabei hat Ihr Kind Tricks gelernt, wie man das Essen genießt und nur so viel ißt, bis man satt ist.

Unser Tip: Langsames Essen ist einer der Haupttricks.
Weitere Tricks sind: drei Mahlzeiten pro Tag, feste Zeitpunkte und feste Orte (z.B. am Eßtisch) für die Mahlzeiten, keine Ablenkung beim Essen, kein Nachschlag. Bei Hunger zwischendurch sollten Sie darauf achten, daß Obst, Gemüse oder Knäckebrot bereit stehen. Regelmäßiges Essen ist wichtig, damit kein Heißhunger entsteht und dann unkontrolliert meist sehr energiereiche Nahrung in sich hineingestopft wird.

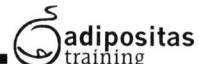

4. Positives zu betonen!

Ihr Kind hat viele verschiedene Eigenschaften; die Figur ist nur eine äußere Hülle. Wir haben unsere Stärken betrachtet und mutmachende Gedanken für unangenehme Situationen entwickelt.

Unser Tip: Fördern Sie die Fähigkeiten Ihres Kindes und loben Sie selbstsicheres Verhalten!

5. Widerstehen zu lernen!

Damit Ihr Kind sein Ziel (langfristiges, dauerhaftes Abnehmen) nicht aus den Augen verliert, haben wir geübt, wie man in schwierigen Situationen (z.B. bei angebotenem Essen oder bei Langeweile) widerstehen kann. Außerdem hat Ihr Kind entdeckt, daß man nicht immer Hunger hat, wenn man gerade ißt.

Unser Tip: Stellen Sie sicher, daß Ihr Kind regelmäßig kleinere, ausgewogene Portionen ißt und mindestens eineinhalb Liter Flüssigkeit trinkt (Früchte-/Kräutertees, Wasser, Saft & Wasser gemischt)! Lenken Sie vom Essen außerhalb der festen Mahlzeiten ab. Fördern Sie Aktivitäten im Freien. Und seien Sie für Ihr Kind da, wenn es seine Sorgen mitteilen will, damit Essen nicht zum Ersatz wird. Nein-sagen ist schwer: Lob von Ihrer Seite kann Wunder bewirken.

Wie Sie sehen, hat Ihr Kind sehr viel zum Thema Gewichtsabnahme gelernt. Genaueres kann Ihnen Ihr Kind berichten, vielleicht dürfen Sie auch einmal einen Blick in die „Trainingsmappe" werfen.

Und denken Sie bitte immer daran, daß Sie als Erwachsene ein Vorbild für Kinder sind, das heißt, sowohl die Ausgewogenheit Ihrer Kost als auch die Mengen und die Art Ihres Essens (z.B. schnelles Essen) prägen sich bei Kindern ein.

Zuletzt bleibt noch zu erwähnen, daß es viele gute Bücher zum Ausleihen gibt. Wir möchten Ihnen unsere Empfehlungen mitteilen (siehe Anhang), denn vielleicht hat Ihr Kind oder Sie selbst Spaß zu schmökern!?

Mit den besten Wünschen
für Ihre Gesundheit und die Ihres Kindes

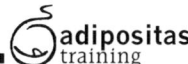

Literaturhinweise zum Thema Übergewicht

Ess-Störungen, Bulimie-Magersucht-Ess-Sucht
Bundeszentrale für gesundheitliche Aufklärung,
Köln (BZgA) und DICK & DÜNN Beratung bei
Ess-Störungen e. V.
In dieser Broschüre werden anhand von vier beispielhaf-
ten Geschichten verschiedene Formen der Ess-Störungen
verständlich gemacht.

Kinder- und Jugendbücher

Moppel wär gern Romeo
Boie, Kirsten; Oetinger Verlag; ab 12 Jahre; 16,80 DM
Moppel kommt in das Alter, in dem man einmal ausprobieren muß, wie das mit den Mädchen ist. Aber dann
erlebt er seine erste Niederlage, und das alles nur wegen
ein bißchen Bauchspeck!

Dafür kann doch Willy nichts
Collinson, Roger; Oetinger Verlag; ab 8 Jahre; 14,80 DM
Willi ißt alles, was auf den Tisch kommt. In der Recht-
schreibung und im sportlichen Bereich ist er nicht gerade
der Größte. Aber er hat andere Qualitäten, wenn sie auch
von den Erwachsenen nicht gerade geschätzt werden.

Und jeden Tag ein Stück weniger von mir
Eikenbusch, Gerhard; Ravensberger Jeans TB; 1987;
7,80 DM
Ein magersüchtiges und ein eßsüchtiges Mädchen treffen
sich in einer Klinik. Zum anfänglichen Schrecken der
Magersüchtigen müssen sie sich ein Zimmer teilen.

Rahels Party
Jones, Allan Frewin; Aare Verlag; 1992; 26,80 DM
Rahel weiß, daß sie mit ihrem Übergewicht und ihrer
Brille nicht dem Schönheitsideal entspricht. Trotzdem
entwickelt sich zwischen ihr und Tony eine enge Beziehung. An ihrem Geburtstag schenkt er ihr ein Kettchen
mit Anhänger. Rahel, die abgenommen hat und nun
Kontaktlinsen trägt, ist überglücklich. Doch dann entrol-
len Freunde von Tony ein Poster von ihr.

Anna will nicht essen
Kleinschmid, Hannelore; rororo TB; 1991; 7,80 DM
Am liebsten würde Anna nur Süßigkeiten essen, vielleicht
auch noch Eierkuchen und Käsebrot. Alles andere mag sie
nicht einmal probieren. Wie Anna und ihre Eltern mit
Eßproblemen umgehen und am Ende alle ein bißchen
schlauer sind, erzählen die Geschichten dieses Buches.

Gretchen Sackmeier
Gretchen hat Hänschenkummer
Gretchen, mein Mädchen
Nöstlinger, Christine; Oetinger Verlag; je Band 19,80 DM
Die drei Bände berichten von dem zunächst dicken
Gretchen, die durch die Trennung ihrer Eltern abnimmt,
ohne daran zu denken. Sie ist mit ganz anderen Fragen
beschäftigt, wie zum Beispiel dem Streit oder der Versöh-
nung ihrer Eltern, dem Hin- und Hergerissensein zwischen
zwei Jungen und den Dingen, die ihr sonst noch so
passieren.

Bitterschokolade
Pressler, Mirjam; Beltz & Gelberg Verlag; 1980; 14,80 DM
Die vierzehnjährige Eva ist dick und fühlt sich deswegen
einsam und ungeliebt. Ihren Kummer frißt sie in sich rein.
Doch langsam merkt sie, daß es nicht der Speck ist, der
sie von den anderen trennt, und sie beginnt, sich selber
zu akzeptieren.

Keine Pizza mehr für Ellen
Sachs, Marilyn; dtv-pocket; 1989; 6,80 DM
Der Jugendliche Jeff berichtet von einer merkwürdigen
Freundschaft: Ellen ist dick und schüchtern und eigentlich
gar nicht sein Typ, aber er versucht, ihr aus schlechtem
Gewissen zu helfen. Ellen wird zunehmend schlanker und
selbstbewußter, was zu Schwierigkeiten mit Jeff führt, der
seine Freundin nun eben doch so wie früher haben
möchte.

Gummibärchen und Pommes Frites
Stein-Fischer, E.; Verlag Jugend und Volk; 1989; 24,60 DM;
Ellermann Verlag; 19,80 DM
Doris ist rundlich. Als „Wabbelmonster" sieht sie sich.
Und weil sie mit sich unzufrieden ist, sucht sie immer
öfter Trost bei Gummibärchen und Pommes frites. Und
einen Wunsch hat Doris auch. Da lernt sie die freundliche
Frau Wondrasch kennen, die das Herz auf dem rechten
Fleck hat und viel Verständnis für Doris.

Die dicke Helena
Wolf, Inge; rororo Verlag; 1986; 6,80 DM
Die elfjährige Helena fühlt sich oft unwohl, hat Angst
davor aufzufallen oder zu versagen. Sie hätte gern
Freunde, stattdessen sitzt sie viel zuhause und ißt. Dort
wird sie nun auch noch auf Diät gesetzt. Es kommt zu
einigen sehr unangenehmen Situationen. Wie Helena es
schafft, ihr Leben selber in die Hand zu nehmen und
nicht mehr so viel zu essen, wird in diesem Buch sehr gut
beschrieben.

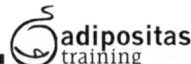

Bücher zum Thema „Ernährung"

Alternative Ernährungsformen
Bundeszentrale für gesundheitliche Aufklärung, Köln (BZgA)
und Deutsche Gesellschaft für Ernährung (DGE), Frankfurt
am Main, 1995

In dieser Broschüre werden verschiedene alternative
Ernährungsformen wie zum Beispiel der Vegetarismus, die
Haysche Trennkost oder die Vollwerternährung erläutert und
nach Plus- und Minuspunkten aus der Sicht der Ernährungs-
wissenschaft betrachtet.

Richtig Essen
Deutsche Gesellschaft für Ernährung (DGE),
Frankfurt am Main, 1995

Diese Broschüre gibt eine Anleitung zur Vollwertigen Kost
und erläutert anhand des Ernährungskreises, wie eine
gesunde und ausgewogene Ernährung aussehen sollte.

Ernährung
Müller, Veronika;
TK-Schriftenreihe zur gesundheitsbewußten Lebensführung.

Mit dieser Broschüre soll dem Leser Wissen zu einer richtigen Ernährung, zum richtigen Einkaufen und Zubereitung
der Speisen, zum schmackhaften Würzen, Durst und Wohlbefinden sowie Kost für Kinder und ältere Menschen vermittelt
werden und dabei die Freude an Essen und Trinken erhalten.

Auch Ihre Krankenkasse hält eine solche Broschüre für Sie
bereit.

Bärenstarke Kinderkost
Verbraucher-Zentrale Nordrhein-Westfalen e. V., Düsseldorf;
1994

Dieses Buch enthält eine Fülle von Hinweisen für Eltern von
zwei- bis vierzehnjährigen Kindern: so zum Beispiel werden
Rezeptvorschläge gegeben und Ernährungswissen vermittelt.

top fit
Deutsche Gesellschaft für Ernährung (DGE) und Bundeszentrale für gesundheitliche Aufklärung, Köln (BZgA); 1996

Fitness- und Ernährungstips sind hier für Jugendliche und
junge Erwachsene zusammengestellt.

Als Anregung zum Kochen sind Vollwertbücher sowie
Gemüsekochbücher empfehlenswert!

7 Hinweise zum Vorgehen und Tips für schwierige Situationen

In der Erprobungsphase des Adipositastrainings hat sich gezeigt, daß immer wieder Fragen und Probleme bei der Umsetzung auftauchen. Nachfolgend werden einige Hinweise angeführt, die beim Vorgehen und zur Vorbereitung auf schwierige Situationen den Trainer unterstützen.

7.1 Technische Voraussetzungen für den Trainingserfolg

► Welche **Voraussetzungen** sollte der Trainer mitbringen?

Mit jedem Behandlungskonzept werden Vorannahmen getroffen, die handlungsweisend sind. Das Adipositastraining ist eine verhaltenstherapeutische Schulungsmaßnahme, die theoretisch abgeleitet, strukturiert und empirisch überprüft wurde. Damit stellt sich für den Trainer die Frage, ob für ihn ein verhaltenstherapeutisches Vorgehen akzeptabel und vertretbar ist. Der Trainer sollte hinter den Inhalten stehen, da sie nur auf diese Weise glaubhaft vermittelt werden können.

► Wieviel **Zeit** sollte **für die Einarbeitung** in das Training eingeplant werden?

Das Adipositastraining erfordert eine intensive Einarbeitung. Wir empfehlen, die einleitenden Kapitel des Manuals in Ruhe nachzuvollziehen. Vor allem sollten die Ausführungen zur langfristigen Ernährungsumstellung Beachtung finden, damit die erste Trainingssitzung gut vorbereitet ist und die Hintergrundinformationen bei Nachfragen der Teilnehmer genutzt werden können. Prinzipiell werden ausreichende Vor- und auch Nachbereitungszeiten für die einzelnen Trainingssitzungen nahegelegt, die erfahrungsgemäß pro Sitzung eine gute Stunde betragen. Bei Bedarf sollte das Gruppengeschehen durch eine Supervision begleitet werden.

► Wie kann der Trainer seinem „**Zeitplan**" gerecht werden?

Das vorliegende Training setzt eine umfassende zeitliche Planung voraus. Die Einhaltung eines „Zeit-plans" ist vor allem im stationären Rahmen dringend erforderlich. Prinzipiell können bei Zeitnot einzelne Übungen ausgelassen oder für die Teilnehmer bekannte Inhalte gestrafft behandelt werden (vgl. Kap. 5.4.2).

Um die für die Teilnehmer aktuellen Themen, die nicht direkt im Training behandelt werden, als Trainer dennoch aufgreifen und damit ernst nehmen zu können, wird empfohlen, ein besonderes Angebot zu schaffen (vgl. Kap. 5.4.1). Dieses kann als „Aktuelle Runde" in der folgenden Weise eingeführt werden:

„Es gibt noch etwas, daß für das Training wichtig ist. Wenn ihr über etwas reden möchtet, das euch beschäftigt, aber nicht direkt zum Thema gehört, dann werden wir das sammeln. Am Ende jeder zweiten Trainingssitzung habe ich eine „Aktuelle Runde" eingerichtet, die zehn Minuten dauern wird. In dieser Zeit können wir dann alles besprechen, was nicht direkt zu unserem Trainingsplan gehört."

Die in dieser Instruktion angeführte Häufigkeit und Dauer der „Aktuellen Runde" haben sich als sinnvoll herausgestellt, können jedoch prinzipiell frei gewählt werden. Auf jeden Fall sollten sie für die Teilnehmer deutlich benannt werden, um Verbindlichkeit zu schaffen.

Darüber hinaus ist es möglich, die Themen entsprechend des Problemlöseansatzes systematisch zu bearbeiten (vgl. Kap. 6.7) und damit eine weitere kognitive Verhaltensstrategie anzubieten.

► Wie kann der **Erfolg des Trainings** kontrolliert werden?

Neben einer Rückmeldung der Teilnehmer nach jeder Trainingssitzung sollte sich der Trainer darum bemühen, von den Teilnehmern das gesamte Training beurteilen zu lassen (vgl. Kap. 3).

Zusätzlich zur Akzeptanz ist auch der Erfolg des Trainings von Interesse. Eine umfassende Evaluation des Trainings wurde durchgeführt (vgl. Kap. 8). Für den Trainer empfiehlt es sich, in dem multiprofessionellen

Team, das sich der Behandlung der Adipositas angenommen hat, die Erfolge jedes einzelnen Teilnehmers auf verschiedenen Ebenen zu reflektieren.

7.2 Spezifische schwierige Situationen

▶ **Ein Teilnehmer weigert sich, den Vertrag abzuschließen.**

Die Weigerung, den Vertrag zu unterschreiben, sollte vom Trainer ernst genommen und die Gründe hierfür erfragt werden. Fragen, die zur Klärung beitragen können, sind:

> ▶ „Was hindert dich daran, den Vertrag zu unterschreiben?"
> ▶ „Welche Unterstützung bräuchtest du, damit du die Punkte einhalten könntest?"
> ▶ „Gibt es momentan in deinem Leben etwas, das dich daran hindert, deine Kraft in ein Schulungsprogramm zum Abnehmen, Fitter-werden und Wohler-fühlen zu stecken?"
> ▶ „Glaubst du, daß sich an deinem Gewicht und deinem Wohlbefinden etwas zum Angenehmeren ändern läßt? Wenn ja, wodurch?"

Der Trainer sollte nochmals auf die Erwartungen des Teilnehmers eingehen und diese zu den Trainingsinhalten in Bezug setzen, wenn an der Maßnahme selbst gezweifelt wird. Zudem kann vertiefend wiederholt werden, daß der Vertrag nur bestimmte Umgangsformen und die organisatorischen Abläufe regelt, nicht aber verpflichtet, bestimmte Informationen preiszugeben. Der große Vorteil dieses Vertrages liegt darin, daß die Aufmerksamkeit der Gruppe sich ganz den inhaltlichen Dingen zuwenden kann und jeder Einzelne größtmögliche Unterstützung von der Gruppe und dem Trainer erhalten kann. Die Gruppe kann vom Trainer eine gute Wissensvermittlung und entsprechende Unterstützung bei der Umsetzung des Erarbeiteten einfordern. Durch das Einhalten des Trainingsvertrags werden allen Beteiligten Freiräume geschaffen, sei es beispielsweise durch Pünktlichkeit oder im Sich-Frei-Äußern-Können aufgrund der „Schweigeregel" (vgl. Kap. 5.3.3). Sollte trotz der genannten Vorteile kein Trainingsvertrag zustande kommen, so sollte der Teilnehmer vor dem nächsten Gruppentermin ein Einzelgespräch erhalten, um gemeinsam mit dem Trainer über die Gründe sprechen und überlegen

zu können, welche Form der Unterstützung ansonsten in Frage käme.

In vielen Fällen liegt eine für das Kind oder den Jugendlichen problematische Situation vor, wie zum Beispiel eine starke Selbstwertproblematik oder eine akute Trauerreaktion mit sozialen Rückzugstendenzen. Auch Mißbrauchserfahrungen können dazu führen, daß die Teilnahme an einem Programm zur Gewichtsreduktion aversiv ist, da das massive Übergewicht eine Schutzfunktion übernommen hat. Durch das Ernstnehmen der Weigerung des Kindes oder Jugendlichen und der Hilfestellung zum Abklären der geeigneten Form der Unterstützung wird Vertrauen geschaffen und Motivation zur Inanspruchnahme von psychologischen Dienstleistungen aufgebaut. Scheidet ein Teilnehmer aus, sollten die persönlichen Gründe in der Trainingsgruppe nicht besprochen werden, sondern erklärt werden: „Für ihn gibt es eine andere Form der Unterstützung, die für ihn passender ist."

▶ **Die Beobachtungskarte wird unvollständig oder gar nicht ausgefüllt.**

Fällt bei der Besprechung der Beobachtungskarte auf, daß ein Teilnehmer diese nicht gewissenhaft oder gar nicht ausfüllt, so können verschiedene Ursachen vorliegen. Zunächst sollte der Trainer den Teilnehmer fragen, was ihn daran hindert, die Beobachtungskarte nach den Vorgaben auszufüllen. Es sollte betont werden, daß es darum geht, dem Teilnehmer zu helfen, seine Eßverhaltensweisen zu verbessern. Eßverhaltensweisen laufen normalerweise automatisiert ab. Erst durch die Beobachtung können ungünstige Verhaltensweisen (z.B. zu wenig kauen) erkannt und entsprechend verändert werden. Auch wenn man nach einer Eingewöhnungszeit denkt, man wisse nun alles, heißt das noch nicht, daß sich diese Erkenntnis auch schon im Handeln als neue Gewohnheit etabliert hat. Aus diesem Grund ist es auch notwendig, die Selbstbeobachtung länger durchzuführen. Genau dieses sollte dem Teilnehmer vermittelt werden.

Meint ein Teilnehmer, er mache schon alles richtig, kann ihm verdeutlicht werden, daß die Entwicklung eines jeden von seiner persönlichen Ausgangslage her zu betrachten ist. Der Vergleich mit anderen ist weniger wertvoll als der individuelle Vergleich über die Zeit. Jeder kann sein Verhalten immer mehr dem Optimum annähern. Zudem ist es notwendig hervorzuheben, daß immer auch günstige Verhaltensweisen vorliegen.

Es kommt nicht selten vor, daß die Teilnehmer das Führen der Beobachtungskarte vergessen, weil sie durch Alltagsaktivitäten abgelenkt sind. Hier ist es hilfreich, für eine Übergangzeit gemeinsam mit der Gruppe nach Erinnerungsstützen zu suchen. Bewährte Vorschläge sind:

► die Beobachtungskarte am Kleiderschrank oder an der Zimmertür anzukleben,
► sie auf das Kopfkissen zu legen,
► Erinnerungszettel an den Zahnputzbecher zu kleben oder
► eine Vertrauensperson um Erinnerung zu bitten.

Manchmal „erwischt" man als Trainer bei der Begrüßung einen Teilnehmer beim Ausfüllen der Beobachtungskarte. Es ist dann wichtig, dem Teilnehmer zu erläutern, daß es zwar schön ist, wenn er zeigt, daß es ihm nicht egal ist, ob er die Übungen macht oder nicht, in diesem Fall die Bearbeitung jedoch nicht mehr sinnvoll ist. Die Karte sollte jeden Abend ausgefüllt werden. Wenn man es später macht, füllt das Gedächtnis Erinnerungslücken einfach auf, so daß man denkt, es wäre so gewesen. Für diese Sitzung wird dementsprechend kein Smilie für das Ausfüllen der Beobachtungskarte verteilt; der Teilnehmer wird darauf hingewiesen, daß er immer noch genug Smilies bekommen kann, wenn er ab jetzt jeden Abend an das Ausfüllen denkt.

► **Das Übergewicht wird als unbeeinflußbar wahrgenommen.**
Es gibt Teilnehmer, die fest davon überzeugt sind, daß ihr Übergewicht krankheitsbedingt sei. Es erscheint zum einen sinnvoll, die Gründe hierfür zu erarbeiten, zum anderen zu erfragen, welche Konsequenzen die Teilnehmer daraus ableiten. Einige glauben, daß nichts hilft („Da kann man nichts machen" oder „Das ist eben in meiner Familie so, da brauche ich mich nicht mehr mit Diäten zu quälen"). Die angeführten Argumente sind meist Aussagen von ebenfalls übergewichtigen Familienmitgliedern. Um zur Mitarbeit zu motivieren, ist es unbedingt notwendig, die oben genannte Grundhaltung zu verändern. Oft ist es sehr hilfreich, die medizinische Vorgeschichte des Teilnehmers zu kennen und sein Krankheitsmodell zu korrigieren, indem man ihm zum Beispiel die korrekten Zusammenhänge erklärt. Hilfreich ist auch der Verweis, daß rein krankheitsbedingte Ursachen sehr selten sind. Eine Veranlagung bedeutet nicht, daß die Situation nicht veränderbar ist; die multifaktorielle Genese und Aufrechterhaltung der Adipositas bietet

einige Ansatzpunkte. Das Krankheitsbild sollte mit Hilfe der neuen Informationen kognitiv umstrukturiert werden.

► **Ein Teilnehmer hat den Jo-Jo-Effekt schon intensiv erfahren.**
Einige der übergewichtigen Kinder und Jugendlichen haben leidvolle Erfahrungen mit dem Jo-Jo-Effekt gesammelt, weil sie schon häufig radikal gehungert haben. Es zeigt sich häufig, daß sie sehr erschüttert sind, wenn sie erstmals von den längerfristigen Folgen ihrer Bemühungen erfahren. Fragen wie „Muß ich jetzt weiterhin immer dicker werden, wenn ich abnehmen will?" oder Kommentare wie „Alle meine Anstrengungen sind umsonst gewesen, so dumm kann auch nur ich sein!" fallen in der Gruppe. Es sollte deutlich gemacht werden, daß nichts umsonst geschehen ist. Sie haben einerseits bewiesen, daß sie über gesunde Eßverhaltenswünsche verfügen, indem sie die Diät abgebrochen haben, andererseits haben sie auch ein großes Durchhaltevermögen gezeigt. Durch dieses Training werden die Bedingungen verbessert, daß das Durchhaltevermögen auch längerfristig sinnvoll eingesetzt und aufrechterhalten werden kann.

► **Das Aufstellen der Verhaltensgleichung macht Probleme.**
Gerade bei den jüngeren Teilnehmern kommt es manchmal vor, daß diese nicht genau verstehen, was mit der Verhaltensgleichung gemeint und was zu tun ist. Hier kann mit dem Auslöser „Hunger" als Beispiel begonnen werden, da die Zuordnung eindeutig ist und nicht lange zu diskutiert werden braucht.
Es kann auch hilfreich sein, die Fragen zu den einzelnen Gliedern der Verhaltenskette noch einmal anders bzw. genauer zu formulieren bzw. Satzanfänge vorzugeben, die die Teilnehmer aufgreifen und vervollständigen sollen. In Kasten 11 finden sich einige Beispiele dazu.

Kasten 11: Beispielfragen/-sätze zur Bearbeitung der Verhaltensgleichung

| **Auslöser:** | ► „Ich esse, weil ich .... bin." (Mögliche Beispiele der Teilnehmer.: traurig, wütend, einsam) |
| | ► „Immer wenn ich ...., dann esse ich." (Mögliche Beispiele der Teilnehmer: etwas Gutes rieche, etwas Leckeres |

sehe, mich ärgere, andere essen sehe)

Konsequenz:	▶ „Wenn mir (langweilig, traurig, ärgerlich, usw.) zumute ist und ich mir etwas zu essen mache, dann habe ich ...!" (Mögliche Beispiele der Teilnehmer: Beschäftigung, Ablenkung, Trost)
	▶ „Wenn ich (hungrig) bin und etwas esse, dann bin ich ...!" (Mögliches Beispiel der Teilnehmer: satt)

▶ Die Fit-Tricks werden lächerlich gemacht.

Gerade wenn es um Tricks wie gründlich kauen oder langsam essen geht, bietet es sich für „aufgeweckte" Teilnehmer an, diese durch Sprüche wie „Ich bin doch kein Wiederkäuer!" oder „Da hält mich ja jeder für eine Zeitlupenausgabe!" lächerlich zu machen. Der Trainer kann bei manchen dieser Sprüche durchaus einmal herzlich mitlachen, es sollte jedoch danach nochmals klargestellt werden, wozu dieser Trick dient. Reaktionen wie „Wenn es das ist, was du unter der Umsetzung des Tricks verstehst, dann kann ich deine Zweifel verstehen. So übertrieben braucht es nicht zu sein!" können dem „Spaßmacher" zeigen, daß man seine Späßchen versteht, ihm aber auch ein ernsthaftes Interesse unterstellt. Zudem sollte nochmals verdeutlicht werden, daß es Tricks sind, das Eßverhalten zu kontrollieren, ohne zu unterstellen, daß die adipösen Kinder und Jugendlichen „falsch" essen. Diese Tricks können aber beim Abnehmen sehr gut helfen – viele Leute hatten schon Erfolg damit.

▶ Ein Teilnehmer schafft es nicht, an die Fit-Tricks zu denken.

Sehr oft kommt es in den ersten Trainingssitzungen dazu, daß ein oder mehrere Teilnehmer frustriert berichten, daß sie es einfach nicht geschafft haben, an die Fit-Tricks zu denken. Um keine Resignation entstehen zu lassen, ist es sehr wichtig, auf dieses Problem einzugehen. Zunächst sollte dem Teilnehmer Zuversicht vermittelt werden, daß dies völlig normal ist und man nicht umsonst mehrere Wochen lang eine Selbstbeobachtung vornehmen läßt. Weil die Eßverhaltensweisen normalerweise automatisiert ablaufen, fällt es zunächst schwer, etwas anders zu machen. Dies erfordert viel Aufmerksamkeit, Übung und Durchhaltevermögen. Die Teilnehmergruppe kann

meistens sehr gute Ideen vermitteln, wie es gelingen kann, an die Tricks zu denken. Dies kann zum Beispiel die Unterstützung durch eine liebe Person am gleichen Essenstisch sein, die freundlich auffordert, an das Langsam-Essen zu denken oder ein gut platzierter roter Signalpunkt im Speiseraum (vgl. auch den Einsatz der Beobachtungskarte). Zudem hilft die tägliche Beschäftigung mit der Beobachtungskarte, die Aufmerksamkeit auf die Eßverhaltensweisen zu lenken.

▶ Das Hungergefühl wird nicht konkret wahrgenommen.

Bei der Besprechung auslösender Bedingungen kommt es häufig zu Anmerkungen der Teilnehmer wie „Ich habe aber immer Hunger". Diese verdeutlichen nochmals, wie schwer es den Betroffenen fällt, zwischen Hunger, Appetit sowie anderen auslösenden Bedingungen zu unterscheiden (Diskriminationslernen). Solche oder ähnliche Bemerkungen sollten sehr ernst genommen werden, da dies für manche Übergewichtige ein zentraler Punkt sein kann, an dem ihre Änderungsabsichten scheitern. Der Trainer kann alle Teilnehmer auffordern, Signale zu sammeln, die auf Hunger hinweisen (vgl. Kap. 6.4), und diese diskriminativen Hinweisreize an der Tafel festhalten.

▶ Ein Teilnehmer findet keine für ihn passende Selbstinstruktion.

Manche Teilnehmer haben sehr viel Spaß daran, mögliche Selbstinstruktionen zu sammeln, und möchten am liebsten viele unterschiedliche auf ihrem Arbeitsblatt festhalten. Ihr Engagement sollte gelobt werden, aber auch noch einmal darauf hingewiesen werden, daß es darauf ankommt, *eine* Selbstinstruktion zu finden, die immer wieder genutzt wird und sich dadurch automatisieren kann. Als Beispiel für den Prozeß des Automatisierens können je nach Alter der Kinder zum Beispiel das Lesen- und Rechnenlernen, das Autofahren oder die Tanzschule herangezogen werden: Am Anfang wird jeder einzelne Schritt kontrolliert, später wird überhaupt nicht mehr nachgedacht.

Um herauszufinden, welche Selbstinstruktion für den jeweiligen Teilnehmer am besten geeignet ist, kann eine „Probe" durchgeführt werden. Der Trainer fragt den Teilnehmer, ob er sich erinnern kann, schon einmal in einer Verlockungssituation widerstanden zu haben. In einem nächsten Schritt wird der Teilnehmer gebeten, diese Situation genau zu schildern und die damit verbundenen Gedanken und Vorstellungen werden hinterfragt. Auf diese Weise lassen sich bereits genutzte Selbstinstruktionen aktivieren und gleichzeitig kann das bereits vorhandene Selbsthilfepotential verdeutlicht werden.

Alternativ zu diesem Vorgehen können auch persönliche Ziele als Selbstinstruktion genutzt werden. Die Teilnehmer werden aufgefordert, darüber nachzudenken, welches ihre ganz persönlichen Ziele beim Abnehmen sind. Diese müssen sie nicht laut benennen, sondern für sich den wichtigsten Grund oder das wichtigste Ziel auswählen und in einen knappen Satz bringen, der dann als Gedankenstopp dienen kann. Es können nochmals Beispiele gegeben werden wie „Denk an die Mädchen!", „Meine Kleidung ist mir wichtiger!" oder „Denen werde ich es zeigen! Ich kann abnehmen!".

▶ **Ein Teilnehmer nennt bei der Übung „Stärken" negative Eigenschaften von sich oder anderen.**

Sollte ein Teilnehmer anfangen, negative Eigenschaften von sich oder anderen zu nennen, muß der Trainer direkt darauf reagieren, um die Aufmerksamkeit der Gruppe weiterhin klar auf die positiven Seiten der Teilnehmer zu lenken. Eine noch deutlichere Aufgabenformulierung ist hier sehr hilfreich:

„Die Frage, die uns gerade beschäftigt, ist, welche Stärken ihr habt. Was alles nicht so ist, wie man es gerne hätte, das können die meisten sehr genau sagen. Deshalb brauchen wir uns damit jetzt nicht zu beschäftigen. Viel spannender ist es, darüber nachzudenken, was alles an einer Person gut ist. Probiert es noch einmal!"

▶ **Einem Teilnehmer fällt es schwer, über seine Stärken zu sprechen.**

Wenn ein Teilnehmer äußert, keine Stärken an sich zu kennen oder nur halbherzig welche nennt, so daß man den Eindruck gewinnt, er stehe nicht hinter den Aussagen, ist es sehr wichtig, ihn zu unterstützen. Häufig werden die Eigenschaften, die andere gut finden, als selbstverständlich und „nicht der Rede wert" hingenommen. Hierbei können folgende Fragen erfolgreich sein:

▶ Gibt es eine Person, die dich mag?
▶ Was würde sie mir sagen, wenn ich sie fragen würde, was man mit dir gut machen kann?
▶ Was würde die Person mir sagen, welche Eigenschaften sie an dir mag?

▶ **Ein Teilnehmer attribuiert Erfolge stark external.**

Bei externaler Attribution (z.B. Erfolge hauptsächlich auf das Zusammensein mit anderen Betroffenen und

die Unterstützung durch andere Übergewichtige zurückführen), sollten nochmals die eigenen Stärken betont werden. Die Gruppe bietet zwar Unterstützung, aber stark muß jeder für sich alleine sein.

7.3 Allgemeine Schwierigkeiten

▶ **Es bestehen Anzeichen für eine starke emotionale Belastung.**

Zeichen für eine starke emotionale Belastung können sich bei Kindern und Jugendlichen vielfältig äußern. Beispiele dafür sind in Kasten 12 zusammengetragen.

Kasten 12: Anzeichen für eine starke emotionale Belastung.

▶ Äußerungen über immer wiederkehrende Stimmungszustände wie Trauer und Einsamkeit, die zur Nahrungsaufnahme führen. Erfahrungsgemäß steht hier nicht selten eine Trennungs- oder Scheidungsproblematik der Eltern im Hintergrund, manchmal der Tod einer geliebten Person (z.B. der Großmutter).

▶ Wiederkehrende Zweifel an der Umsetzbarkeit des Vorgehens im Alltag, obwohl gute Erfolge aufgrund der Mitarbeit des Teilnehmers erzielt worden sind. Diese zeigen sich unter anderem im Zusammenhang mit dem bevorstehenden Ende des Trainings. Bei Nachfragen äußern diese Kinder und Jugendlichen oftmals fehlende soziale Unterstützung im familiären Umfeld.

▶ Häufiges Essen in Situationen, in denen Anforderungen an den Teilnehmer gestellt werden, denen er sich nicht gewachsen fühlt. Überforderungssituationen beziehen sich häufig auf schulische Anforderungen, denen die Kinder und Jugendlichen nur schwer gerecht werden können. So wird des öfteren berichtet, welchen Drang nach Essen Hausaufgaben auslösen können, von denen man annimmt, daß man sie nicht bewältigen kann.

▶ Streit oder andere massivere Auseinandersetzungen der Eltern untereinander oder auch mit dem Kind können Übergewichtige zum Essen verlocken. Manche umschreiben dies auch mit den Worten „den Frust runterschlucken". In solchen Situationen wird das Essen zu einem Mittel der Ablenkung und des Trostes, das man sich schnell und ohne große Anstrengung verschaffen kann, um die Verzweiflung kurzfristig zu vergessen.

- Ständiger Ärger (z.B. mit den Geschwistern) kann dazu führen, daß der Ärger „in sich hineingefressen" wird und sich eine „Riesenwut im Bauch" ansammelt. Kinder und Jugendliche äußern den Wunsch, anders reagieren zu können als das In-Sich-Hineinessen, da sie dies nach eigenen Aussagen immer dicker und frustrierter werden läßt.

- Ein Kind oder ein Jugendlicher findet unter den gemeinsam erarbeiteten Auslösern keine zutreffenden und möchte nicht darüber sprechen, warum bzw. in welchen Situationen er ißt. Es ist davon auszugehen, daß er Gründe hat, die ihn zur Vorsicht veranlassen.

Äußern Kinder und Jugendliche emotionale Belastungen, so verstärkt der Trainer diese Selbstöffnung und zählt auf, welche Unterstützung zu Hause in Anspruch genommen werden kann. Der Trainer sollte darauf achten, daß die Selbstöffnung nur so weit erfolgt, wie die Inhalte im Training bearbeitet werden können. Es nützt weder dem betroffenen Teilnehmer noch der Gruppe etwas, wenn Problemlagen genauer geschildert werden, ohne daß diese dann aufgearbeitet werden.

Äußert ein Teilnehmer seine emotionale Belastung durch sein nonverbales Verhalten, bietet sich an, den Teilnehmer darauf hinzuweisen, daß es oft hilft, mit jemanden über seinen Kummer zu sprechen. Hier kann auch der Hinweis nützlich sein, daß es Personengruppen gibt (wie Ärzte oder Psychologen), die solche Dinge nicht ohne weiteres weitererzählen dürfen.

Der Trainer sollte also emotional belastete Teilnehmer motivieren, eine psychologische Beratung in Anspruch zu nehmen. Sich Hilfe zu holen, ist ein intelligentes Verhalten und ein wichtiger Schritt in Richtung eines angenehmeren Lebens. Viele Kinder und Jugendliche erleichtert es, den Kontakt zum Psychologen aufzunehmen, wenn man ihnen zu einer Neubewertung ihres Anliegens verhilft. Ein nützlicher Vergleich ist der mit dem Aufsuchen eines Arztes: Wenn man sich das Knie leicht angeschlagen hat und es blutet, werden sich die meisten auf die kleine Wunde ein Pflaster kleben und keine Hilfe benötigen. Stürzt man aber und kann man vor Schmerzen nicht mehr auftreten, dann wird man einen Arzt aufsuchen. Ebenso ist es mit Schwierigkeiten im Alltag. Die meisten Probleme

kann man alleine oder mit Hilfe von Verwandten oder Freunden lösen. Manchmal kommt man aber so nicht weiter. Dann sollte man einen Fachmann zu Rate ziehen, der beim Lösen der Probleme hilft.

- **Ein Teilnehmer stellt die Maßnahme in Frage.**

Nicht selten stellt ein Teilnehmer den Sinn des Adipositastrainings in Frage, da er schon zahlreiche mißlungene Abnehmversuche hinter sich hat und eine ausgeprägte Mißerfolgserwartung besitzt. Der Trainer würdigt seine bisherigen Anstrengungen, indem er seine Willenskraft und Motivation lobt. Gerade für Jugendliche, die bereits zahlreiche Fruststrationserlebnisse kennengelernt haben, ist es hilfreich, daß diese Maßnahme keine neue „Wunderdiät" ist. Zudem ist dokumentiert, daß das Vorgehen auch anderen Kindern und Jugendlichen helfen konnte, längerfristig abzunehmen und das Gewicht zu halten. Der Hinweis auf den Zusammenhang zwischen „Blitz-Diät" und Gewichtszunahme kann hier auch hilfreich sein (vgl. Kap. 6.2). Wichtig ist, daß die Teilnehmer zumindest ausprobieren, was der neue Ansatz bringen kann, und daß überzogene Erwartungen korrigiert werden.

- **Ein Teilnehmer äußert Desinteresse am Adipositastraining.**

Es kann vorkommen, daß ein Teilnehmer offenkundig „keine Lust auf so ein Training" hat, weil er meint, schon alles zu wissen und so etwas nicht nötig zu haben. Dies kann von anderen Teilnehmern als Abwertung ihrer Person gesehen werden, denn sie haben sich bewußt für das Training entschieden. Der Trainer sollte das Interesse und Engagement loben und gleichzeitig hervorheben, daß im Training vor allem geübt werden soll. Beispiele aus dem Sport oder der Musik bieten sich an, da auch hier „nur die Übung den Meister macht". Außerdem kann es hilfreich sein, darauf hinzuweisen, daß für einige der Teilnehmer manches schon bekannt ist und im Training wiederholt wird. Jeder lernt zudem neue wichtige Details durch die Beiträge in der Gruppe kennen, die vor allem der Teilnehmer leisten sollte, der schon viel weiß.

- **Ein Kind zweifelt an der Unterstützung durch die Eltern.**

Werden die Teilnehmer aufgefordert, einen Elternbrief mit nach Hause zu nehmen, kann es zu Äußerungen wie „Die interessiert es doch nicht, was ich hier mache!" oder „Meinen Sie, die lesen das?" kommen. In diesem Fall ist es sehr wichtig, dem Kind oder Jugendlichen zu vermitteln, daß es nicht egal ist, wie die Umsetzung zu Hause verläuft. Der Trainer sollte betonen, daß das Training dem Teilnehmer hilft, selber zu einem „Experten" für sein Ernährungs- und Bewegungsverhalten zu werden. Trotzdem sei natürlich eine Unterstützung oder zumindest das Verständnis der Eltern sinnvoll. Dem Teilnehmer kann angeboten werden, daß der Trainer oder der betreuende Arzt beim Abschlußgespräch mit den Eltern über diesen Punkt redet oder mit ihnen telefoniert. Eine andere Möglichkeit besteht darin, den Hausarzt zu bitten, ein entsprechendes Gespräch mit den Eltern zu führen. Die Teilnehmer fühlen sich in der Regel sehr gut in der Lage, das Vertrauensverhältnis ihrer Eltern zu den jeweiligen Ärzten einzuschätzen.

Manche Teilnehmer können Personen benennen, denen sie vertrauen und von denen sie sich Unterstützung erhoffen, da jene gleichzeitig einen guten Kontakt zu mindestens einem Elternteil haben. Der Trainer sollte empfehlen, daß die Kinder und Jugendlichen diesen Personen von dem Training erzählen und sie bitten, auf die Eltern entsprechend positiv einzuwirken.

▶ **Ein Teilnehmer wird wegen seines mangelnden Ernährungswissens ausgelacht.**

Problematisch ist, wenn ein Teilnehmer aufgrund seines mangelnden Ernährungswissens ausgelacht wird. Der Trainer verweist auf die Gruppenregeln und hebt hervor, wie schwierig es ist, sich bei der Vielzahl von zum Teil sehr widersprüchlichen Informationen zurechtzufinden. Umso wichtiger ist es, alle Fragen zu äußern, damit alle Teilnehmer etwas daraus lernen können.

▶ **Einige Teilnehmer hören nicht zu und unterhalten sich.**

Nebengespräche stören die anderen Teilnehmer, die Aufmerksamkeit wird abgelenkt. Deshalb sollte man die Teilnehmer unabhängig davon, ob die Nebengespräche zum Thema passen, wieder in das „Hauptgespräch" miteinbinden. Der Trainer geht davon aus, daß Nebengespräche immer wichtige Informationen liefern und fordert die Teilnehmer mit dem Kommentar „Nebengespräche sind wichtig!" auf, die Unterhaltung laut und für alle zu führen. Wendet man dies konsequent an, reduziert sich die Anzahl der Nebengespräche deutlich und die, die geführt werden, sind so gut wie immer themenbezogen.

▶ **Es besteht Unzufriedenheit über die erfolgte Gewichtsreduktion.**

Den Teilnehmern, die weniger schnell abnehmen als andere, fällt es häufig sehr schwer, ihre Gewichtsab-nahme als Erfolg zu sehen. Der Trainer sollte zunächst den Teilnehmer fragen, wie er seine Gewichtsabnahme bewertet und ob er damit zufrieden ist. Anschließend wird betont, daß die Kurven der Teilnehmer nicht miteinander vergleichbar sind (z.B. nicht alle sind gleich groß und gleich schwer). Diese Ausgangsdaten sind aber wichtig für eine Gewichtsabnahme. Eine Gewichtsabnahme von 500 bis 1000 g pro Woche ist gesund. Eine stärkere Abnahme ist weniger nützlich, da vor allem Wasser verloren wird. Die Frustration über die geringe Gewichtsabnahme kann auch dadurch etwas reduziert werden, daß den Teilnehmern ihre Abnahme illustrativ vor Augen geführt wird, zum Beispiel in Form von verlorenem Fett (vgl. auch Kap. 6.1).

▶ **Ein Teilnehmer stellt absichtliches Erbrechen, Schlankheitspillen oder Abführmittel als erfolgreiche Methode zur Gewichtsreduktion dar.**

Hier besteht die Gefahr, daß die anderen Teilnehmer Interesse an dem vordergründig „leichteren" Weg zum Abnehmen finden und dem betroffenen Teilnehmer körperliche und gesundheitliche Schäden drohen. Aus diesen Gründen ist es notwendig, auf die Gefahren solcher Methoden hinzuweisen: Sie können zu einer Mangelversorgung des Körpers, zu Magen- und Darmbeschwerden bis hin zu einer Eßstörung führen (vgl. auch Kap. 6.2).

Besonders beeindruckend ist es für die Teilnehmer, wenn jemand von eigenen Erfahrungen berichten kann. Immer wieder sind Jugendliche in einer Trainingsgruppe, die über lange Zeit hinweg Appetitzügler auf Anraten von Freunden, Eltern oder durch die Werbung genommen haben, bis der Arzt die Einnahme wegen einer erkrankten Darmflora oder einer Magenschleimhautentzündung untersagt hat.

Ebenso regelmäßig finden die Teilnehmer mit einer bulimischen Symptomatik, bei denen strenge diätetische Maßnahmen mit nachfolgenden Heißhungerattacken, Laxantienmißbrauch oder herbeigeführtem Erbrechen im Vordergrund stehen. Diese bulimische Symptomatik wird im Eingangsgespräch verschwiegen und erst nach dem Aufbau einer vertrauensvollen Beziehung offenbart. Hier ist es notwendig, klar aufzuzeigen, daß Freß- und Brechanfälle nicht dazu geeignet sind, auf gesunde und erfolgreiche Art und Weise abzunehmen, sondern krank machen. An dieser Stelle wird aufgrund der vielen Nachfragen der Jugendlichen oft deutlich, daß sie sich schon mit dem Thema beschäftigt haben und an weiteren Informationen interessiert sind.

Bei bulimischen Teilnehmern sollten zusätzlich zum Gruppentraining Einzelgesprächstermine angeboten werden, um der spezifischen Problematik gerecht zu werden. Unabdingbar sollte eine regelmäßige Nahrungsaufnahme vereinbart werden, um Heißhungerattacken zu vermeiden und die Angst vor Gewichtszunahme durch regelmäßiges Essen zu reduzieren. Der Teilnehmer sollte zusätzlich zu seiner Beobachtungskarte die Mahlzeiteneinnahme, die Freßanfälle sowie die Brechanfälle dokumentieren, um gemeinsam mit dem Therapeuten genauere Aufschlüsse zu seinem Eßverhalten erhalten und entsprechende Modifikationen einleiten zu können. Ein nachträglicher Gruppenausschluß ist nicht empfehlenswert.

Neben bulimischen Episoden kann das Gespräch auch auf das Thema „Rauchen" gebracht werden. Viele Jugendliche rauchen aus Angst vor einer weiteren Gewichtszunahme. Diese Angst wird noch dadurch verstärkt, daß sie unter Umständen bereits erfahren haben, daß sie an Gewicht zunehmen, sobald sie nicht mehr rauchen. Das Adipositastraining kann dieses Thema nur am Rande streifen. Wichtig ist jedoch, daß die bestehenden falschen Überzeugungen korrigiert und Parallelen zu den Auslösern von Eßverhalten herausgestellt werden.

► **Ein Teilnehmer zeigt besonderes Geltungsbedürfnis.**

Das Engagement sollte gelobt werden, gleichzeitig aber darauf aufmerksam gemacht werden, daß auch andere Teilnehmer zu Wort kommen sollen. So können deren Erfahrungen und Vorschläge ebenfalls einbezogen werden, wodurch auch der entsprechende Teilnehmer neue Ideen erhält und somit nicht nur seine den anderen zur Verfügung stellt.

Bei übereifrigen Teilnehmern ist darauf zu achten, daß sie die Reihenfolge bzw. Regeln für Wortmeldungen einhalten. Hilfreich kann es sein, genau einen solchen Teilnehmer damit zu beauftragen, andere bei Wortmeldungen dranzunehmen.

► **Ein Gruppenmitglied wird durch den Rest der Gruppe abgelehnt.**

Bahnt sich die Ausgrenzung eines Gruppenmitglieds an, ist es sehr wichtig, sich einen Einblick in die sozialen Kompetenzen und die soziale Einbettung des Kindes oder Jugendlichen zu verschaffen. Im stationären Kontext zeigt die Erfahrung, daß diese Schwierigkeiten auch außerhalb des Adipositastrainings auftreten. In solchen Fällen kann eine psychologische Beratung oder Psychotherapie vorgeschlagen werden.

8 Evaluation

Das in diesem Buch vorgestellte Adipositastraining wurde in Zusammenarbeit mit dem „Viktoriastift" Bad Kreuznach entwickelt und seit April 1997 wissenschaftlich begleitet, um die kurz- und langfristige Wirksamkeit des Vorgehens zu ermitteln.

8.1 Evaluationskriterien

Übergreifendes Ziel des Trainings ist die Stärkung und gegebenenfalls der Aufbau eines eigenverantwortlichen Umgangs mit der Adipositas (vgl. Kap. 5.2). Wesentlich dabei ist, daß sich die Betroffenen in der Lage sehen, den Behandlungsanforderungen (wie Diät oder regelmäßigem Sport) nachzukommen und schwierigen Situationen (wie Verführungssituationen) zu widerstehen. Hierzu sollen das Selbstwirksamkeitserleben gesteigert und das Eßverhalten modifiziert werden. Langfristig kann nicht nur an einer Gewichtsstabilisierung auf einem niedrigeren Niveau sowie eine Verbesserung der Risikofaktoren, sondern auch und vor allem an einer gesteigerten Lebensqualität der Patienten abgelesen werden, ob die Trainingsziele erreicht wurden. Die Erfolgskriterien für Gewichtsmanagement-Programme sehen vor, Therapieerfolge auf vier Ebenen zu bestimmen:

- ▶ Gewichtsverlust, vor allem auf lange Sicht,
- ▶ Verbesserung der mit Übergewicht assoziierten Erkrankungen,
- ▶ verbessertes Gesundheitsverhalten sowie
- ▶ Monitoring von ungünstigen Wirkungen (Ellrott 1997; Deutsche Gesellschaft für Adipositasforschung, 1996; Thomas, 1995).

Diese medizinisch-orientierten Kriterien sollten nach Meinung von Ellrott (1997) durch Lebensqualitätsmaße ergänzt werden. Unsere Erfolgsmaße orientieren sich an den neuen Standards. Dementsprechend wurden sowohl objektive (z.B. Körpergewicht, Körpergröße, Werte des kleinen Blutbildes, Blutdruck) als auch subjektive Parameter (z.B. selbsteingeschätzte Lebensqualität, Angst) erfaßt. Zusätzlich wurden das Eßverhalten und die Selbstwirksamkeitserwartung erhoben, um zu prüfen, ob sich diese zentralen therapeutischen Ansatzpunkte in die erwartete Richtung verändert haben.

8.2 Studiendesign und Zeitplan

Zur Überprüfung der Wirksamkeit wurden die adipösen Kinder und Jugendlichen im Zeitraum zwischen April 1997 und Januar 1998 entweder der komplexen Behandlung, bestehend aus Training, Diät und Sport (Trainingsgruppe), oder einem alternativen Behandlungsprogramm (Kontrollgruppe) zugeteilt (vgl. Tab. 18). Dies erfolgte zeitlich so verschoben, daß ein Austausch der Kinder und Jugendlichen über ihre jeweiligen Erfahrungen ausgeschlossen war. Das alternative Behandlungsprogramm bestand aus Entspannung mit der Progressiven Muskelentspannung nach Jacobson (1990), Sport und Diät. Auf diese Weise war es möglich, die Wirksamkeit der zusätzlichen Schulungsmaßnahme zu beurteilen. Diät und Sport stellen unbestritten einen zentralen Bestandteil der Behandlung dar. Durch das Entspannungstraining erhielt die Kontrollgruppe die gleiche Aufmerksamkeit und Zuwendung wie die Trainingsgruppe („attention placebo"; Duffy & Spence, 1993). Da das Übergewicht sehr stabil über die Zeit ist, genügt dieser Vergleich zur Wirksamkeitsuntersuchung (Senediak & Spence, 1985).

Die Messungen erfolgten zu verschiedenen Zeitpunkten:

- ▶ T_0: vor der Reha-Maßnahme zu Hause,
- ▶ T_1: zu Beginn der Reha-Maßnahme,

Tabelle 18: Studiendesign zur Überprüfung der Wirksamkeit

	Diät	Sport	Entspannung (Progressive Muskelentspannung nach Jacobson)	Verhaltenstraining (verhaltenstherapeutisches Adipositastraining)
Kontrollgruppe	×	×	×	
Trainingsgruppe	×	×		×

- T_2 : am Ende der Reha-Maßnahme,
- T_3 : ein halbes Jahr nach der Reha-Maßnahme zu Hause sowie
- T_4 : ein Jahr nach der Reha-Maßnahme zu Hause.

Die kurzfristigen Effekte werden durch Vergleiche zwischen T_1 und T_2, die langfristigen zwischen T_0 und T_3 bzw. T_4 untersucht, wobei zum jetzigen Zeitpunkt erste Ergebnisse der Halbjahreskatamnese vorliegen. Das α-Fehler-Niveau wurde auf 5 % festgesetzt.

8.3 Stichprobe

Die Kinder und Jugendlichen nahmen freiwillig an der Befragung teil; sie und ihre Eltern wurden im Vorfeld über die Studie informiert und um ihr Einverständnis gebeten. Insgesamt nahmen 197 Kinder und Jugendliche im Alter von neun Jahren bis 19 Jahren teil, 118 Mädchen und 79 Jungen. Ihre Leistungen im Grundintelligenztest Skala 2 CFT 20 (Weiß, 1987) waren durchschnittlich. Zum Befragungszeitpunkt besuchte die Mehrzahl der Probanden eine Haupt- oder Realschule. Die Kinder und Jugendlichen der beiden Vergleichsgruppen waren zu Beginn der Reha-Maßnahmen im Alter, dem prozentualen Übergewicht und BMI sowie der Intelligenz miteinander vergleichbar.

8.4 Erhebungsinstrumente

Die Datenerhebung erfolgte mittels standardisierter und selbst konstruierter Fragebögen sowie medizinischer Tests. Befragt wurden sowohl die Kinder und Jugendlichen selbst als auch ihre Eltern, Stations- und Hausärzte. Nachfolgend werden die eingesetzten Meßinstrumente der für dieses Trainingsmanual ausgewählten Ergebnisse detailliert beschrieben.
Die Akzeptanz des Adipositastrainings wurde nach Abschluß aller sechs Sitzungen anhand eines Fragebogens erhoben (vgl. Kap. 3). Insgesamt beurteilten die Teilnehmer 17 verschiedene Aussagen zur Gruppenatmosphäre sowie zu verschiedenen Aspekten der Inhalte und Übungen anhand fünfstufiger Skalen.
Um das Eßverhalten der adipösen Kinder und Jugendlichen zu erfassen, wurde eine kriteriumsorientierte Eßverhaltensskala entwickelt. Sie setzt sich aus sieben verhaltens- und schulungsnahen Aussagen wie „Ich esse schnell, auf jeden Fall schneller als meine Freunde." oder „Ich esse zwischen den üblichen Mahlzeiten." zusammen. Die Befragten wurden gebeten, ihr Eßverhalten anhand einer fünfstufigen Skala von „nie" bis „immer" einzuschätzen. Über alle sieben Items wurde ein relativierter Summenwert gebildet, der maximal 4 betragen kann: Je höher dieser Wert ausfällt, desto angemessener das Eßverhalten.
Das Körpergewicht wurde vom Arzt mit der Personenwaage „Söhnle S10/2720" und die Körpergröße mit der Meßlatte „Seca DGBM" ermittelt. Die Kinder und Jugendlichen wurden dabei aufgefordert, sich auf die Waage zu stellen bzw. sich an die Wand mit aufgerichtetem Körper zu lehnen. Diese Messungen wurden morgens erhoben, die Kinder und Jugendlichen hatten dabei leichte Bekleidung (Unterhose, Unterhemd) an. Der Gewichtsstatus wurde anhand der Körpergröße und des Körpergewichts als prozentuales Übergewicht nach den Somatogrammen von Kunze und Murken (1974, zit. nach Sitzmann, 1986) beurteilt. Darüber hinaus wurde als zweites Maß der BMI in kg/m^2 errechnet.

8.5 Ergebnisse

Nach Abschluß der klinischen Erhebungsphase (Anfang 1998) sollen nun Ergebnisse zu der Akzeptanz des Adipositastrainings und zu den kurz- und längerfristigen Effekten der Maßnahmen beschrieben werden. Zunächst werden die Ergebnisse zur Akzeptanz des Adipositastrainings angeführt. Wie Abbildung 26 veranschaulicht, gaben die Teilnehmer des Adipositastrainings an, daß sie sich überwiegend „stark" oder „total stark" anerkannt und angesprochen gefühlt haben; zudem konnten sie offen sprechen und die Trainingsgruppe gefiel ihnen gut.
Die Trainingsinhalte wurden von 57 % der Teilnehmer als völlig interessant und 44 % als völlig neu eingeschätzt (vgl. Abb. 27 und Abb. 28). Der Frage danach, ob die Inhalte des Trainings verständlich waren, stimmten 75 % völlig zu (vgl. Abb 29). Somit zeigt sich insgesamt, daß

- innerhalb eines Gruppentrainings die hier angesprochenen Trainingsinhalte für die Mehrheit der Teilnehmer in angenehmer Atmosphäre besprochen wurden und die Kinder und Jugendlichen sich als Person angesprochen fühlten sowie ihre Probleme offen diskutieren konnten,
- die Inhalte des Trainings auf reges Interesse bei den Teilnehmern stießen,
- größtenteils noch nicht bekannt waren und
- verständlich vermittelt werden konnten.

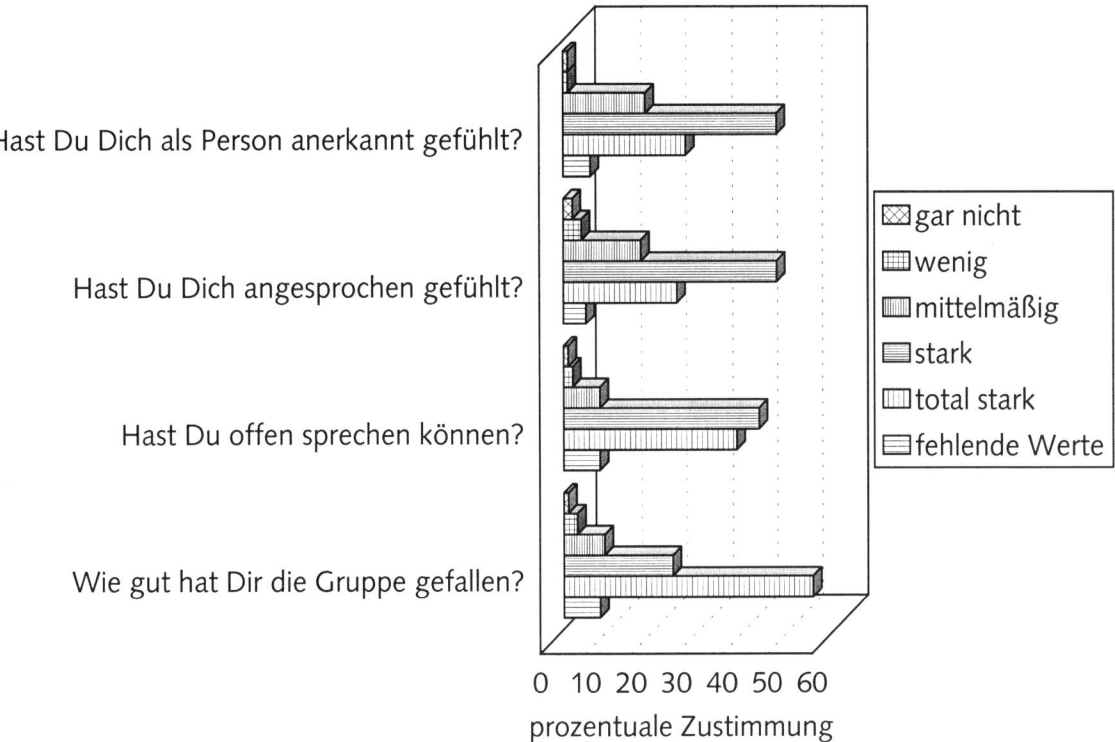

Hast Du Dich als Person anerkannt gefühlt?

Hast Du Dich angesprochen gefühlt?

Hast Du offen sprechen können?

Wie gut hat Dir die Gruppe gefallen?

⊠ gar nicht
⊞ wenig
▦ mittelmäßig
▤ stark
▥ total stark
⊟ fehlende Werte

0 10 20 30 40 50 60
prozentuale Zustimmung

Abbildung 26: Beurteilung der Gruppenatmosphäre durch die Teilnehmer

Eine detaillierte Betrachtung der einzelnen Trainingssitzungen verdeutlicht, daß sich dieses positive Bild für alle Sitzungen zeigte und vor allem die vierte und fünfte mit der Besprechung der psychosozialen Belastungen von den Trainingsteilnehmern gut aufgenommen wurden.

Zusätzlich sollten die Trainingsteilnehmer einschätzen, wie gut sie mit den erforderlichen Alltagsübungen zurecht kamen (vgl. Abb. 30). Die Übungen wurden von den Teilnehmern als mittelmäßig aufwendig und

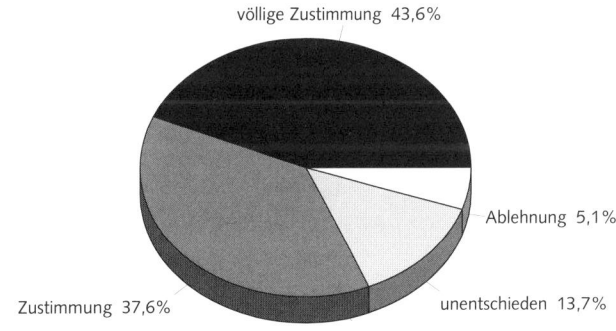

Abbildung 28: Beurteilung des Neuheitsgrades der Trainingsinhalte durch die Teilnehmer

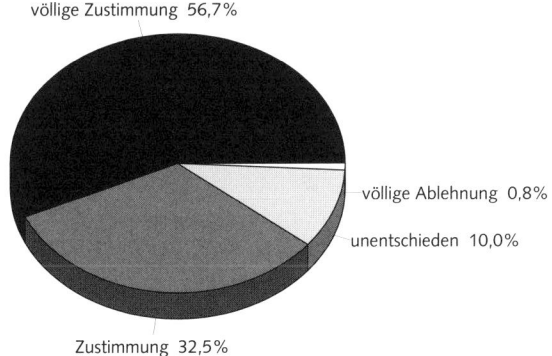

Abbildung 27: Beurteilung des Interessantheitsgrades der Trainingsinhalte durch die Teilnehmer

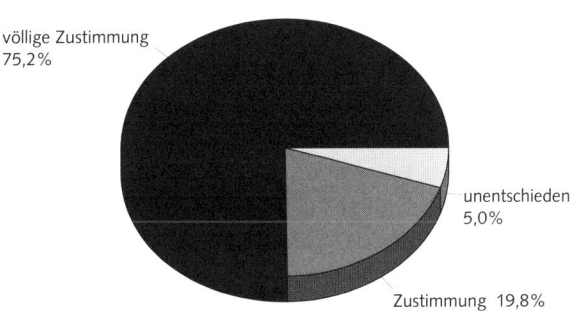

Abbildung 29: Beurteilung des Verständlichkeitsgrades der Trainingsinhalte durch die Teilnehmer

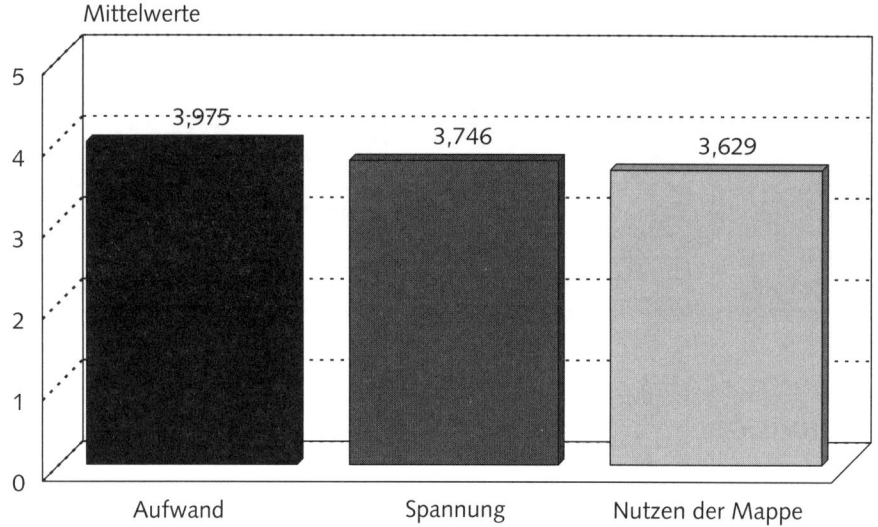

Mittelwerte

Aufwand 3,975
Spannung 3,746
Nutzen der Mappe 3,629

Abbildung 30: Beurteilung der Übungen durch die Teilnehmer

eher spannend als langweilig beurteilt; die Trainings-mappe wurde oft zwischen den Sitzungen herangezogen.

Die kurz- und längerfristigen Therapieeffekte werden hinsichtlich der zentralen Veränderungsmaße „längenbezogenes Übergewicht" und „Eßverhalten" dargestellt.

Der Wirksamkeitsprüfung lagen folgende Thesen zugrunde:

1. Das Training verbessert kurzfristig das Eßverhalten, während sich in der Kontrollgruppe keine Veränderungen über die Zeit ergeben (Wechselwirkungseffekt „Gruppe" × „Zeit").
2. Die sechswöchige stationäre Behandlung reduziert in beiden Gruppen den Gewichtsstatus (Haupteffekt „Zeit").
3. Auch ein halbes Jahr nach der stationären Behandlung reduzieren bzw. stabilisieren die Teilnehmer der Trainingsgruppe ihren Gewichtsstatus, während die Probanden der Kontrollgruppe ihren Gewichtsstatus stabilisieren oder wieder erhöhen.

Es wurde davon ausgegangen, daß sich das Eßverhalten gegen Ende der Reha-Maßnahme verbessert und langfristig aufrechterhält. Der Gewichtsstatus wird sich infolge der Diät und des Sportprogramms in beiden Gruppen über die Zeit verändern. Langfristig, das heißt ein halbes und ein Jahr nach der Rehabilitation, wird ein Unterschied im Gewichtsstatus zwischen Kindern und Jugendlichen der Trainings- und der Kontrollgruppe erwartet. Die Teilnehmer des Trainings sollten gelernt haben, Fertigkeiten einzusetzen, die zu einem reduzierten oder zumindest stabilen prozentualen Übergewicht auf lange Zeit beitragen.

Alle Annahmen wurden mit zwei- bzw. dreifaktoriellen Varianzanalysen mit Meßwiederholung auf dem Faktor „Zeit" (MANOVA) getestet.

Die Analyse des Eßverhaltens zeigt ein differenziertes Bild (vgl. Abb. 31). Zum Beginn der Reha-Maßnahme befinden sich die beiden Gruppen auf einem mittleren Niveau. Nach sechs Wochen steigen in der Trainings- und der Kontrollgruppe die Werte, in der Kontrollgruppe jedoch nicht so stark wie in der Trainingsgruppe. Beide Haupteffekte („Gruppe" und „Zeit") und die Wechselwirkung sind statistisch signifikant ($F_{Gruppe} = 11{,}48$, $p < 0{,}01$; $F_{Zeit} = 123{,}44$, $p < 0{,}01$; $F_{Wechselwirkung} = 22{,}78$, $p < 0{,}01$). Die Kinder und Jugendlichen in der Trainingsgruppe zeigen nach der Intervention ein deutlich angemesseneres Eßverhalten als die der Kontrollgruppe.

Die Veränderungen sind geschlechtsunabhängig, jedoch abhängig vom Alter der Kinder und Jugendlichen. Eine Einteilung der Stichprobe in drei Altersgruppen (9–12 Jahre, 12–14 Jahre, über 14 Jahre) verdeutlicht, daß die jüngsten Trainingsteilnehmer am Ende der Rehabilitation ein deutlich angemesseneres Eßverhalten zeigen als die beiden anderen Altersgruppen (vgl. Abb. 32); zu Beginn der Rehabilitation war kein signifikanter Unterschied zwischen den drei Altersgruppen feststellbar.

Der Gewichtsstatus ist altersabhängig: Die Jüngsten wiegen biologisch bedingt am wenigsten bezogen auf ihre Größe ($F_{Gruppe} = 17{,}31$; $p < 0{,}01$). Abbildung 33 (S. 158) veranschaulicht die Veränderung des Gewichtsstatus getrennt für die drei Altersgruppen. Alle Probanden nehmen im Verlauf des Aufenthaltes signifikant in Relation zu ihrer Körpergröße ab ($F_{Zeit} = 469{,}69$; $p < 0{,}01$); erste Daten der Katamnese

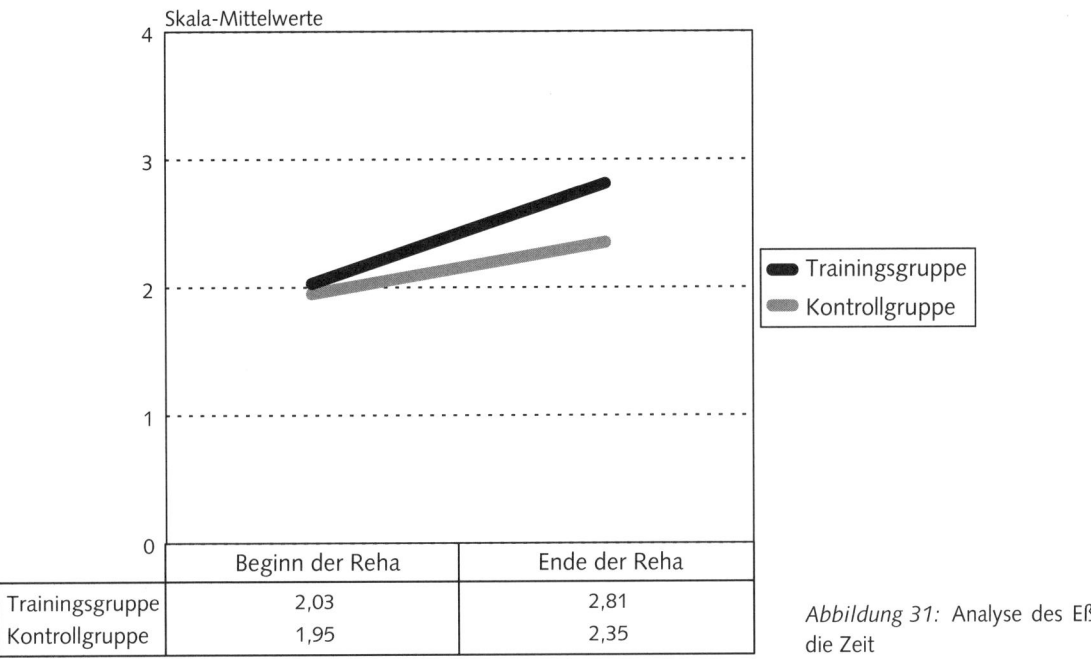

	Beginn der Reha	Ende der Reha
Trainingsgruppe	2,03	2,81
Kontrollgruppe	1,95	2,35

Abbildung 31: Analyse des Eßverhaltens über die Zeit

sprechen dafür, daß nach einem halben Jahr der erzielte Gewichtsstatus in der Trainingsgruppe aufrechterhalten bleibt.

8.6 Ausblick

Die Ergebnisse zum Eßverhalten und zum Gewichtsstatus unterstützen das angewandte Vorgehen. Die Kombination von Sport und Diät reduzierte kurzfristig den Gewichtsstatus. Das Trainingsprogramm hatte den zusätzlichen Effekt, daß die Teilnehmer ein angemesseneres Eßverhalten entwickelten. Diese Veränderung ist in unseren Augen zentral, da sie die Basis für eine langfristige Stabilisierung des erreichten Gewichtsverlustes bildet. Der Abschluß der Nacherhebungen steht noch aus. Erste Daten der Halbjahreskatamnese unterstützen die Wirksamkeit des Adipositastrainings.

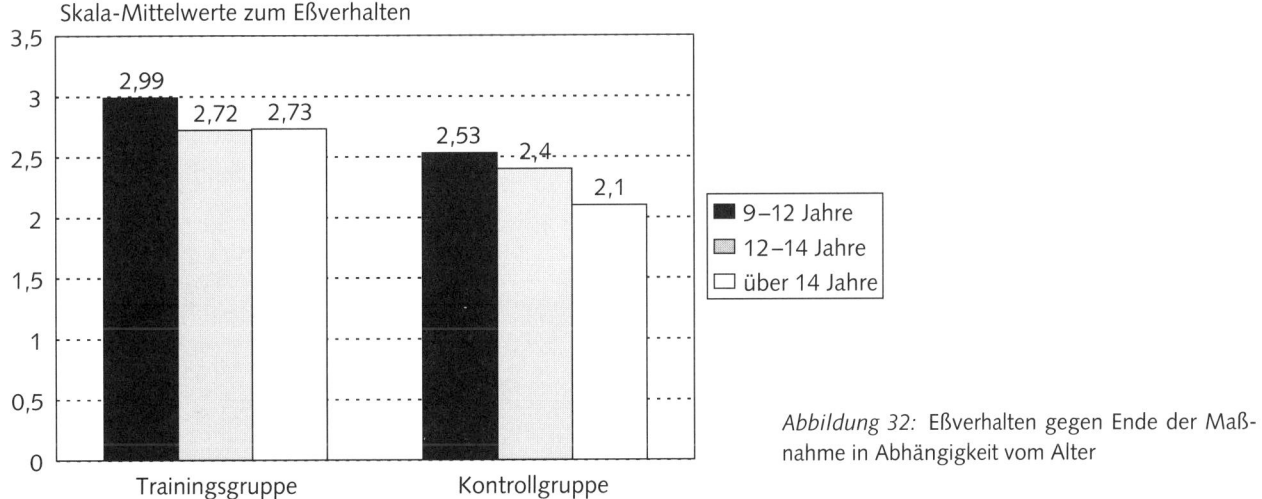

Abbildung 32: Eßverhalten gegen Ende der Maßnahme in Abhängigkeit vom Alter

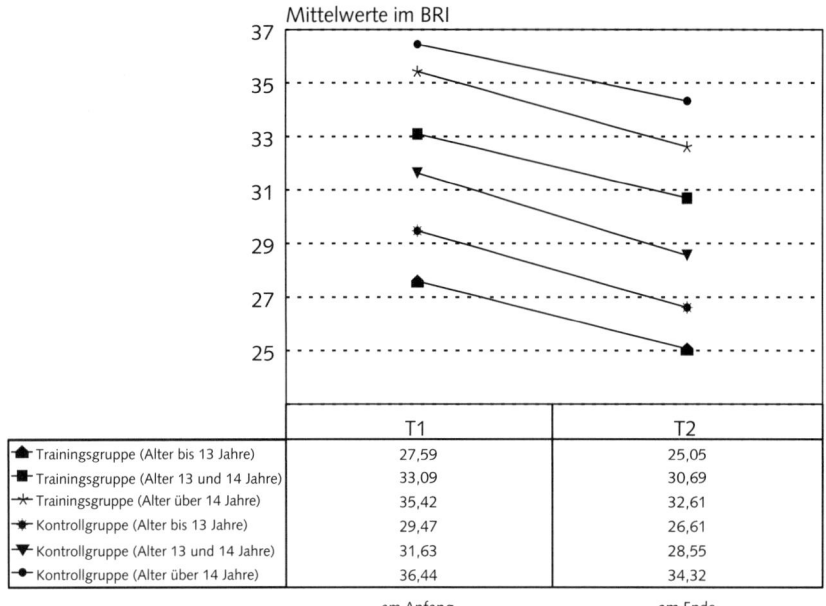

	T1	T2
Trainingsgruppe (Alter bis 13 Jahre)	27,59	25,05
Trainingsgruppe (Alter 13 und 14 Jahre)	33,09	30,69
Trainingsgruppe (Alter über 14 Jahre)	35,42	32,61
Kontrollgruppe (Alter bis 13 Jahre)	29,47	26,61
Kontrollgruppe (Alter 13 und 14 Jahre)	31,63	28,55
Kontrollgruppe (Alter über 14 Jahre)	36,44	34,32
	am Anfang der Reha	am Ende der Reha

Abbildung 33: Analyse des Gewichtsstatus über die Zeit getrennt nach Alters- und Behandlungsgruppen

9 Literatur

Allison, D. B. & Heshka, S. (1993). Emotion and eating in obesity? A critical analysis. *International Journal of Eating Disorders, 13*, 289–295.

Bandini, L. G. & Dietz, W. H. (1992). Myths about childhood obesity. *Pediatric Annals, 21*, 647–652.

Bandini, L. G., Schoeller, D. A., Cyr, H. N. & Dietz, W. H. (1990a). Validity of reported energy intake in obese and nonobese adolescents. *American Journal of Clinical Nutrition, 52*, 421–425.

Bandini, L. G., Schoeller, D. A. & Dietz, W. H. (1990b). Energy expenditure in obese and nonobese adolescents. *Pediatric Research, 27*, 198–203.

Bao, W., Srinivasan, S. R. & Berenson, G. S. (1996). Persistent elevation of plasma insulin levels is associated with increased cardiovascular risk in children and young adults. *Circulation, 93*, 54–59.

Baron, R. B. (1995). Primary care teaching module: Understanding obesity and weight loss. UCSF Division of General Internal Medicine.

Baum, C. G. & Forehand, R. (1984). Social factors associated with adolescent obesity. *Journal of Pediatric Psychology, 9*, 293–302.

Bellisle, F., Rolland-Cachera, M.-F., Deheeger, M. & Guilloud-Bataille, M. (1988). Obesity and food intake in children: Evidence for a role of metabolic and/or behavioral daily rhythms. *Appetite, 11*, 111–118.

Berg, A., Halle, M., Bauer, S., Korsten-Reck, U. & Keul, J. (1994). Körperliche Aktivität und Eßverhalten: Strategien zur Verbesserung des Serumlipidprofils bei Kindern und Jugendlichen. *Wiener Medizinische Wochenschrift, 7*, 138–144.

Berg, A. & Korsten-Reck, U. (1995). Strategien zur Verbesserung des Aktivitäts- und Ernährungsverhaltens bei Kindern und Jugendlichen. *Der Lipidreport, 4*, 15–22.

Berkowitz, R. I., Agras, W. S., Korner, A. F., Kraemer, H. C. & Zeanah, C. H. (1985). Physical acitivity and adiposity: A longitudinal study from birth to childhood. *Journal of Pediatrics, 106*, 734–738.

Birch, L. L. & Fisher, J. O. (1998). Development of eating behaviors among children and adolescents. *Pediatrics, 101 Suppl.*, 539–549.

Bjöntorp, P. (1997). Obesity. *The Lancet, 350*, 423–426.

Bogardus, C., Lillioja, S., Ravussin, E., Abbott, W., Zawadzki, J. K., Young, A., Knowler, W. C., Jacobowitz, R. & Moll, P. P. (1986). Familial dependence of the resting metabolic rate. *New England Journal of Medicine, 315*, 96–100.

Bouchard, C., Tremblay, A., Nadeau, A., Després, J. P., Thériault, G., Boulay, M. R., Lortie, G., Leblanc, C. & Fournier, G. (1989). Genetic effects in resting and exercise metabolic rates. *Metabolism, 38*, 364–370.

Braet, C., Mervielde, I. & Vandereycken, W. (1997). Psychological aspects of childhood obesity: A controlled study in a clinical and nonclinical sample. *Journal of Pediatric Psychology, 22*, 59–71.

Bray, G. (1998). Drug treatment of obesity: Don't throw the baby out with the bath water. *American Journal of Clinical Nutrition, 67*, 1–4.

Bray, G. A. (1978). Definitions, measurements and classification of the syndromes of obesity. *International Journal of Obesity, 2*, 99–112.

Brezinka, V. (1999). Adipositas. In H.-C. Steinhausen & M. von Aster (Hrsg.), *Verhaltenstherapie und Verhaltensmedizin bei Kindern und Jugendlichen* (2. Aufl) (S. 419–438). Weinheim: Psychologie Verlags Union.

Brezinka, V. (1991). Verhaltenstherapeutische Behandlung von Übergewicht bei Kindern und Jugendlichen. *Zeitschrift für Klinische Psychologie, 20*, 205–225.

Brownell, K. D. (1993). Whether obesity should be treated. *Health Psychology, 12*, 339–341.

Brownell, K. D., Kelman, J. H. & Stunkard, A. J. (1983). Treatment of obese children with and without their mothers: Changes in weight and blood pressure. *Pediatrics, 71*, 515–523.

Brownell, K. D. & Rodin, J. (1994a). Medical, metabolic, and psychological effects of weight cycling. *Archives of Internal Medicine, 154*, 1325–1330.

Brownell, K. D. & Rodin, J. (1994b). The dieting maelstrom. *American Psychologist, 49*, 781–791.

Brownell, K. D. & Wadden, T. A. (1992). Etiology and treatment of obesity: Understanding a serious, prevalent, and refractory disorder. *Journal of Consulting and Clinical Psychology, 60*, 505–517.

Brownell, K. D. & Wadden, T. A. (1991). The heterogenity of obesity: Fitting treatments to individuals. *Behavior Therapy, 22*, 153–177.

Buchholz, T. (1998). *Psychosoziale Belastungen adipöser Kinder und Jugendlicher.* Unveröffentlichte Diplomarbeit an der Universität Bremen im Bereich Psychologie.

Caprio, S., Hyman, L. D., McCarthy, S., Lange, R., Bronson, M. & Tamborlane, W. V. (1996). Fat distribution and cardiovascular risk factors in obese adolescent girls: Importance of the intraabdominal fat depot. *American Journal of Clinical Nutrition, 64*, 12–17.

Caviezel, F., Croci, M., Tufano, A., Mazzocchi, M., Longari, V. & Greco, M. (1992). Role of nutrient intake in childhood obesity. In F. Belofiore, B. Jeanrenaud & D. Papalia (Eds.), *Obesity: Basic concepts and clinical aspects. Frontiers in Diabetes* (Vol. 11, pp. 85–94). Basel: Karger.

Cohen, C. J., McMillan, C. S. & Samuelson, D. R. (1991). Long-term effects of a lifestyle modification exercise program on the fitness of sedentary, obese children. *The Journal of Sports Medicine and Physical Fitness, 31*, 183–188.

Cohen, R., Klesges, R.C., Summerville, M. & Meyers, A. W. (1989). A developmental analysis of the influence of body weight on the sociometry of children. *Addictive Behaviors*, *14*, 473–476.

Coners, H., Himmelmann, G. W., Hebebrand, J., Heseker, H., Remschmidt, H. & Schäfer, H. (1996). Perzentilenkurven für den Body-Mass-Index zur Gewichtsbeurteilung bei Kindern und Jugendlichen ab einem Alter von zehn Jahren. *Der Kinderarzt, 27*, 1002–1007.

Deutsche Gesellschaft für Adipositasforschung. (1996). Richtlinien zur Therapie der Adipositas. *Medizinische Monatszeitschrift für Pharmazeuten, 19*, 140–142.

Deutsche Gesellschaft für Ernährung e.V. (1996). *Der Mensch ist, was er isst.* Frankfurt: Selbstverlag.

Deutsche Gesellschaft für Ernährung e.V. (1992). *Ernährungsbericht 1992.* Frankfurt: Selbstverlag.

Deutsche Gesellschaft für Ernährung e.V. (1984). *Ernährungsbericht 1984.* Frankfurt: Selbstverlag.

Dietz, W. H. (1995). Childhood obesity. In L. W. Y. Cheung & J. B. Richmond (Eds.), *Child health, nutrition, and physical activity* (pp. 155–169). Champaign: Human Kinetics.

Dietz, W. H. & Gortmaker, S. L. (1985). Do we fatten our children at the television set? Obesity and television viewing in children and adolescents. *Pediatrics, 75*, 807–812.

D'Zurilla, T. J. & Goldfried, M. R. (1971). Problem solving and behavior modification. *Journal of Abnormal Psychology, 78*, 107–126.

Dubbert, P. M. (1992). Exercise in behavioral medicine. *Journal of Consulting and Clinical Psychology, 60*, 613–618.

Duffy, G. & Spence, S. H. (1993). The effectiveness of cognitive self-management as an adjunct to a behavioral intervention for childhood obesity: A research note. *Journal of Child Psychology and Psychiatry, 34*, 1043–1050.

Ellrott, T. (1997). Erfolgskriterien für Gewichtsmanagement-Programme. *Münchener Medizinische Wochenschrift, 139*, 243–244.

Ellrott, T. & Pudel, V. (1998). *Adipositastherapie. Aktuelle Perspektiven* (2., aktualisierte Auflage). Stuttgart: Thieme.

Ellrott, T. & Pudel, V. (1996). Perspektiven der Adipositastherapie. *Aktuelle Ernährungs-Medizin, 21*, 73–80.

Epstein, L. H. (1995). Exercise in the treatment of childhood obesity. *International Journal of Obesity and Related Metabolic Disorders, 19 Suppl 4*, 117–121.

Epstein, L. H. (1993 a). Methodological issues and ten-year outcomes for obese children. In C. L. Williams & S. Y. S. Kimm (Eds.), *Prevention and treatment of childhood obesity: Annals of the New York Academy of Sciences* (Vol. 699, pp. 237–249). New York: The New York Academy of Sciences.

Epstein, L. H. (1993 b). New developments in childhood obesity. In A. J. Stunkard & T. A. Wadden (Eds.), *Obesity: Theory and Therapy. Second edition* (Vol. 2, pp. 301–312). New York: Raven.

Epstein, L. H., Klein, K. R. & Wisniewski, L. (1994). Child and parent factors that influence psychological problems in obese children. *International Journal of Eating Disorders, 15*, 151–157.

Epstein, L. H., McCurley, J., Wing, R. R. & Valoski, A. (1990). Five-year follow-up of family-based behavioral treatments for childhood obesity. *Journal of Consulting and Clinical Psychology, 58*, 661–664.

Epstein, L. H., Myers, M. D. & Anderson, K. (1996). The association of maternal psychopathology and family socioeconomic status with psychological problems in obese children. *Obesity Research, 4*, 65–74.

Epstein, L. H., Myers, D. D., Raynor, H. A. & Saelens, B. E. (1998). Treatment of pediatric obesity. *Pediatrics, 101 Suppl.*, 554–570.

Epstein, L. H., Smith, J. A., Vara, L. S. & Rodefer, J. S. (1991). Behavioral economic analysis of activity choice in obese children. *Health Psychology, 10*, 311–316.

Epstein, L. H., Valoski, A., Wing, R. R. & McCurley, J. (1994). Ten-year outcomes of behavioral family-based treatment for childhood obesity. *Health Psychology, 13*, 373–383.

Epstein, L. H., Valoski, A., Wing, R. R. & McCurley, J. (1990). Ten-year follow-up of behavioral, family-based treatment for obese children. *Journal of the American Medical Association, 264*, 2519–2523.

Epstein, L. H. & Wing, R. R. (1987). Behavioral treatment of childhood obesity. *Psychological Bulletin, 101*, 331–342.

Epstein, L. H., Wing, R. R., Koeske, R. & Valoski, A. (1984). Effects of diet plus exercise on weight change in parents and children. *Journal of Consulting and Clinical Psychology, 52*, 429–437.

Epstein, L. H., Wing, R. R., Valoski, A. & DeVos, D. (1988). Long-term relationship between weight and aerobic-fitness change in children. *Health Psychology, 7*, 47–53.

Epstein, L. H., Wing, R. R., Valoski, A. & Gooding, W. (1987). Long-term effects of parent weight on child weight loss. *Behavior Therapy, 18*, 219–226.

Fairburn, C. G. & Cooper, Z. (1996). New perspectives on dietary and behavioral treatments for obesity. *International Journal of Obesity, 20*, 9–13.

Ferstl, R. (1980). *Determinanten und Therapie des Eßverhaltens. Theorie der Sättigung, Verhaltensdeterminanten des Essens und Therapien des Eßverhaltens.* Berlin: Springer.

Fichter, M. & Warschburger, P. (1998). Eßstörungen. In F. Petermann (Hrsg.), *Lehrbuch der Klinischen Kinderpsychologie. Erklärungsansätze und Interventionsverfahren* (3., korr. Auflage, S. 455–483). Göttingen: Hogrefe.

Figueroa-Colon, R., Lee, J., Aldridge, R. & Alexander, L. (1994). Obesity is prevalent and progressive in Birmingham school children. *International Journal of Obesity, 18*, 26 (P97).

French, S. A., Perry, C. L., Leon, G. R. & Fulkerson, J. A. (1996). Self-esteem and change in body mass index over 3 years in a cohort of adolescents. *Obesity Research, 4*, 27–33.

French, S. A., Story, M. & Perry, C. L. (1995). Self-esteem and obesity in children and adolescents: A literature review. *Obesity Research, 3*, 479–490.

Friedman, M. A. & Brownell, K. D. (1996). A comprehensive treatment manual for the management of obesity. In V. B. van Hasselt & M. Hersen (Eds.), *Sourcebook of psychological treatment manuals for adult disorders* (pp. 375–422). New York: Plenum Press.

Friedman, M. A. & Brownell, K. D. (1995). Psychological correlates of obesity: Moving to the next research generation. *Psychological Bulletin, 117*, 3–20.

Garn, S. M. & Clark, D. C. (1976). Trends in fatness and the origins of obesity. *Pediatrics, 57*, 443–456.

Garn, S. M., Sullivan, T. V. & Hawthrone, V. M. (1991). The juvenile-onset, adolescent-onset and adult-onset obese. *International Journal of Obesity, 15*, 105–110.

Garner, D.M. & Wooley, S.C. (1991). Confronting the failure of behavioral and dietary treatments of obesity. *Clinical Psychology Review, 11*, 729–780.

Garrow, J. S. (1994). Should obesity be treated? Treatment is necessary. *British Medical Journal, 309*, 654–656.

Gazzaniga, J. M. & Burns, T. L. (1993). Relationship between diet composition and body fatness, with adjustment for resting energy expenditure and physical activity, in preadolescent children. *American Journal of Clinical Nutrition, 58*, 21–28.

Georgi, M., Schaefer, F., Wühl, E. & Schärer, K. (1996). Körpergröße und -gewicht bei gesunden Schulkindern und Jugendlichen in Heidelberg. *Monatsschrift Kinderheilkunde, 144*, 813–824.

Gidding, S. S., Bao, W., Srinivasan, S. R. & Berenson, G. S. (1995). Effects of secular trends in obesity on coronary risk factors in children: The Bogalusa Heart Study. *The Journal of Pediatrics, 127*, 868–874.

Glenny, A. M., O'Meara, S., Melville, A., Sheldon, T. A. & Wilson, C. (1997). The treatment and prevention of obesity: a systematic review of the literature. *International Journal of Obesity, 21*, 715–737.

Goldfield, A. & Chrisler, J. C. (1995). Body stereotyping and stigmatization of obese persons by first graders. *Perceptual and Motor Skills, 81*, 909–910.

Goran, M. I. (1998). Measurement issues related to studies of childhood obesity: Assessment of body composition, body fat distribution, physical activity, and food intake. *Pediatrics, 101 Suppl.*, 505–518.

Gortmaker, S. L., Dietz jr., W. H., Sobol, A. M. & Wehler, C. A. (1987). Increasing pediatric obesity in the United States. *American Journal of Diseases of Childhood, 141*, 535–540.

Gortmaker, S. L., Must, A., Perrin, J. M., Sobol, A. M. & Dietz, W. H. (1993). Social and economic consequences of overweight in adolescence and young adulthood. *The New England Journal of Medicine, 329*, 1008–1012.

Gortmaker, S. L., Must, A., Sobol, A. M., Peterson, K., Colditz, G. A. & Dietz, W. H. (1996). Television viewing as a cause of increasing obesity among children in the United States, 1986–1990. *Archives of Pediatric and Adolescence Medicine, 150*, 356–362.

Grilo, C. M. (1996). Treatment of obesity: An integrative model. In J.K. Thompson (Ed.), *Body image, eating disorders, and obesity* (pp. 389–423). Washington: American Psychological Association.

Gromus, B., Kahlke, W. & Koch, U. (1985). *Interdisziplinäre Therapie der Adipositas – Forschungsbericht. Möglichkeiten einer Gruppentherapie.* Stuttgart: Kohlhammer.

Guillaume, M., Lapidus, L., Beckers, F., Lambert, A. & Björntorp, P. (1995). Familial trends of obesity through three generations: The Belgian-Luxembourg child study. *International Journal of Obesity and Related Metabolic Disorders, 19 Suppl. 3*, 5–9.

Hammer, L. D., Kraemer, H. C., Wilson, D. M., Ritter, P. L. & Dornbusch, S. M. (1991). Standardized percentile curves of body-mass index for children and adolescents. *American Journal of Diseases in Children, 145*, 259–263.

Hartung, K. (1993). Wachstumsbeurteilung von Körperlänge und Gewicht. *Sozialpädiatrie, 15*, 43–44.

Hassink, S., Sheslow, D. & Wallace, W. (1993). Hyperinsulinemia: Incidence and risk in an obese pediatric population. In C. L. Williams & S. Y. S. Kimm (Eds.), *Prevention and treatment of childhood obesity: Annals of the New York Academy of Sciences* (Vol. 699, pp. 271–272). New York: The New York Academy of Sciences.

Hauner, H., Wabitsch, M. & Pfeiffer, E. F. (1989). Proliferation and differentiation of adipose tissue derived stromalvascular cells from children of different ages. In P. Björntorp & S. Rössner (Eds.), *Obesity in Europe 88. Proceedings of the 1st European Congress on Obesity* (pp. 195–200). London: John Libbey.

Hautzinger, M. & Kaul, S. (1978). *Verhaltenstraining bei Übergewicht. Ein verhaltenstherapeutisches Selbstkontrollprogramm zur Beratung und Behandlung Übergewichtiger.* Salzburg: Otto Müller.

Hebebrand, J., Heseker, H., Himmelmann, W., Schäfer, H. & Remschmidt, H. (1994). Altersperzentilen für den Body-Mass-Index aus Daten der Nationalen Verzehrstudie einschließlich einer Übersicht zu relevanten Einflußfaktoren. *Aktuelle Ernährungsmedizin, 19*, 259–265.

Hebebrand, J., Himmelmann, G. W., Heseker, H., Schäfer, H. & Remschmidt, H. (1996). Use of percentiles for the body mass index in anorexia nervosa: Diagnostic, epidemiological, and therapeutic considerations. *International Journal of Eating Disorders, 19*, 359–369.

Hesse, V. (1997). Wachstum und Reifung. In W. Meng & R. Ziegler (Hrsg.), *Endokrinologie* (S. 105–131). Jena: Gustav Fischer.

Hill, A. J., Draper, E. & Stack, J. (1994). A weight on children's minds: Body shape dissatisfactions at 9 years old. *International Journal of Obesity and Related Metabolic Disorders, 18*, 383–389.

Hill, A. J., Oliver, S. & Rogers, P. J. (1992). Eating in the adult world: The rise of dieting in childhood and adolescence. *British Journal of Clinical Psychology, 31*, 95–105.

Hill, A. J. & Silver, E. K. (1995). Fat, friendless and unhealthy: 9-year old children's perception of body shape stereotypes. *International Journal of Obesity, 19*, 423–430.

Jacobson, E. (1990). *Entspannung als Therapie. Progressive Relaxation in Theorie und Praxis.* München: Pfeiffer.

Kalker, U., Hövels, O. & Kolbe-Saborowski, H. (1993). Adipöse Kinder und Jugendliche. Taillen-Hüft-Ratio und kardiovaskuläres Risiko. *Monatsschrift Kinderheilkunde, 141*, 36–41.

Kalker, U., Hövels, O. & Kolbe-Saborowski, H. (1990). Kurz- und mittelfristige Ergebnisse der Behandlung von Kindern mit Adipositas. *Monatsschrift Kinderheilkunde, 138*, 793–798.

Kanfer, F. H., Reinecker, H. & Schmelzer, D. (1996). *Selbstmanagement-Therapie. Ein Lehrbuch für die klinische Praxis* (2., überarbeitete Auflage). Berlin: Springer.

Kaplan, K. M. & Wadden, T. A. (1986). Childhood obesity and self-esteem. *Journal of Pediatrics, 109*, 367–370.

Kimm, S. Y. S. (1995). The role of dietary fiber in the development and treatment of childhood obesity. *Pediatrics, 96*, 1010–1014.

Klesges, R. C., Eck, L. H. & Ray, J. W. (1995). Who underreports dietary intake in a dietary recall? Evidence from the second national health and nutrition examination survey.

Journal of Consulting and Clinical Psychology, 63, 438–444.

Klesges, R. C., Shelton, M. L. & Klesges, L. M. (1993). Effects of television on metabolic rate: Potential implications for childhood obesity. *Pediatrics, 91*, 281–286.

Kral, J. G. (1995). Surgical interventions for obesity. In K. D. Brownell & C. G. Fairburn (Eds.), *Eating disorders and obesity. A comprehensive handbook* (pp. 510–515). New York: Guilford.

Kral, J. G. (1992). Surgical treatment of obesity. In P. Björntrop & B. N. Brodoff (Eds.), *Obesity* (pp. 731–741). Philadelphia: Lippincott.

Law, C. M., Barker, D. J., Osmond, C., Fall, C. H. & Simmonds, S. J. (1992). Early growth and abdominal fatness in adult life. *Journal of Epidemiology and Community Health, 46*, 184–186.

Lazarus, R., Baur, L., Webb, K. & Blyth, F. (1996). Body mass index in screening for adiposity in children and adolescents: Systematic evaluation using receiver operating characteristic curves. *American Journal of Clinical Nutrition, 63*, 500–506.

Levine, M. P., Smolak, L., Moodey, A. F., Shuman, M. D. & Hessen, L. D. (1994). Normative developmental challenges and dieting and eating disturbances in middle school girls. *International Journal of Eating Disorders, 15*, 11–20.

Lichtman, S. W., Pisarska, K., Berman, E. R., Pestone, M., Dowling, H., Offenbacher, E., Weisel, H., Heshka, S., Matthews, D. E. & Heymsfield, S. B. (1992). Discrepancy between self-reported and actual caloric intake and exercise in obese subjects. *New England Journal of Medicine, 327*, 1893–1898.

Lissau, I. & Sørensen, T. I. A. (1993). School difficulties in childhood and risk of overweight and obesity in young adulthood: A ten year prospective population study. *International Journal of Obesity, 17*, 169–175.

Lissau-Lund-Sørensen, I. & Sørensen, T. I. A. (1992). Prospective study of the influence of social factors in childhood on risk of overweight in young adulthood. *International Journal of Obesity, 16*, 169–175.

Logue, A. W. (1995). *Die Psychologie des Essens und des Trinkens.* Heidelberg: Spektrum.

Luke, A. & Schoeller, D. A. (1992). Basal metabolic rate, fat-free mass, and body cell mass during energy restriction. *Metabolism, 41*, 450–456.

Maffeis, C., Schutz, Y., Piccoli, R., Gonfiantini, E. & Pinelli, L. (1993 a). Prevalence of obesity in children in north-east Italy. *International Journal of Obesity, 17*, 287–294.

Maffeis, C., Schutz, Y. & Pinelli, L. (1991). Meal-induced thermogenesis in lean and obese prepubertal children. In G. Ailhaud, B. Guy-Grand, M. Lafontan & D. Ricquier (Eds.), *Obesity in Europe 91. Proceedings of the 3rd congress on obesity* (pp. 323–326). London: John Libbey.

Maffeis, C., Schutz, Y., Schena, F., Zaffanello, M. & Pinelli, L. (1993 b). Energy expenditure during walking and running in obese and nonobese prepubertal children. *Journal of Pediatrics, 123*, 193–199.

Maffeis, C., Schutz, Y., Zoccante, L. & Pinelli, L. (1993 c). Meal-induced thermogenesis in obese children with or without familial history of obesity. *European Journal of Pediatrics, 152*, 128–131.

Makosch, G., Hövels, O., Bergmann, K. E. & Dringenberg-Jagar, U. (1982). Eine Graphik zur Beurteilung des normalen und pathologischen Gewichtswachstums im Verhältnis zur Körpergröße als Variable. *Monatsschrift Kinderheilkunde, 130*, 592–596.

Manus, H. E. & Killeen, M. R. (1995). Maintenance of self-esteem by obese children. *Journal of Child and Adolescent Psychiatric Nursing, 8*, 17–27.

Mendelson, B. K. & White, D. R. (1982). Relation between body-esteem and self-esteem of obese and normal children. *Perceptual and Motor Skills, 54*, 899–905.

Meyer, J. M. & Stunkard, A. J. (1993). Genetics and human obesity. In A. J. Stunkard & T. A. Wadden (Eds.), *Obesity: Theory and therapy.* (second edition; pp. 137–149). New York: Raven Press.

Moore, D. C. (1990). Body image and eating behavior in adolescent boys. *American Journal of Diseases of Children, 144*, 475–479.

Moore, D. C. (1988). Body image and eating behavior in adolescent girls. *American Journal of Diseases of Children, 142*, 1114–1118.

Moses, N., Banilivy, M.-M. & Lifshitz, F. (1989). Fear of obesity among adolescent girls. *Pediatrics, 83*, 393–398.

Mossberg, H.-O. (1989). 40-year follow-up of overweight children. *The Lancet, August 26*, 491–493.

Müller, M. J. (1996). Adipositas. *Internist, 37*, 101–118.

Must, A. (1996). Morbidity and mortality associated with elevated body weight in children and adolescents. *American Journal of Clinical Nutrition, 63*, 445–447.

Must, A., Jacques, P. F., Dallal, G. E., Bajema, C. J. & Dietz, W. H. (1992). Long-term morbidity and mortality of overweight adolescents. A follow-up of the Harvard Growth Study of 1922 to 1935. *New England Journal of Medicine, 327*, 1350–1355.

Nichols, B. L. & Sheng, H.-P. (1992). Measurement of body composition in infants. In P. L. Giorgi, R. M. Suskind & C. Catassi (Eds.), *The obese child. Pediatric and adolescent medicine* (Vol. 2, pp. 81–105). Basel: Karger.

Nuutinen, E. M., Turtinen, J., Pokka, T., Kuusela, V., Dahlström, S., Viikari, J., Uhari, M., Dahl, M., Kaprio, E. A., Pesonen, E., Pietikäinien, M., Salo, M. K. & Äkerblom, H. K. (1991). Obesity in children, adolescents and young adults. *Annals of Medicine, 23*, 41–46.

Ogden, C. L., Troiano, R. P., Briefel, R. R., Kuczmarski, R. J., Flegal, K. M. & Johnson, C. L. (1997). Prevalence of overweight among preschool children in the United States, 1971 Through. *Pediatrics, 99* (4): E1 (electronic pages).

Oliver, K. K. & Thelen, M. H. (1996). Children's perceptions of peer influence on eating concerns. *Behavior Therapy, 27*, 25–39.

O'Meara, S., Glenny, A. M., Wilson, C., Melville, A. & Sheldon, T. A. (1997). Effective management of obesity. *Quality in Health Care, 6*, 170–175.

Paxton, S. J., Wertheim, E. H., Gibbons, K., Szmukler, G. L., Hillier, L. & Petrovich, J. L. (1991). Body image satisfaction, dieting beliefs, and weight loss behaviors in adolescent girls and boys. *Journal of Youth and Adolescence, 20*, 361–379.

Petermann, F. (1999). Flexibilierungskonzepte in der Kinderrehabilitation. In F. Petermann & P. Warschburger (Hrsg.), *Kinderrehabilitation* (S. 91–102). Göttingen: Hogrefe.

Petermann, F. (Hrsg.) (1997). *Kinderverhaltenstherapie*. Baltmannsweiler: Schneider-Verlag Hohengehren.

Petermann, F. (1996). *Psychologie des Vertrauens (3., korr. Auflage)*. Göttingen: Hogrefe.

Petermann, F. & Petermann, U. (1997). *Training mit aggressiven Kindern* (8., erw. Auflage). Weinheim: Psychologie Verlags Union.

Pierce, J. W. & Wardle, J. (1993). Self-esteem, parental appraisal and body size in children. *Journal of Child Psychology and Psychiatry, 34*, 1125–1136.

Price, R. A. & Gottesman, I. I. (1991). Body fat in identical twins reared apart: Roles for genes and environment. *Behavior Genetics, 21*, 1–7.

Prokopec, M. & Bellisle, F. (1993). Adiposity in Czech children followed from 1 month of age to adulthood: Analysis of individual BMI patterns. *Annals of Human Biology, 20*, 517–525.

Pschyrembel, W. (1998). *Klinisches Wörterbuch*, 258. neubearb. Auflage. Berlin: de Gruyter.

Pudel, V. (1997). Die Mythen und die Fakten. In G. Reich & M. Cierpka (Hrsg.), *Psychotherapie der Eßstörungen* (S. 1–25). Stuttgart: Thieme.

Pudel, V. (1982). *Zur Psychogenese und Therapie der Adipositas*. Berlin: Springer.

Pudel, V. & Westenhöfer, J. (1998). *Ernährungspsychologie. Eine Einführung* (2., überarbeitete und erweiterte Auflage). Göttingen: Hogrefe.

Pudel, V. & Westenhöfer, J. (1991). *Ernährungspsychologie. Eine Einführung*. Göttingen: Hogrefe.

Ravussin, E., Lillioja, S., Knowler, W. C., Christin, L., Freymond, D., Abbott, W. G. H., Boyce, V., Howard, B. V. & Bogardus, C. (1988). Reduced rate of energy expenditure and as a risk factor for body weight gain. *The New England Journal of Medicine, 318*, 467–472.

Roberts, S. B., Savage, J., Coward, W. A., Chew, B. & Lucas, A. (1988). Energy expenditure and intake in infants born to lean and overweight mothers. *The New England Journal of Medicine, 318*, 461–466.

Rolland, K., Farnill, D. & Griffiths, R. A. (1996). Children's perceptions of their current and ideal body sizes and body mass index. *Perceptual and Motor Skills, 82*, 651–656.

Rolland-Cachera, M. F. & Bellisle, F. (1986). No correlation between adiposity and food intake: Why are working class children fatter? *American Journal of Clinical Nutrition, 44*, 777–787.

Rolland-Cachera, M. F., Deheeger, M., Bellisle, F., Sempé, M., Guilloud-Bataille, M. & Patois, E. (1984). Adiposity rebound in children: A simple indicator for predicting obesity. *American Journal of Clinical Nutrition, 39*, 129–135.

Rolland-Cachera, M.-F., Deheeger, M., Guilloud-Bataille, M., Avons, P., Patois, E. & Sempé, M. (1987). Tracking the development of adiposity from one month of age to adulthood. *Annals of Human Biology, 14*, 219–229.

Rolland-Cachera, M. F., Sempé, M., Guilloud-Bataille, M., Patois, E., Péquinot-Guggenbuhl, F. & Fautrad, V. (1982). Adiposity indices in children. *American Journal of Clinical Nutrition, 26*, 178–184.

Sangi, H., Mueller, W. H., Harrist, R. B., Rodriguez, B., Grunbaum, J. G. & Labarthe, D. R. (1992). Is body fat distribution associated with cardiovascular risk factors in childhood? *Annals of Human Biology, 19*, 559–578.

Sargent, J. D. & Blanchflower, D. G. (1994). Obesity and stature in adolescence and earning in young adulthood. Analysis of a British birth cohort. *Archives of Pediatrics and Adolescent Medicine, 148*, 681–687.

Saß, H., Wittchen, H. U. & Zaudig, M. (Hrsg.). (1996). *Diagnostisches und Statistisches Manual Psychischer Störungen DSM-IV*. Göttingen: Hogrefe.

Schonfeld-Warden, N. & Warden, C. H. (1997). Pediatric obesity. An overview of etiology and treatment. *Pediatric Endocrinology, 44*, 339–361.

Seidman, D. S., Laor, A., Gale, R., Stevenson, D. K. & Danon, Y. L. (1991). A longitudinal study of birth weight and being overweight in late adolescence. *American Journal of Diseases in Children, 145*, 782–785.

Seiffge-Krenke, I., Scherbaum, S. & Aengenheister, N. (1997). Das „Tagebuch": Ein Überblick über die Anwendung der Tagebuchmethode in Forschung und Therapiepraxis. In G. Wilz & E. Brähler (Hrsg.), *Tagebücher in Therapie und Forschung* (S. 34–60). Göttingen: Hogrefe.

Senediak, C. & Spence, S. H. (1985). Rapid versus gradual scheduling of therapeutic contact in a family based behavioral weight control programme for children. *Behavioral Psychotherapy, 13*, 265–287.

Serdula, M. K., Ivery, D., Coates, R. J., Freedman, D. S., Williamson, D. F. & Byers, T. (1993). Do obese children become obese adults? A review of the literature. *Preventive Medicine, 22*, 167–177.

Shear, C. L., Freedman, D. S., Burke, G. L., Harsha, D. W., Webber, L. S. & Berenson, G. S. (1988). Secular trends of obesity in early life: The Bogalusa Heart Study. *American Journal of Public Health, 78*, 75–77.

Sheslow, D., Hassink, S., Wallace, W. & DeLancey, E. (1993). The relationship between self-esteem and depression in obese children. In C.L. Williams & S.Y.S. Kimm (Eds.), *Prevention and treatment of childhood obesity: Annals of the New York Academy of Sciences* (Vol. 699, pp. 289–291). New York: The New York Academy of Sciences.

Sittaro, N.-A. (1994). Bewertung und Tarifierung von Übergewicht mit Hilfe des Body-Mass-Index. *Versicherungsmedizin, 46*, 216–221.

Sitzmann, F. C. (1986). *Normalwerte* (2. Auflage). München: Marseille.

Sobal, J. & Stunkard, A. J. (1989). Socioeconomic status and obesity: A review of the literature. *Psychological Bulletin, 105*, 260–275.

Srinivasan, S. R., Bao, W., Wattigney, W. A. & Berenson, G. S. (1996). Adolescent overweight is associated with adult overweight and related multiple cardiovarcular risk factors: The Bogalusa Heart Study. *Metabolism, 45*, 235–240.

Stern, J. S., Hirsch, J., Blair, S. N., Foreyt, J. P., Frank, A., Kumanyika, S. K., Madans, J. H., Marlatt, G. A., Jeor, S. T. S. & Stunkard, A. J. (1995). Weighing the options: Criteria for evaluating weight-management programs. *Obesity Research, 3*, 591–604.

Story, M., Rosenwinkel, K., Himes, J. H., Resnick, M., Harris, L. J. & Blum, R. W. (1991). Demographic and risk factors associated with chronic dieting in adolescents. *American Journal of Diseases of Children, 145*, 994–998.

Striegel-Moore, R. & Rodin, J. (1986). The influence of psychological variables in obesity. In K. D. Brownell & J. P.

Foreyt (Eds.), *Handbook of eating disorders* (pp. 99–121). New York: Basic Books.

Stunkard, A. J., Harris, J. R., Pederson, N. L. & McClearn, G. E. (1990). The body-mass index of twins who have been reared apart. *The New England Journal of Medicine, 322,* 1483–1487.

Sunnegårdh, J., Bratteby, L.-E., Hagman, U., Samuelson, G. & Sjölin, S. (1986). Physical activity in relation to energy intake and body fat in 8- and 13-year old children in Sweden. *Acta Paediatrica Scandinavica, 75,* 955–963.

Thomas, P. R. (Ed.). (1995). *Weighing the options – criteria for evaluating weight-management programs.* Washington, D.C.: National Academy Press.

Troiano, R. P., Flegal, K. M., Kuczmarski, R. J., Campbell, S. M. & Johnson, C. L. (1995). Overweight prevalence and trends for children and adolescents. The National Health and Examination Surveys 1963–1991. *Archives of Pediatric and Adolescent Medicine, 149,* 1085–1091.

Wabitsch, M. (1998). Ursachen der Adipositas im Kindes- und Jugendalter. Konzepte für Prävention und Therapie. *Der Kinderarzt, 29,* 558–562.

Wabitsch, M. (1995). Untersuchungen über die Entwicklung des Fettgewebes im Kindesalter. *Adipositas, 10,* 12–18.

Wadden, T. A., Foster, G. D., Brownell, K. D. & Finley, E. (1984). Self-concept in obese and normal-weight children. *Journal of Consulting and Clinical Psychology, 52,* 1104–1105.

Wadden, T. A., Foster, G. D., Letizia, K. A. & Wilk, J. E. (1993). Metabolic, anthropometric, and psychological characteristics of obese binge eaters. *International Journal of Eating Disorders, 14,* 17–25.

Wadden, T. A., Foster, G. D., Stunkard, A. J. & Linowitz, J. R. (1989). Dissatisfaction with weight and figure in obese girls: Discontent but not depression. *International Journal of Obesity, 13,* 89–97.

Wadden, T. A. & Stunkard, A. J. (1985). Social and psychological consequences of obesity. *Annals of Internal Medicine, 103,* 1062–1067.

Wadden, T. A., Stunkard, A. J., Rich, L., Rubin, C. J., Sweidel, G. & McKinney, S. (1990). Obesity in black adolescent girls: A controlled clinical trial of treatment by diet, behavior modification, and parental support. *Pediatrics, 85,* 345–352.

Wallace, W. J., Sheslow, D. & Hassink, S. (1993). Obesity in children: A risk for depression. In C. L. Williams & S. Y. S. Kimm (Eds.), *Prevention and treatment of childhood obesity: Annals of the New York Academy of Sciences* (Vol. 699, pp. 301–303). New York: The New York Academy of Sciences.

Wardle, J. (1995). The assessment of obesity: Theoretical background and practical advice. *Behaviour Research and Therapy, 33,* 107–117.

Wardle, J., Volz, C. & Golding, C. (1995). Social variation in attitudes to obesity in children. *International Journal of Obesity and Related Metabolic Disorders, 19,* 562–569.

Warschburger, P. (1998a). *Chronisch kranke Kinder und Jugendliche – Psychosoziale Belastung und Bewältigung.* Un-

veröffentlichte Habilitationsschrift an der Universität Bremen im Bereich Psychologie.

Warschburger, P. (1998b). Der Einsatz von Tagebüchern in der Dermatologie. Ziele und Möglichkeiten am Beispiel des Neurodermitiswochenbogens. *Prävention und Rehabilitation, 10,* 169–175.

Warschburger, P. & Wojtalla, N. (1997). Adipositas. In F. Petermann (Hrsg.), *Fallbuch der Klinischen Kinderpsychologie (S. 173–290).* Göttingen: Hogrefe.

Waxman, M. & Stunkard, A. J. (1980). Caloric intake and expenditure of obese boys. *The Journal of Pediatrics, 96,* 187–193.

Weiß, R. H. (1987). *Grundintelligenztest Skala 2 CFT 20.* Göttingen: Hogrefe.

Westenhöfer, J. (1996). *Gezügeltes Essen und Störbarkeit des Eßverhaltens.* Göttingen: Hogrefe.

Whitaker, R. C., Pepe, M. S., Wright, J. A., Seidel, K. D. & Dietz, W. H. (1998). Early Adiposity Rebound and the Risk of Adult Obesity. *Pediatrics, 101,* e5.

Whitaker, R. C., Wright, J. A., Pepe, M. S., Seidel, K. D. & Dietz, W. H. (1997). Predicting obesity in young adulthood from childhood and parental obesity. *New England Journal of Medicine, 337,* 869–873.

WHO Consultation on Obesity. (1998). *Obesity. Preventing and managing the global epidemic.* Genf: Weltgesundheitsorganistation.

Williams, C. L., Campanaro, L. A., Squillace, M. & Bollella, M. (1997). Management of childhood obesity in pediatric practice. *Annals New York Academy of Sciences, 817,* 225–240.

Wilson, G. T. (1994a). Behavioral treatment of childhood obesity: Theoretical and practical implications. *Health Psychology, 13,* 371–372.

Wilson, G. T. (1994b). Behavioral treatment of obesity: Thirty years and counting. *Advances in Behaviour Research and Therapy, 16,* 31–75.

Wing, R. R. (1992). Weight cycling in humans: A review of the literature. *Annals of Behavioral Medicine, 14,* 113–119.

Wirth, A. (1997). *Adipositas.* Berlin: Springer.

Wolfram, G. (1990). Fettsucht: Neubewertung des Risikos. Abhängigkeit von relativem Körpergewicht, Lebensalter und Fettgewebsverteilung. *Ernährungsumschau, 37,* 347–354.

Wooley, S. C. & Garner, D. M. (1994). Dietary treatments for obesity are ineffective. *British Medical Journal, 309,* 655–656.

Zanconato, S., Baraldi, E., Rigon, F., Vido, L., Da Dalt, L. & Zacchello, F. (1989). Gas exchange during exercise in obese children. *European Journal of Pediatrics, 148,* 614–617.

Zimmermann, E. (1997). *Interventionsbedürftiges Übergewicht bei Schulanfängern. Studie.* Unveröffentlichte Mitteilung des Gesundheitsamtes Bremen.

Zwiauer, K. & Wabitsch, M. (1997). Relativer Body-mass-Index (BMI) zur Beurteilung von Übergewicht und Adipositas im Kindes- und Jugendalter. *Monatsschrift Kinderheilkunde, 145,* 1312–1318.

Materialien für die klinische Praxis

Herausgegeben von Martin Hautzinger und Franz Petermann

D. Betz/H. Breuninger
Teufelskreis Lernstörungen
Theoretische Grundlegung und
Standardprogramm
5. Aufl. 1998. XII, 335 Seiten. Broschiert.
ISBN 3-621-27167-8

M. Döpfner/S. Schürmann/J. Frölich
**Therapieprogramm für Kinder mit
hyperkinetischem und oppositionellem
Problemverhalten - THOP**
2. Aufl. 1998. 425 Seiten. Gebunden.
ISBN 3-621-27425-1

Alexa Franke
**Gruppentraining gegen psychosomatische
Störungen**
2., überarb. Aufl. 1991. VI, 130 Seiten.
Broschiert.
ISBN 3-621-27101-5

Siegfried Grosse
Bettnässen
Diagnostik und Therapie
2. Aufl. 1991. VIII, 189 Seiten. Broschiert.
ISBN 3-621-27007-8

K. Hahlweg/H. Dürr/U. Müller
**Familienbetreuung schizophrener
Patienten**
Ein verhaltenstherapeutischer Ansatz zur
Rückfallprophylaxe.
Konzepte, Behandlungsanleitung und
Materialien
1995. 192 Seiten. Broschiert.
ISBN 3-621-27153-8

P. Hampel/F. Petermann
Anti-Streß-Training für Kinder
1998. 202 Seiten. Broschiert.
ISBN 3-621-27392-1

Martin Hautzinger
**Kognitive Verhaltenstherapie bei
Depressionen**
Behandlungsanleitungen und Materialien
4. Aufl. 1997. 178 Seiten. Gebunden.
ISBN 3-621-27375-1

J. Herrle/Ch. Kühner (Hrsg.)
Depression bewältigen
Ein kognitiv-verhaltenstherapeutisches
Gruppenprogramm nach P.M. Lewinsohn
1994. X, 142 Seiten. Broschiert.
ISBN 3-621-27224-0

R. Hinsch/U. Pfingsten
**Gruppentraining sozialer Kompetenzen
(GSK)**
Grundlagen, Durchführung, Materialien
3., überarb. Aufl. 1998. 182 Seiten.
Gebunden. Mit Diskette.
ISBN 3-621-27385-9

S. Hoyndorf/M. Reinhold/F. Christmann
Behandlung sexueller Störungen
Ätiologie, Diagnostik, Therapie: Sexuelle
Dysfunktionen, Mißbrauch, Delinquenz
1995. 169 Seiten. Gebunden.
ISBN 3-621-27269-0

C. Jacobi/A. Thiel/Th. Paul
**Kognitive Verhaltenstherapie bei Anorexia
und Bulimia nervosa**
2., überarb. Aufl. 1999. VI, 163 Seiten.
Gebunden.
ISBN 3-621-27443-X

W. Jaede/J. Wolf/B. Zeller-König
**Gruppentraining mit Kindern aus
Trennungs- und Scheidungsfamilien**
1996. 128 Seiten. Gebunden.
ISBN 3-621-27312-3

Birgit Kröner-Herwig (Hrsg.)
Psychologische Behandlung des chronischen Tinnitus
1997. 192 Seiten. Gebunden.
ISBN 3-621-27379-4

G.W. Lauth/P.F. Schlottke
Training mit aufmerksamkeitsgestörten Kindern
4. Aufl. 1999. 226 Seiten. Broschiert.
ISBN 3-621-27427-8

B. Lehner/F.X. Eich
Neuropsychologisches Funktionstraining für hirnverletzte Patienten (NFT)
2., neu ausgest. Auf. 1999. 232 Seiten. Broschiert.
ISBN 3-621-27440-5

Lothar Niepoth
Chronische Hauterkrankungen
Ein psychologisches Behandlungsprogramm
1998. 180 Seiten. Broschiert.
ISBN 3-621-27364-6

F. Petermann/G. Jugert/U. Tänzer/
D. Verbeek
Sozialtraining in der Schule
2., überarb. Aufl. 1999. 220 Seiten. Broschiert.
ISBN 3-621-27444-8

F. Petermann/U. Petermann
Training mit aggressiven Kindern
Einzeltraining, Kindergruppen, Elternberatung
8. Aufl. 1997. 228 Seiten. Gebunden.
ISBN 3-621-27370-0

F. Petermann/U. Petermann
Training mit Jugendlichen
Förderung von Arbeits- und Sozialverhalten
5., überarb. Aufl. 1996. 184 Seiten. Gebunden.
ISBN 3-621-27199-6

F. Petermann/U. Petermann
Training mit sozial unsicheren Kindern
Einzeltraining, Kindergruppen, Elternberatung
6., überarb. Aufl. 1996. 208 Seiten. Gebunden.
ISBN 3-621-27341-7

Jörg Petry
Alkoholismustherapie
Gruppentherapeutische Motivierungsstrategien
3., überarb. Aufl. 1996. 154 Seiten. Gebunden.
ISBN 3-621-27317-4

D. Riemann/J. Backhaus
Behandlung von Schlafstörungen
Ein psychologisches Gruppenprogramm
1996. 120 Seiten. Gebunden.
ISBN 3-621-27320-4

V. Roder/H.D. Brenner/N. Kienzle/
B. Hodel
IPT Integriertes psychologisches Therapieprogramm für schizophrene Patienten
4., überarb. Aufl. 1997. 216 Seiten. Gebunden.
ISBN 3-621-27393-X

U. Strehl/N. Birbaumer
Verhaltensmedizinische Intervention bei Morbus Parkinson
1996. 145 Seiten. Gebunden.
ISBN 3-621-27322-0

P. Warschburger/F. Petermann/C. Fromme/N. Wojtalla
Adipositastraining mit Kindern und Jugendlichen
1999. 164 Seiten. Gebunden.
ISBN 3-621-27428-6

BELTZ
PsychologieVerlagsUnion

Entwicklungspsychopathologie

Die Entwicklungspsychopathologie ist ein vielversprechender, interdisziplinärer Ansatz zum Verständnis psychischer Störungen im Kindes- und Jugendalter.

Grundlegendes Ziel ist es, aus normalen ·und abweichenden Entwicklungsverläufen Erkenntnisse zu gewinnen, aus denen sich gezielte Interventions- und Präventionsmaßnahmen ableiten lassen.

Das Buch vermittelt Grundlagen, beschreibt Forschungsschwerpunkte und stellt die wichtigsten Bereiche der Entwicklungspsychopathologie übersichtlich dar. Die umfangreiche Materie wird in überschaubarer Form vermittelt, und komplexe Zusammenhänge werden verständlich dargestellt. Im Anwendungsteil wird anhand ausgewählter Störungen gezeigt, wie sich unter günstigen oder ungünstigen Entwicklungsbedingungen Störungen entwickeln, zurückbilden oder verfestigen.

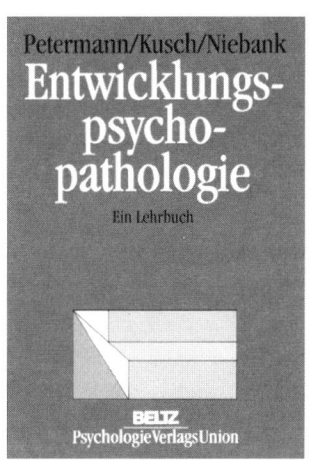

Franz Petermann/Michael Kusch/ Kay Niebank
Entwicklungspsychopathologie
Ein Lehrbuch
1998. 428 Seiten. Broschur.
ISBN 3-621-27288-7

Psychologie Verlags Union

Postfach 100154, 69441 Weinheim
Telefon: 06201/60070, Telefax: 06201/17464
e-mail: info@beltz.de, http://www.beltz.de